병원코디네이터

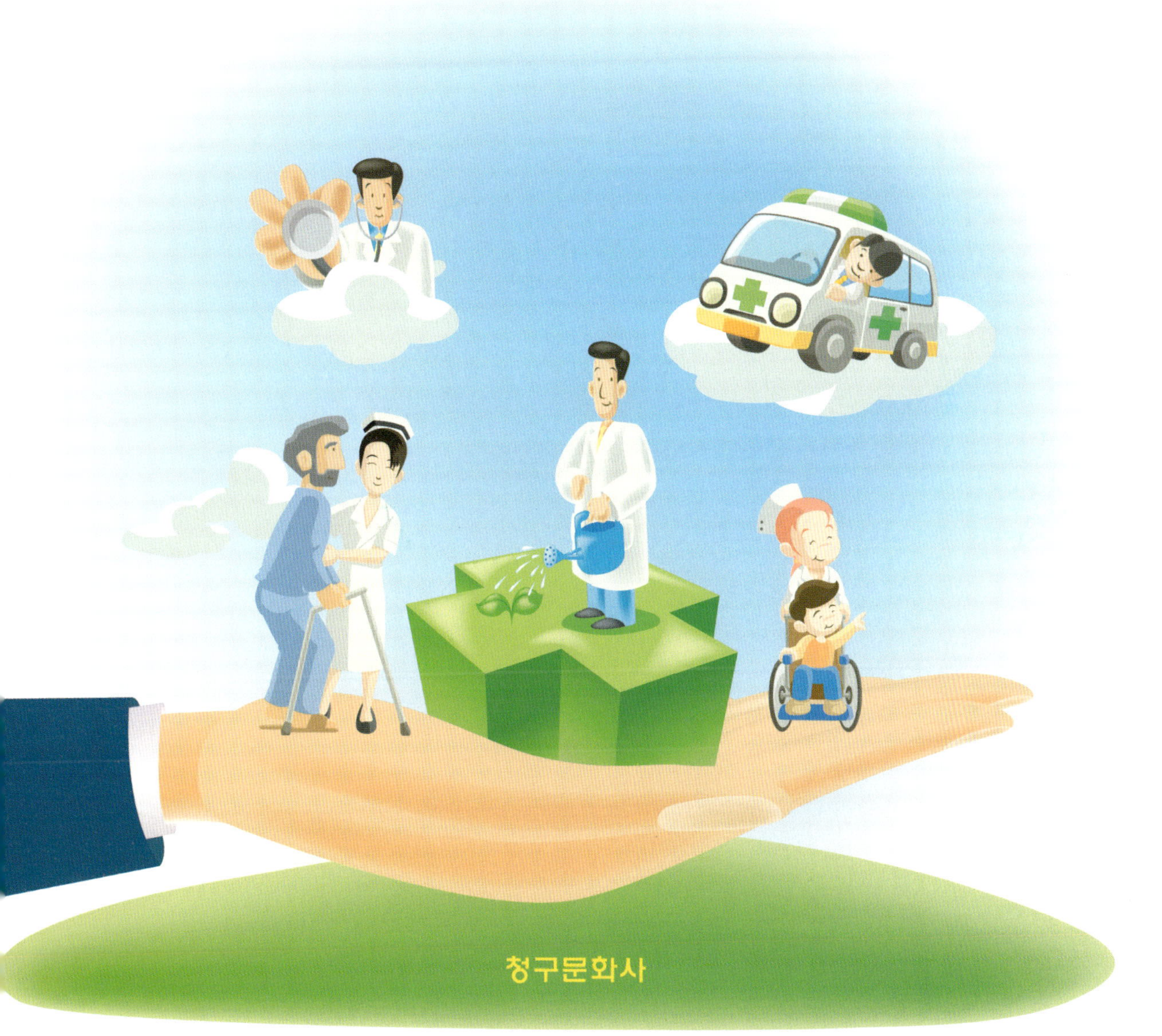

청구문화사

머리말

최근 병원의 경영난으로 인한 병원 부도율이 계속 증가하고 있는 추세이다. 그중 중소병원의 부도율은 심각한 수준이라 할 수 있다. 또한 병원을 둘러싼 의료 환경 변화와 함께 의료시장 개방이 가속화됨에 따라 병원 경영은 앞으로 점점 더 어려워질 전망이다.

의료기관의 이러한 현실적인 문제를 해결하기 위한 핵심적인 열쇠는 '의료서비스'라고 해도 과언이 아니다. 특히 일반의원이나 중소병원들은 경영난을 해소하기 위해 차별화된 의료서비스에 주력하고, 병원의 의료서비스 경쟁력을 높이기 위해 병원코디네이터의 역할은 더 중요해지고 있다.

병원코디네이터라는 직업은 미국을 비롯한 선진국에서는 이미 보편화된 직종으로 국내에서는 1994년 치과에서 처음 도입되었고, 점차 전체 의료기관으로 영역이 확산되고 있다. 현재 1, 2차 병원은 물론, 3차 병원(종합병원 및 대학병원)에서도 전문적인 서비스를 유도해갈 수 있는 우수 인력으로 인정받고 있으며, 리셉셔니스트, 서비스 매니저 개념을 뛰어넘어 이제 병원 직원에 대한 서비스 교육 및 차별화된 서비스를 제공하도록 하는 컨설팅업무 등 병원경영의 주체가 되고 있다.

보건의료관련분야 학생들에게 전문성 영역을 넓혀주자는 취지에서 실시했던 병원코디네이터 자격제도는 한국직업능력개발원으로부터 자격기본법(2004. 4. 27 법률 제8390호) 17조 2항의 규정에 의거 국가기관 민간자격공인등록을 인증 받았고, 이후 점차 확대 시행되고 있다. 현재 많은 협회와 단체에서 자격시험을 시행하고 있으며, 관련대학 학과 전공자는 물론 많은 의료기관 종사자들이 자격시험에 응시하고 있다.

본 교재는 의료 현장에서 요구하는 실무 중심의 심층적인 지식을 갖춘 역량 있는 전문 코디네이터를 준비하는 학생들에게 유망한 미래를 준비하는 기회를 제공할 것이다.

저자일동

목 차

Ⅰ. 병원코디네이터의 본질 ······ 7

제1장 의료기관의 이해 … 9

1. 병원의 개요 / 9
2. 병원의 이해 / 14
3. 병원조직의 이해 / 21

제2장 병원코디네이터의 개요 … 41

1. 병원코디네이터의 이해 / 41
2. 병원코디네이터 업무 및 자질 / 44
3. 병원코디네이터의 분류 / 48

제3장 글로벌 헬스케어 … 61

1. 의료관광의 개념 / 61
2. 한국 의료관광의 특성 / 63
3. 의료관광의 비전 / 65
4. 주요대상 국가 / 67
5. 국내 의료관광사업에서 풀어야할 과제 / 69

Ⅱ. 병원서비스 관리 ······ 71

제1장 이미지 메이킹 … 73

1. '이미지'와 '이미지 메이킹' / 73
2. 이미지의 결정요소 / 75
3. 이미지 메이킹의 실제 / 95

제2장 커뮤니케이션 … 95

1. 화 법 / 96
2. 전화응대 / 100
3. 불만족 고객과의 커뮤니케이션 / 105

III. 의료서비스의 이해와 마케팅 ········· 121

제1장 의료서비스의 이해 … 123

1. 서비스 / 123
2. 의료서비스 / 128

제2장 병원 마케팅 … 139

1. 병원마케팅의 개념 / 139
2. 병원마케팅 전략 / 142
3. 병원 마케팅 전략의 요점 / 146

IV. 의료서비스의 실무 ········· 163

제1장 고객 만족 경영 … 165

1. 고객만족의 이해 / 165
2. 고객관계관리 / 168
3. 고객접점의 이해 / 172
4. 고객의 소리 / 179

제2장 리셉션 실무 … 191

1. 리셉션 실무 개요 / 191
2. 리셉션 실무 이해 / 193
3. 진료비 관리 / 206
4. 해피콜제도와 리콜제도의 이해 / 211
5. 건강보험 청구 업무 / 213

제3장 진료상담 … 221

1. 진료상담의 개요 / 221
2. 상담의 기본 틀 / 225

제4장 의료기관의 교육훈련 … 237

1. 교육훈련의 개요 / 237
2. 교육훈련의 내용 및 방법 / 239
3. 교육훈련의 자세 / 240
4. 교육훈련 결과의 평가 / 241

Ⅰ. 병원코디네이터의 본질

제1장 의료기관의 이해

제2장 병원코디네이터의 개요

제3장 글로벌 헬스케어

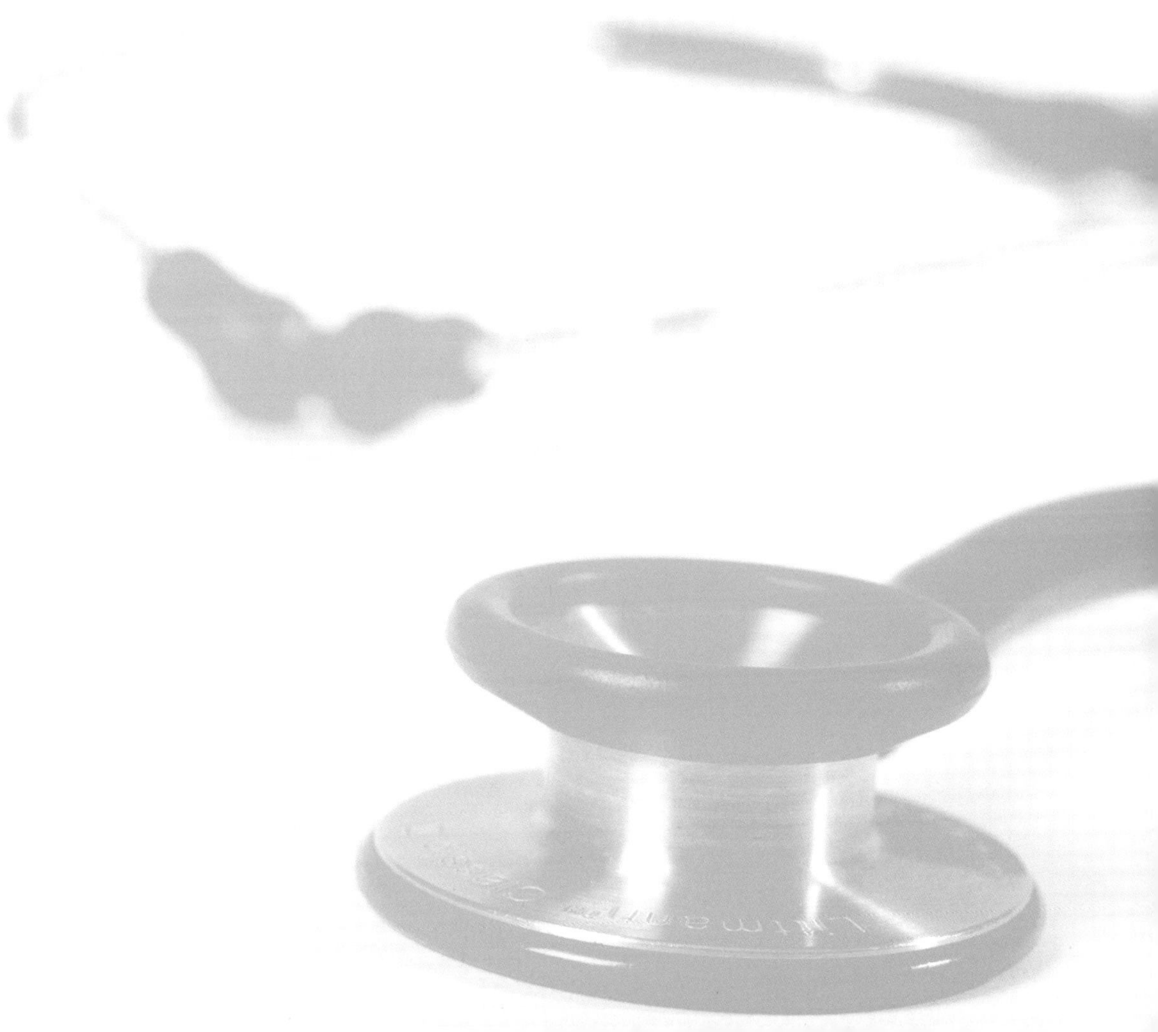

1장 의료기관의 이해

1. 병원의 개요

1) 병원의 정의

병원(Hospital)은 "호텔형 서비스(Hotel types service)"와 "진료(Medical care)"라는 뜻이 합해진 것으로 "잘 대해준다"는 호텔(Hotel)의 어원에 환자치료와 질병예방의 목적이 더해진 것이다. 질병으로 인하여 고통 받는 사람을 환대하여, 수용해서 보살펴 주는 곳이 병원인 것이다.

사전적으로는 병원(病院)은 "병자(病者)를 진찰, 치료하는데 필요한 설비를 갖추고 30명 이상의 환자를 수용할 수 있는 시설을 갖춘 의료기관"을 말한다(단, 치과병원은 병상수의 제한 없이 입원시설을 갖춘 의료기관을 말한다).

(1) 세계보건기구(WHO)의 정의

병원은 사회적인 기능과 의료적인 기능을 통합한 역할을 수행하는 기관으로서 지역사회 주민에게 치료와 예방을 포함한 총괄적인 의료를 서비스한다. 또한 외래진료 활동에 있어서는 가족의 건강증진뿐만 아니라 가정의 환경개선까지도 담당하며 아울러 의료종사자들의 훈련과 생물, 사회학적인 연구에 있어 중심적인 역할을 수행한다.

(2) 의료법상 정의

의료기관이라 함은 공중 또는 특정 다수인을 위하여 의료, 조산의 업(의료업)을 행하는 곳이다(의료법 제3조 제1항). 의료기관은 종별에 따라 ① 종합병원, ② 병원, 치과병원, 한방병원 ③ 요양병원 ④ 의원, 치과의원, 한의원 ⑤ 조산원으로 분류되며, 이는 진료과목, 수용시설 및 입원·외래 기능에 따라 구분한다.

의원(醫院)

진료시설을 갖추고 의사가 의료행위를 하는 곳으로 진료에 지장이 없는 시설을 갖추고 주로 외래환자에 대하여 의료를 행할 목적으로 개설하는 의료기관.

클리닉(Clinic)

외국에서는 의원을 클리닉으로 표기하고 있고, 종합병원에서는 센터(Center)의 하위개념으로 클리닉을 사용하는데, 전문적 치료질환별로 비만 클리닉, 통증클리닉 등을 사용 한다.

(3) 미국병원협회 정의

병원이란 조직화된 의료 인력과 입원병상을 포함한 영구적인 시설을 갖추고 지속적인 간호 서비스를 포함한 진단과 치료 등의 의료서비스를 환자에게 제공하는 장소이다.

2) 병원의 분류

병원은 여러 구분 기준으로 분류할 수 있다. 구분형태나 내용은 사회제도나 시대에 따라 조금씩 변화하기도 한다. 예를들면 종합병원과 특수병원의 경우, 종합병원은 내과·외과 등 비교적 짧은 기간 내 치료해서 나을 수 있는 급성질환을 가진 환자를 돌보고, 모자보건(母子保健) 서비스를 한다. 특수병원은 환자나 질병 유형을 선별하여 진료하는 곳으로, 정신질환자나 결핵환자 또는 격리가 필요한 전염병환자를 위한 곳이다.

하지만 요즘은 종합병원에서 양질의 의료와 경영합리화를 위해 소아병원, 산과병원, 암병원, 신체장애자병원 등을 운영하는 경우가 많아져서 특수병원이 단기 환자를 돌보는 경우는 이전보다 줄었다. 정신질환자, 전염병환자를 위한 특수 진료과도 여러 종합병원에 설치되어 있다.

[병원의 구분기준과 형태]

구분기준	구분형태	내 용
설립자 및 운영주체에 따른 분류	국·공립병원	국가 또는 지방자치 단체, 공공기관에 의해서 설립·운영하는 병원(① 국립의료원, 경찰병원 등 구립병원, ② 시·도립병원, ③ 지방공사의료원, ④ 보건의료원인 공립병원, ⑤ 서울대학교 병원 등).
	민간병원	민간법인 또는 개인이 설립·운영하는 병원(① 학교법인병원, ② 재단법인병원, ③ 사단법인병원, ④ 사회복지병원, ⑤ 회사법인병원, ⑥ 의료법인병원, ⑦ 개인병원).
영리추구 여부에 따른 분류	영리병원	병원운영을 통한 수익창출을 목표로 하는 병원.
	비영리병원	병원운영을 통한 재투자와 효율적 관리를 목표로 하는 병원으로 우리나라의 경우 개인병원을 제외하면 영리를 추구할 수 없다(의료법 시행령 제 18조).
인력 및 장비의 운영 방식에 따른 분류	개방형병원	외부의료기관이 인력과 장비를 이용할 수 있는 병원(미국 등).
	폐쇄형병원	외부의료기관과 인력과 장비를 공유하지 않고 전임인력에 의해 운영하는 병원(한국, 일본, 영국 등).
역할(의료전달체계)에 따른 분류	1차병원	외래환자에 대한 기본적인 진료·질병의 상담. 2, 3차 의료기관에 대한 안내.
	2차병원	응급병원, 요양병원, 전문병원이나 종합병원. 30병상 이상 500병상 미만의 종합병원, 2개 이상 전문과목의 30병상 이상의 전문과 의원.
	상급종합병원	종합병원 중에서 중증환자에 대하여 난이도가 높은 의료행위를 전문적으로 하는 종합병원으로 내과, 외과 등 필수진료과목(9개)을 포함한 20개 이상의 진료과목을 갖추고 진료과목별 전문의 1인 이상을 배치한 병원으로 3년에 한번씩 평가를 통해 재지정된다.
의학교육 기능범위에 따른 분류	대학병원	의학, 한의학 및 치의학에 관한 학과를 둔 의학계열이 있는 대학이 교육을 하는 교사시설 중 부속시설로서 병원을 갖춘 경우나 그 부속병원.

<table>
<tr><td rowspan="2">의학교육
기능범위에
따른 분류</td><td>수련병원</td><td>전공의의 수련 및 자격인정 등에 관한 규정 제2조 제4호에 의거, 보건복지부장관의 지정을 받아 전공의를 수련시키는 병원.</td></tr>
<tr><td>비교육병원</td><td>대학병원, 수련병원이 아닌 병원.</td></tr>
<tr><td>의료법상
의료기관
분류</td><td>종합병원</td><td>입원환자 100인 이상을 수용할 수 있는 시설을 갖춘 의료기관으로, 300병상 이상은 내과, 외과, 소아청소년과, 산부인과, 영상의학과, 마취통증의학과, 진단검사의학과 또는 병리과, 정신과 및 치과를 포함한 9개 이상의 진료과목을 개설하고, 300병상 이하는 내과, 외과, 소아청소년과, 산부인과 중 3개 진료과목과, 영상의학과, 마취통증의학과와 진단검사의학과 또는 병리과를 포함한 7개 이상의 진료과목을 개설하고, 각 진료과목별 전문의를 두는 의료기관.</td></tr>
<tr><td rowspan="5">의료법상
의료기관
분류</td><td rowspan="3">병원</td><td>병원, 요양병원, 한방병원, 치과병원 등으로 구분할 수 있으며, 원칙적으로는 입원환자 30인 이상을 수용할 수 있는 시설을 갖춘 의료기관이나 치과병원의 경우 입원시설 제한을 받지 않음.</td></tr>
<tr><td>전문병원 : 병원급 의료기관 중에서 특정 진료과목이나 특정 질환 등에 대하여 난이도가 높은 의료행위를 하는 병원으로 전문화되고 표준화된 의료기술을 집중적으로 제공하는 의료기관 .</td></tr>
<tr><td>요양병원 : 의사 또는 한의사가 의료를 행할 수 있는 곳으로서 요양환자 30인 이상을 수용할 수 있는 시설을 갖추고 주로 장기요양을 요하는 입원환자에 대하여 의료를 행하는 의료기관.</td></tr>
<tr><td>의원</td><td>의사, 치과의사 또는 한의사가 진료하는 데 지장이 없는 시설을 갖춘 의료기관.</td></tr>
<tr><td>조산원</td><td>조산사가 조산과 임부, 해산부, 산욕부 및 신생아를 대상으로 보건활동과 교육·상담을 하는 의료기관.</td></tr>
<tr><td rowspan="3">입원 기간에
따른 분류</td><td>요양병원</td><td>환자의 입원일수가 90일 미만인 병원.</td></tr>
<tr><td>장기병원</td><td>환자의 입원일수가 90일 이상인 병원(요양병원, 정신병원).</td></tr>
<tr><td>단기일반병원</td><td>치료기간이 비교적 짧은 일반 질환을 위주로 진료하는 병원(요양병원, 정신병원을 제외한 모든 병원).</td></tr>
</table>

3) 병원의 현황

병원 현황은 지역별로 차이가 많이 난다. 병원급 이상 2,512기관 중 가장 많은 지역은 경기지역으로 그 수가 466개 이며, 가장 적은 지역은 제주지역 18개로 그 차이가 매우 크다. 종합병원은 서울지역이 60개로 가장 많았으며, 울산지역이 4개로 가장 적다.

특수병원 중 결핵병원 3개는 서울, 전남, 경남지역에 있으며, 한센병원은 전남지역에 있다. 급격하게 감소한 조산원은 지역 간 차이가 별로 없다.

[병원의 현황]

(기준 : 2008. 12. 31)

		기관수	병상수	최고 지역 현황	최저 지역 현황
병원급 이상		2,512	379,074	경기 466	제주 18
의원급		51,653	99,571	서울 14,491	제주 588
일반병원	종합병원	313	128,673	서울 60	울산 4
	병원	1,064	122,654	경기 205	제주 4
	의원	26,581	97,842	서울 7,040	제주 296
특수병원	결핵병원	3	1,355	서울, 전남	–
	한센병원	1	1,000	전남 1	–
	정신병원	118	39,559	경기 28	울산 0
치과 병·의원	치과병원	184	253	서울 63	제주 0
	치과의원	13,618	14	서울 4,191	제주 138
한방 병·의원	한방병원	139	8,610	서울 28	제주 1
	한의원	11,248	777	서울 3,211	제주 118
부속 병·의원		175	862	서울 45	전북 2
조산원		31	76	서울, 전남 4	부산, 울산, 전북, 경북 0
요양병원	노인전문병원	71	9,367	경기 22	대구, 광주, 대전, 울산 0
	요양병원	619	67,603	경기 104	제주 5

2. 병원의 이해

1) 병원의 기능

과거에는 병원에서 질병과 재해로 인한 구급의료(emergency medical)만을 주로 수행하여 왔으나 오늘날은 국가와 사회의 요청에 따라 국민의 건강증진과 건강 악화를 회복시켜 사회에 완전하게 복귀할 수 있게 하는 것으로 의료의 범위가 확대하여 포괄의료(comprehensive medical)를 지향하고 있다. 그 외에도 병원은 의학발전을 위하여 지속적인 연구와 기술개발의 중심지가 되고 있으며, 거의 모든 종합병원에서 교육은 필수불가결한 요소가 되고 있다.

그리고, 병원은 지역사회가 가지고 있는 보건의료문제를 해결하는 봉사기능을 수행하기 위해 적극적으로 지역사회와 협조를 하며 지역사회 주민들의 의식을 제고하는데 관심을 기울이고 있다.

[병원의 기능]

의료서비스	연구 · 교육	지역사회봉사
질병관리(진단, 수술, 치료), 질병재해예방, 재활치료, 응급처치	임상연구 · 치료, 의학교육, 전공의 수련, 전문보건의료인력 실습	건강상담, 건강증진 활동, 건강강좌, 전염병 진단 및 치료

2) 병원의 특성

① 병원은 공공성에 의거하여 서비스 내용, 서비스 시간 등을 임의로 정할 수 없다. 예를 들어 응급환자는 진료를 늦출 수 없고, 휴일 진료를 임의로 정할 수도 없다. 또한, 병원은 대인서비스이기 때문에 경제적 득실(得失)만으로 운영여부를 결정할 수도 없는 특징이 있다.

② 병원경영에 있어서 법적제약이 많다. 영리추구 여부나 병원광고 등 다른 기업에 비해 사회적 · 법적 제약이 많이 따른다는 특징이 있다.

③ 이용하는 기술이 불확정적이어서 미리 예측할 수 없는 특성이 있다. 그래서 환자에게 정확한 진료비를 사전에 고지할 수 없고, 병원 측은 의료에 필요한 물품 등의 수요 예측이 불가능해 치료에 사용되는 의료기기나 용품의 주문 및 재고관리에 신중을 기해야 한다.

병원광고

2006년까지 우리나라의 의료광고 규정은 포지티브(Positive)방식이었다.

- 출신학교, 의사의 진료과목, 전문의 경우 인턴. 레지던트 등 수련기간을 거치고 취득한 전문 과목 표시(펠로우를 하고 취득한 세부 전문의는 표시 불가).
- 1년 이상의 외국연수
- 진료과목 표시(전문의가 아닌 경우 반드시 진료과목이란 단어와 간판글씨엔 병원명 사이즈 절반크기 이하 작게)등만 인정을 받음

2007년 1월 2일 공포한 의료법 광고 제한 규정 완화 입법에서 네거티브 방식으로 바뀌면서 "무엇, 무엇만 되는 게 아니라, 무엇, 무엇만 안 된다"가 되었다. 하지만 여전히 병원은 광고하면 안 되는 항목이 많고, 오히려 사전 심의제 도입과 처벌은 강화된 경향도 있다.

의료법 제56조(의료광고의 금지)에 따르면,

① 의료법인 · 의료기관 또는 의료인이 아닌 자는 의료에 관한 광고를 하지 못한다.

② 의료법인 · 의료기관 또는 의료인은 다음 각 호의 어느 하나에 해당하는 의료광고는 하지 못한다<개정 2009.01.30><시행일 2009.05.01>

1. 제53조에 따른 평가를 받지 아니한 신의료기술에 관한 광고
2. 치료효과를 보장하거나 암시하여 소비자를 현혹할 우려가 있는 내용 광고
3. 다른 의료기관. 의료인의 기능 또는 진료방법과 비교하는 내용의 광고
4. 다른 의료법인, 의료기관 또는 의료인을 비방하는 내용의 광고
5. 수술 장면 등 직접적인 시술행위를 노출하는 내용의 광고
6. 의료인의 기능, 진료방법과 관련하여 심각한 부작용 등 중요 정보를 누락하는 광고
7. 객관적으로 인정되지 아니하거나 근거가 없는 내용을 포함하는 광고
8. 신문, 방송, 잡지 등을 이용하여 기사 또는 전문가의 의견 형태로 표현되는 광고
9. 제57조에 따른 심의를 받지 아니하거나 심의 받은 내용과 다른 내용의 광고
10. 제27조 제3항에 따라 외국인 환자를 유치하기 위한 광고
11. 그 밖에 의료광고의 내용이 국민건강에 중대한 위해를 발생하게 하거나 발생하게 할 우려가 있는 것으로서 대통령령이 정하는 내용의 광고

위의 내용을 위반하여 의료광고를 한 때에는 보건복지가족부장관은 1년의 범위에서 면허자격을 정지할 수 있다(의료법 제66조).

◎ 의료과대광고 금지

- 의료법인, 의료기관, 의료인은 의료업무, 의료인의 경력에 관하여 허위, 과대광고 금지
- 의료법인, 의료기관, 의료인이 아닌 자는 의료에 관한 광고를 하지 못하며 누구든지 특정의료기관이나 특정의료인에 대하여 특정 광고 금지
- 방송법(텔레비전방송, 라디오방송, 데이터방송, 이동멀티미디어방송)에 의한 방송은 금지
- 국민의 보건과 건전한 의료경쟁의 질서를 유지하기 위하여 제한할 필요가 있는 경우로서 대통령령으로 정하는 방법

◎ 의료광고의 범위

텔레비전과 라디오를 제외한 모든 매체에 광고 가능, 다만 일간신문에 의한 광고는 월 2회 초과금지(의료기관이 새로 개설, 휴업, 폐업, 이전 시에는 3회에 한한 광고), 학술목적이외의 의료광고는 금지

◎ 의료광고의 심의

의료광고를 하려면 광고의 내용과 방법 등에 관하여 보건복지가족부장관의 심의를 받아야 한다(정기간행물, 인터넷신문, 현수막, 벽보, 전단 등).

④ 병원은 다양한 직종의 전문 인력과 복잡한 직급체계로 이루어져 있다. 병원에서 이루어지는 하나의 의료서비스 완성을 위해서는 의사, 간호사와 같은 의료인력, 의료지원인력, 병원경영인력간의 상호 유기적인 협력이 반드시 필요하다. 하지만 직종간 이해가 부족하여 갈등이 발생하기 쉬운 특징이 있다.

⑤ 병원은 여성인력이 차지하는 비중이 높아 출산, 생리 휴가 등에 관련된 근무일정, 대체인력 관리 등의 업무가 비교적 많다.

⑥ 의료서비스는 그 종류가 매우 다양하고, 유동적이어서 표준화하기 어렵다. 또 기계적으로 할 수 있는 업무가 없어 대량생산이나 일관화 된 자동화시스템이 불가능하다. 그래서 병원업무는 각 분야별로 전문인이 필요하다는 특징이 있다.

⑦ 다양한 직무별 소수의 인원들이 근무를 하고, 또 직무들이 전문적 지식을 요구하기 때문에 휴가나 갑작스러운 사직 등의 이유로 결원이 발생하였을 때 충원이 쉽지 않고, 휴가 등에도 대체인력이 한계가 있다.

⑧ 권한체계가 이원적이다. 하나는 병원행정가와 부서장을 통하여 이사회로부터 여러 직원에 이르는 관료체계이고, 다른 하나는 전문직, 즉, 의사들로 구성되는 진료체계이다. 병원 내에서 의사는 공식적인 권한이 별로 없더라도 실제 권한은 매우 크다.

⑨ 병원은 고도로 분화되고 전문화된 조직인 동시에 계층적인 업무질서와 수직적인 규칙에 의존하는 관료적이며, 권위적인 조직의 특징으로 인하여 개인 또는 집단간 갈등 발생이 쉽고, 그래서 관리가 어려운 특징이 있다.

3) 우리나라 병원의 특성(21C)

① 2000년 7월 1일 의약분업실시로 병원수가 급격하게 늘어났다. 병원수가 증가함에 따라 의료서비스의 질도 높아졌고, 병원간 경쟁이 치열해졌다. 그래서 소아입원환자를 위한 병원 내에 학교 운영이나, 당뇨병환자를 위한 쿠킹 클래스(cooking class) 등 병원의 차별화·특성화가 이루어졌고, 여러 편의시설을 갖추는 등 병원 인테리어나 이미지에 더 많은 관심을 가지게 되었다.

② 병원의 규모가 대형화 되었다. 현재 서울대병원, 서울아산병원, 서울삼성병원, 신촌세브란스병원 등을 필두로 전국 각지에서 병원들이 대형화되고 있다. 서울아산병원은 그 규모가 이미 2,400병상을 넘었으며 크기로 1,000병상이 넘는 병원이 계속 늘어나고 있다. 이는 기존 의료계의 자본 확대, 재벌기업의 의료계 진입, 높아진 의료소비자들의 욕구에서 비롯된 현상이다.

③ 네트워크 병원이 증가하였다. 대한네트워크병의원협회에 등록된 네트워크 병원 브랜드는 총 53개(2009년 7월)이며, 예치과, 우리들병원 등은 해외까지 진출한 상태이다.

④ 지역 간 불균형이 심화되었다. 과거에도 병의원들의 지역별 불균형 현상이 있어 왔으니, 갈수록 그 격차가 더 커지고 있다. 수도권의 인구집중 현상, KTX 개통 등으로 야기된 수도권 집중화 현상으로 지방의 병의원들은 더욱 힘들어지게 되었다. 국내 '인구 10만 명당 의사수'가 평균 148.6명으로 조사(2009년 7월)되었지만, 각 지역별로 차이가 컸다.

⑤ 병원의 양극화 현상이 심해졌다. 수도권을 중심으로 3차 의료기관의 병상공급이 급격해졌으며, 병원간 경쟁양상이 치열해 졌다. 수도권에서는 의료수요 증가보다 의료공급병상의 증가가 급격해 공급초과현상이 발생하고 있다. 또한 대형병원에 비해, 상대적으로 경쟁력이 떨어지는 중소병원의 경영난이 심화되고 있다.

[인구 10만 명당 지역별 의사수(명)]

서울	205.5	전북	163.4	충남	129.6	경남	115
대전	185.6	부산	162.1	충북	129	경기	114.8
광주	181.5	강원	144.2	제주	128.5	울산	113.2
대구	169.4	전남	131.3	인천	119.1	경북	110.8

⑥ 병원의 정보관리가 전산화되었다. 대형병원을 중심으로 전산환경에 대규모 투자가 이루어지고 있다. 대표적인 것이 전자의무기록(EMR : Electronic Medical Record)으로 환자의 병력, 투약내용, 검사결과 등을 입력하고 저장하여 필요할 때 편리하게 제공받을 수 있게 되었다. 전자의무기록 도입으로 진료의 질은 향상되었고, 환자의 대기시간을 단축되었으며, 의무기록에 사용했던 종이, 또 그 보관에 사용되었던 인건비, 유지비 등이 줄어드는 경제적 효과를 가져왔다. 또 전사적 자원관리시스템(ERP : Enterprise Resource Planning)은 하나의 체계로 통합적 시스템을 구축함으로써 병원의 인적, 물적 자원을 효율적으로 관리하여 병원의 경쟁력을 높이고 있다.

병원의 수가 많아지고, 진료내용이 다양해진 것은 병원을 방문하는 고객에게는 선택의 폭을 넓혔고, 인터넷은 다양한 병원정보를 쉽게 획득하게 해주었다.

강남을지병원 성장 · 여성 · 족부 · 건강증진 '4대 센터' 특화

사례

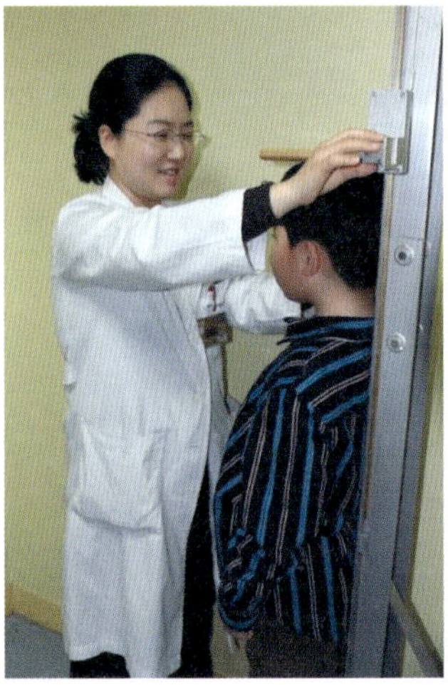

강남을지병원(원장 이진용)은 강남교육청 협력병원으로 성장학습 발달센터 외에 여성의학센터, 족부센터, 건강증진센터 등 4대 특화센터를 운영하고 있다.

성장학습 발달센터는 소아, 청소년의 과중한 학습 스트레스를 체계적으로 관리해줄 뿐만 아니라 문제해결 능력, 자기주장 능력 등을 증진시키고 스스로 자신을 돌보는 방식, 시간관리 등에 대해서도 체계적으로 지도해주는 역할을 한다. 소아정신과를 전공한 전문 의료진이 첨단 진단 및 치료기기를 이용해 주의력결핍과잉행동장애(ADHD), 학습장애, 소아우울증, 사회성 발달장애, 과잉 학업스트레스 등 다양한 질병을 치료하고 있다.

여성의학센터는 신생아부터 사춘기 발달이 종료되는 20대 초반의 여성까지를 치료하는 미성년클리닉과 폐경을 맞은 여성을 대상으로 갱년기클리닉을 운영 중이다.

미성년클리닉은 프라이버시 때문에 산부인과 진료를 기피하는 소아와 청소년층을 분리해 상담함으로써 어릴 적 문제가 성인이 되어 감에 따라 점차 불거지는 문제를 조기에 차단한다. 갱년기클리닉은 여성호르몬 부족으로 안면홍조와 질건조증 등 불편한 증상을 느끼고 우울감과 상실감으로 신음하는 여성들을 호르몬 검사와 호르몬 대체요법으로 치료한다.

이 병원의 족부센터는 유명 스포츠 스타들이 스스로 찾아올 정도로 명성이 높다. 1995년 옛 을지병원(서울 중구 을지로3가)에 국내 최초로 개설한 족부클리닉은 그동안 무지외반증, 족저근막염, 지간신경종, 외상후유증 등 다양한 발 질환을 치료해 국내 최고의 실력을 인정받았다. 이제는 강남지역으로 의료진이 넘어와 특화된 치료기술을 계승하고 있다.

건강증진센터는 규모는 크지 않지만 쾌적한 환경과 체계화된 의료시스템으로 고객 중심의 건강검진을 구현하고 있다. 자신에게 필요한 부분만 중점적으로 검사하는 맞춤형 프로그램을 운영 중이며 진단결과 이상이 발견되면 서울 노원구 중계동의 을지대 을지병원과 신속하게 연계해 세밀하고 체계적인 치료를 받을 수 있다.

〈출처 : 한국경제신문 2010년 7월 20일〉

즉 병원은 방문고객 외에도 on-line을 통해 고객과 소통기회가 생겼다. 이렇게 얻어진 고객 정보를 분석하고, 체계적으로 관리하는 고객관리시스템을 활용하여 병원마케팅 전략으로 활용하고 있다.

⑦ '특성화'를 지향한다. 병원간의 경쟁이 치열해짐에 따라 의료서비스 질은 높아지고, 특정질환분야를 특화시키는 등 병원들마다 경쟁력을 확보하고 있다. 장기이식분야, 족부, 화상치료분야, 여성질환분야의 전문병원 등이 그 예이다.

⑧ 병원도 글로벌 시대다. 국내 병원끼리 경쟁을 넘어 이제 세계 유명 병원들과 환자 유치 경쟁을 하는 국제 의료 시대가 열렸다. 차세대 국가 성장 동력의 하나로 의료관광이 채택되었고, 치료 목적으로 국경을 넘는 환자가 급증하고, 국적

에 관계없이 환자를 치료하는 병원이 많아졌다. 산업연구원은 2020년 세계 의료 시장은 매년 20%씩 성장해 그 속도가 반도체(10% 이하)보다 빠를 것으로 전망하였고, 국제 전략자문기업 매킨지앤컴퍼니(McKinsey & Company)는 2012년 세계 의료관광 시장 규모를 1천억 달러로 전망하였다.

2009년 지료 목적으로 우리나라를 찾은 외국인 환자 수는 약 2만 5천명으로 2007년 7천 9백명보다 3배 이상 증가하였고, 외국인 환자 1인당 진료비 약 3백 73만원, 체류비 등을 포함하면 경제적 효과는 내국인 환자 1인당 평균 진료비(2006년 기준. 99만 4천원)보다 약 7배 이상 높은 6백 97만원이다. 즉, 외국인 환자 유치는 의료계뿐만 아니라 숙박·교통·통신·관광 등의 분야에서 경제적 효과가 있으며, 특히 우리 의료 수준을 세계무대에 알리는 중요한 기회가 된다.

⑨ 사회적 규제가 변화되었다. 기획재정부와 보건복지가족부가 '의료서비스산업 선진화 추진과제'를 2009년 5월에 발표했다. 의료규제 완화를 통한 해외환자 유치를 활성화시키고 소비자의 알권리를 강화시키겠다는 것이 정부의 '의료서비스산업 선진화 추진 과제'의 핵심이다. 또한 병원경영지원사업(MSO)의 허용과 의료채권발행이 가능해져 의료기관의 경영 활성화도 기대된다.

2년차 의료관광 어디까지 왔나 "기술 배우자" 중국의사 참관 행렬

사례

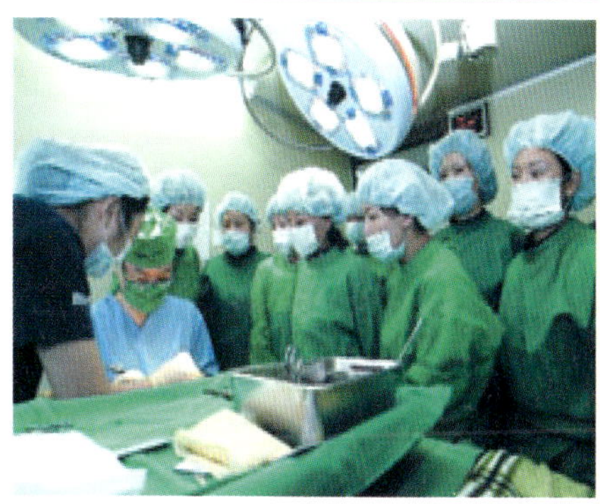

중국 의사들의 참관은 이 병원이 지난 2007년부터 중국의학미용정형협회와 함께 주관해온 프로그램이다. 이 병원 관계자는 "매달 50~60명의 중국인 의료진이 BK동양에서 수술 현장을 참관하고 있으며 지금까지 참관자가 1,000여명에 달한다."고 말했다. BK측은 "중국인 환자들의 발길도 잦아 작년 한 해 우리 병원을 찾은 외국인 환자 890명 중 중국인 환자 비율이 62%"라며 "외국인 환자들은 공항에서부터 외국어가 가능한 코디네이터가 마중 나가 모셔오며 외국인 전용 병실을 마련해 배려하고 있다"고 말했다.

서울 강남구 청담동 영동대로에 위치한 예치과 역시 최근 병원을 찾는 고객 10명 중 한 명은 외국인이다. 예치과 측은 "한류스타들이 우리병원 주 고객이라는 소문이 돌면서 일본·중국인이 많이 찾는다."며 "처음엔 호기심으로 방문했던 일본 여성들이 임플란트 대체 기술인 '휴먼브릿지'나 '잇몸 성형' 등 첨단 시술을 받고 블로그 등에 후기를 올리면서 점점 입소문을 타게 됐다."고 말했다. 병원에서 매출 외국인 환자 진료비가 약 12%를 차지하고 있다고 밝혔다.

〈출처 : 주간조선. 2010.07.23〉

국제의료기관평가위원회(Joint Commission International ; JCI)

JCI는 미국 의료기관의 의료수준을 평가하는 비영리법인 JCAHO(Joint Commission on Accreditation of Health Organization)이 1994년 세운 국제기구로 의료기관평가에서 가장 신뢰도가 높다. 국제의료기관평가위원회에서 전 세계 의료기관을 대상으로 심사를 거친 의료기관에 발급하는 인증제도이다. 진료과정에서 발생할 수 있는 위험을 예방하고 개선해 환자의 안전은 물론 의료서비스의 질적 보장까지 체계적으로 관리하지 않으면 인증을 받을 수가 없다. '알코올 솜 하나하나가 어떻게 관리되고 사용되는지?'까지 꼼꼼하게 점검하는 글로벌 의료 인증제도로 3개 분야 약 1,200여개의 항목의 안전성을 평가한다.

세계적으로 유명한 존스홉킨스병원과 메이요 클리닉 등 미국 병원의 95% 정도가 인증을 받았으며, 의료관광으로 인기가 높은 싱가포르는 14개 병원을 비롯해 전 세계 42개국 328개 병원이 인증을 받았고, 또, 많은 병원이 준비 중이다. JCI 인증은 의료행위의 모든 단계를 글로벌 기준에 맞춰 표준화하여 전문적으로 외국인 환자 진료시설을 확충하고, 나아가 국가적인 의료경쟁력을 높일 수 있을 것으로 기대된다.

3. 병원조직의 이해

병원은 전문적인 인력과 시설로 구성된 가장 복잡하고 자본집약적이며 노동집약적인 조직이다. 흔히 "병원 조직"이라고 하면 진료부만 떠올리기 쉽다. 물론 병원의 1차적 목표는 환자진료이지만, 병원 조직은 진료 이외에도 다양한 조직의 목표를 수행하기 위해 분업화, 전문화, 조직화 되어있다.

1) 병원조직의 목적

(1) 병원의 사회적 역할을 효율적으로 수행하는 것

① 질병 진단과 환자의 치료
② 의학(의료)기술의 연구
③ 의료 인력의 교육, 훈련
④ 공중보건기능 : 1차 의료기관에 대한 기술 지원

(2) 병원의 다양한 이해관계집단의 요구를 조화롭게 수용하는 것

① 의료이용자(환자)에게 양질의 의료를 가급적 저렴하게 제공
② 병원종사자에게 직업생활의 질 보장
③ 병원설립자에게 설립목적의 달성과 투입자본의 안정성을 보장
④ 지역사회(국가)의 의학발전, 의료인 공급, 의료제도 개선 등 사회조직의 일원으로서 임무 수행

2) 병원조직의 과업

(1) 진료(진단과 치료)

① 외래, 입원, 간호
② 임상병리검사, 방사선 촬영
③ 조제, 투약, 물리치료, 영양관리

(2) 진료지원업무

① 의료기기, 의료재료 및 물품 공급 및 유지(중앙공급, 의공)
② 의무기록 관리
③ 세탁, 린넨류 공급, 환자 운송

(3) 교육 · 연구업무

① 의료인 의학교육, 전공의 수련

② 직원교육

③ 의학연구

④ 지역주민 대상 보건 교육

(4) 사무관리

① 원무 관리

② 의료사회사업

③ 인사, 노무, 회계, 재무, 물자, 비상계획

④ 기획, 예산, 경영분석, 감사

(5) 기능보조업무

① 영선, 경비, 청소, 운전, 교환, 조리, 취사, 영안

② 시설설비

3) 병원조직의 특성

① 법적으로 영리를 추구하지 않고 공공의료서비스를 제공하는 비영리조직이기 때문에 다른 조직에 비하여 사회적인 규제가 많다.

② 높은 자본과 많은 노동이 집약적으로 필요하다(자본 집약적, 노동 집약적).

③ 양질의 의료서비스, 교육, 연구 등의 공적 사명감도 있지만, 의료서비스를 효율적으로 공급해야 하는 경영상의 목적이 상충된다.

④ 여성 인력의 비율이 높다.

⑤ 다양한 전문 직종들이 핵심적 역할을 담당하며, 특히 면허 자격을 필요로 하는 인력이 집중되어 있어 상대 직무에 대한 이해부족으로 갈등이 발생되기 쉽고, 업무의 대체성이 매우 낮다.

⑥ 조직체계가 '행정체계', '진료체계'로 이원화 되어 있어 의사결정이 어렵다.

⑦ 독자적인 업무보다는 유기적이고 복잡한 전환과정을 통해 이루어지는 업무가 많아 산출된 결과에 대한 평가가 힘들고, 조직원의 업적 평가도 용이하지 않다.

⑧ 응급을 요하고 업무는 신속한 판단과 즉각적 처리가 필요하며, 24시간 의료서비스를 제공하여야 한다.

⑨ 자본 투자비중은 높지만 자본 회전율도 높다.

4) 병원조직의 3요소

우리나라 병원은 소유가 의사 개인이거나 의료법인일 경우에도 병원장이 이사장을 겸직하고 있는 경우가 많아 이사회가 실질적으로 권한이 없거나 미미하다고 할 수 있다. 하지만 병원조직의 3요소인 이사회, 행정가, 의료진이 각각의 영역에서 책임을 다하고, 서로의 전문성을 인정할 때 병원은 발전할 수 있다.

(1) 이사회

이사회는 법적인 지위로서 병원을 운영하고, 유지할 권한을 가진다. 또 병원에서 행하는 진료의 내용과 질에 대하여 법적, 도덕적 책임과 권한을 갖는다. 즉, 환자에 대하여 궁극적인 책임을 가지며, 병원의 정책을 결정하고, 사회가 요구하는 의료수요에 적합한 병원목표를 설정하여 이에 부합되는 병원운영을 한다. 우리나라 개인병원의 경우 미국에 비해 이사회의 중요성이 낮은 편이다. McGibony가 정의한 이사회의 정의는 다음과 같다.

- 이사회는 지역사회의 의료 수요에 부응하여 정책을 결정
- 의료진의 취업과 진료활동을 검토하여 법적 책임을 통해서 적정수준의 진료를 유지
- 병원의 임상적인 여건을 행정적, 재정적, 지역사회의 요구에 맞도록 조정
- 적절한 재정과 경비 지출 통제
- 병원에 관련된 정보를 상세히 유지
- 병원장을 선정, 병원업무에 대한 권한과 책임을 위임하고 불필요한 간섭 없이 원활하게 기능을 수행할 수 있도록 자원

(2) 행정가(병원장)

병원에서 행정가는 병원장이다. 즉, 병원장은 병원의 행정 책임자로써 조직이 투입한 인적, 물적, 기술적 정보 및 자본을 병원이 설정한 기대 산출을 달성하기 위해 관리하는 기능을 수행한다. 병원의 목표를 달성하기 위한 효과적인 조직구조를 만들고, 변화시키며 운영할 책임을 갖는다. 병원행정가는 현대사회에서 가장 많이 요구되는 행정관리 직종중의 하나로 미국과 캐나다의 주요 대학에서 이런 복합적인 행정기능을 수행하기 위한 보건 및 병원경영, 행정관련 석사학위과정이 개설되어 있다. 이 과정은 1~2년간 강의를 듣고, 1년간 병원 또는 보건기관에서 병원장의 지도 감독 하에 실습(병원행정 레지던트)을 하는 것으로 구성되어 있다.

우리나라에서는 병원장이 의사가 아닌 경우에 의료에 관한 전문적 업무를 관장하는 의무원장 제도를 채택하는 경우도 있다.

(3) 의료진

의료진이란 환자를 돌보는 행위를 하고, 병원의 책임이나 기능 및 프로그램에 참여하는 이사회가 인정한 의사나 치과의사의 조직화된 집단을 말하며, 의료진의 분류는 다음과 같다.

[의료진의 분류]

분 류	의 미
전임의사	병원 내에서 진료업무를 하며, 의료진에 관련되는 모든 조직 및 행정상의 일정의무를 수행한다. 투표권이 있으며, 진료실(office)을 갖는다.
준 전임의사	전임의사 채용을 고려중인 의사로서 투표권이 없으며 보통 진료실은 갖지 않는다. 그러나 환자를 입원시킬 수는 있다.
자문의사	기술이 인정되고 경험이 풍부한 일류 의사로서 환자진료 개선에 기여하는 자문을 한다. 투표권이 없으며, 진료실도 없다.
예우의사	경우에 따라 병원에 환자를 입원시킬 수 있는 특전을 갖는 의사로서 투표권이 없고 진료실도 없다.
명예의사	이전에 근무한 적이 있는 병원에서나, 아니면 명성이 높은 의사로서 명예직이다.

* 병원에 따라 다소 차이는 있을 수 있다.

5) 병원조직의 구조

① 수평적 분화 : 단위적 분화, 기능적 분화, 요소적 분화, 시간적 분화

임상진료부문	임상연구부문	중앙진료부문	행정관리부문	통제부문
중앙진료, 교육연구, 관리사무, 통제	진료각과, 간호부서	약제부, 방사건 임상·특수검사, 영양관리, 재활치료	인사, 사무, 원무, 경리, 시설	기획, 감사

② 수직적 분화 : 기능계층, 권한계층

최고관리자
이사장, 병원장, 감사, 부원장, 참모부서의 장

중간관리자
(총무)부장, (원무)과장, 기사장

감독자
수간호사, (원무)계장, (원무)주임

담당자
간호사, 담당직원

보조자
간호조무사, 사무보조원

6) 병원조직의 구성원

[구성원의 구분]

구 분	세부사항
진료인력	의사, 간호사, 조산사, 약사, 의료기사, 영양사, 의무 기록사 등
행정사무인력	행정 관리자, 사무원, 사무보조원
기술인력	의공, 건축, 기계, 전기 등 통신기술자
기능인력	간호조무, 청소, 세척, 세탁, 운전, 조리, 배식, 영안, 교환, 목공, 보일러공, 원예공, 경비, 비서, 전달 등 기능, 노무인력
기타전문인력	심리학자, 물리학자, 의공학자, 경영학자, 법학자 등 특정 전문가

7) 병원조직의 유형

(1) 조직의 형태

① 라인(계선)조직(line organization)

라인(계선)조직은 명령복종관계가 수직적으로 직결되어 있고, 계층화에 따라 분업이 잘 이루어지는 구조이다.

라인조직은 관리자의 지휘·명령의 일관성이 확립되어 있고, 연대책임의 한계가 명확하므로 업무의 진행과정을 신속하게 처리할 수 있는 것이 장점이다. 반면, 부문 별로 관리자가 모든 관리직능을 통괄하고 있기 때문에 전문적인 지식과 기능을 충분히 활용하기 어렵고, 결정권자인 관리자의 독선적 행위로 조직의 경직화가 유발될 수 있으며, 이로 인해 하급관리자의 의욕상실과 창의력이 결여될 수 있다는 폐단이 있다.

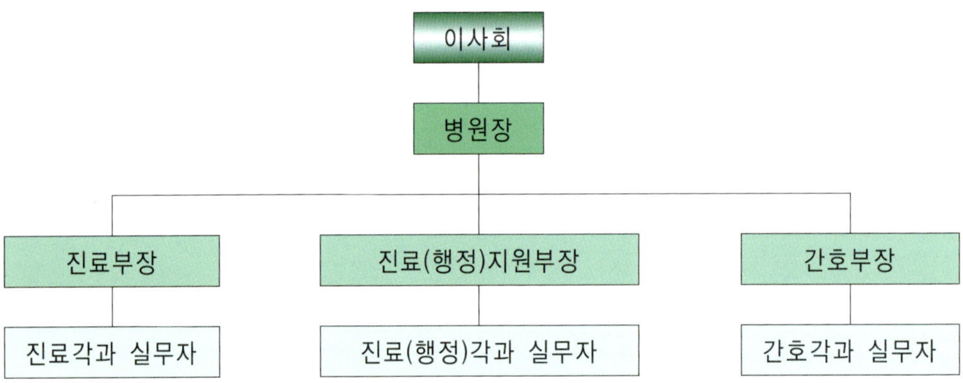

[병원에서의 라인조직 형태]

② 기능조직(functional organization)

라인조직의 단점을 보완하기 위하여 수평적 분화에 중점을 두고 관리자의 업무를 기능화 하여 부문별로 전문적인 관리자를 두고 지휘·감독하는 조직형태이다. 기능조직은 생산, 마케팅, 재무, 인사 등 각 기능 또는 직능을 부문화 하는 것으로 직능식 조직이라고도 한다.

라인조직이 유지되고 있으므로 라인조직의 장점인 감독의 전문화와 능률적 일수는 있으나 라인과 스탭간의 불화와 갈등이 발생될 수 있고, 스탭의 전문적 분화에 따른 관리비용이 증가할 수 있다는 단점이 있다.

③ 라인스탭(참모)조직(line and staff organization)

기능조직의 형태를 변형시킨 조직으로서 기능화의 원칙, 명령일원화의 원칙을 조화시켜 스탭의 권한을 조언권(助言權)에 한정시킨 조직형태이다. 이 조직형태에서 스탭은 기획·조사·연구부문에서 라인활동에 조언하는 권한을 부여하며, 라인에게는 라인의 선형석인 명령과 집행할 수 있는 권한을 부여함으로써 조직의 관리통제가 용이하게 한 조직이다. 하지만 라인과 스탭간의 명령체계에 혼동이 발생할 수 있다는 단점이 있다.

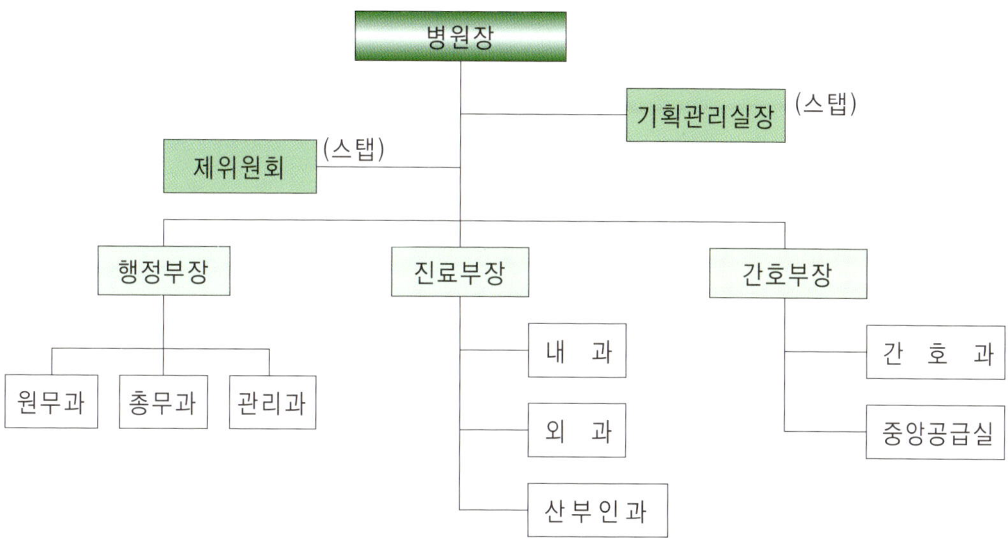

[라인-스탭조직]

④ 라인기능조직(line and functional organization)

라인조직의 지휘·명령의 통일성에 조정의 원리를 적용시켜 기능조직이 가지고 있는 수평적 분화에 의한 책임과 권리를 확립함으로써, 라인조직과 기능조직의 장점만을 조합한 조직형태이다. 하지만 기능조직의 혼합으로 라인의 지휘·명령의 통일성을 잃게 되고, 기능조직에 있어서의 전문화가 중간간부의 개입으로 충분히 효과를 발휘할 수 없는 등의 단점이 있어 일반적으로 사용하는 형태는 아니다.

⑤ 스탭(참모)조직(staff organization)

스탭조직은 경영활동의 원만한 업무수행을 돕기 위해 전문적인 지식과 경험을 활용하여 최고경영자가 합리적인 결정을 할 수 있도록 보좌하는 조직이다. 즉 최고 의사결정자에게 주로 전문적 조언과 권고 등 자문을 행하는 라인조직을 추가한 것이다. 이와 같은 스탭기관은 자문, 조정, 협의, 정보수집, 분석, 기획, 통제, 인사, 회계, 법률, 공보, 조달, 조사, 연구 등의 기능을 수행함으로써 계선 기관의 업무활동을 지원·촉진시키는 역할을 한다. 또 스탭 기관은 전문적인 지식·경험을 가지고 조직의 목표달성에 간접적으로 기여하고, 관리책임자로서 지휘·명령의 권한도 없고, 집행기관도 아니라는 특징이 있다.

스탭 기관의 통제·지휘권이 강조되면 라인기관과 스탭기관 간에 불화와 갈등이 조성될 우려가 크고, 과업에 있어서도 권한 및 책임의 한계가 불명확해 질 수 있다. 또한 관리자의 의사전달 경로가 혼란스러워 질수 있고, 업무의 지연·경비지출의 증가 등을 초래할 수도 있다.

(2) 프로젝트조직과 매트릭스조직

급변하는 사회에서는 과학적 지식과 기술의 발달, 신지식의 빠른 등장 등으로 기존 조직질서로 이루어진 고전적 조직 형태들이 적합하지 않은 경우가 종종 있다. 특히 오늘날 병원경쟁력의 핵심은 '변화에 대한 대응 능력'이라 할 수 있다. 즉 고객의 다양한 욕구에 정확하고 신속하게 대응하기 위해서는 고정관념을 벗어나 적당한 유연성을 조직구조에 적용시키는 것이 필요하다.

현대조직이 풀어야 할 복잡한 문제들을 인식하고 급변하는 환경에 동태적으로 적용할 수 있는 새로운 조직구조의 모형 중 가장 널리 이용되고 있는 것은 프로젝트 조직과 매트릭스조직이다.

① 프로젝트(project)조직

가. 프로젝트조직의 특징

프로젝트(project)조직은 특수한 사업이나 목표를 달성하기 위하여 일정한 기간 업무를 수평적·대각적으로 배열하고 막대한 양의 인적·물적 자원을 탄력적으로 이용하는 동태적 조직이다. 일반적으로 필요에 의해서 기획을 하고, 조사 및 연구 업무의 조정이 요구되는 고도의 산업기술업체에서 이용하고 있는 조직모형으로서 오늘날은 다양한 조직에서 널리 이용되고 있다. 프로젝트조직은 직능조직의 한계, 즉 기능별 명령계통의 협조 곤란과 환경 변화에 창조적으로 적응할 수 있도록 조직의 기동성을 높이는 데 목적이 있다.

프로젝트 조직 특징을 정리하면 다음과 같다.

첫째, 프로젝트조직은 특수한 사업·목표를 수행을 위하여 한정(시)적으로 구성하고, 이를 달성하면 해산되는 조직이므로 존속기간이 한정(시)적이다.

둘째, 특정사업·목표를 달성하기 위하여 계선기관도 지원을 한다.

셋째, 수직적 연쇄관계가 존재하기는 하지만, 주로 수평적·대각적인 관계를 중심으로 업무가 수행된다.

넷째, 목표는 필요에 의해서 독립된 여러 부서로 분할된 합동적인 것이므로 다변적으로 설정된다.

다섯째. 목표 사업, 목표에 따른 권한과 책임체계는 존재한다.

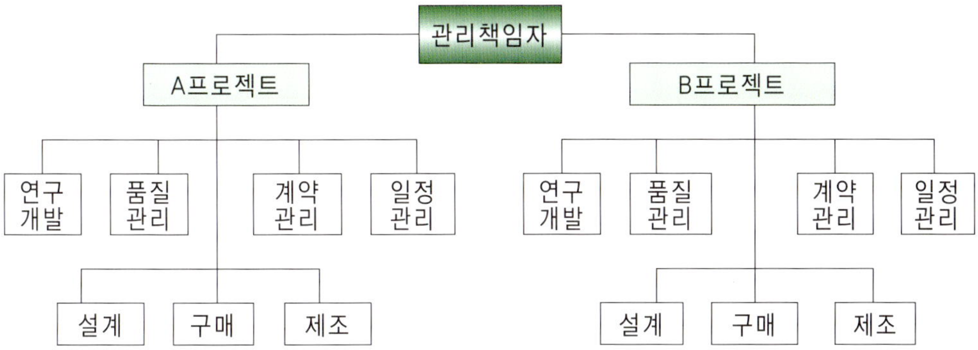

〈출처 : 황병덕 외. 병원관리학총론. 2007. 재구성〉

[일반적인 프로젝트 조직]

나. 프로젝트(project)조직의 유형

프로젝트조직의 유형은 개별(individual) 프로젝트조직, 참모(staff) 프로젝트조직, 혼합(intermix) 프로젝트조직, 총합(aggregate) 프로젝트조직 등 네 가지로 분류될 수 있다.

개별 프로젝트 조직	프로젝트 관리자만으로 구성된 조직으로서 프로젝트 관리자는 다른 참모들과 같이 최고관리자에 대한 참모적 기능을 수행한다. 따라서 프로젝트 관리자는 직접적인 계선의 권한이 없고, 영향력과 설득 등 간접적인 계선의 역할을 수행한다.
참모 프로젝트 조직	프로젝트 관리자가 과업 활동을 위하여 참모의 지원을 받을 수는 있으나 조직의 주요 기능은 계선에 의하여 수행되는 조직을 말한다. 참모프로젝트조직의 프로젝트 관리자의 권한은 개별 프로젝트조직에서와 동일하다.
혼합 프로젝트 조직	프로젝트 관리자가 그에게 직접 보고하는 참모와 특수사업목표를 달성하는데 있어서 주요한 몇 가지의 부서를 가지고 있는 조직을 말한다. 따라서 프로젝트 관리자의 리더십이 과업의 성공여부에 큰 영향을 미친다.
총합 프로젝트 조직	프로젝트 관리자가 특수사업의 목표달성에 필요한 직원과 참모 및 계선을 가지고 있는 조직을 말한다. 따라서 프로젝트 관리자는 특수사업에 대한 모든 권한과 책임을 갖는다.

② 매트릭스(matrix)조직

가. 매트릭스조직의 특징

매트릭스조직은 수직적으로 편성된 직능조직에 수평적·측면적인 프로젝트조직의 모형을 접목시킨 조직을 말한다. 즉 전통적인 기능적 조직과 프로젝트조직을 합한 것으로 조직구성원은 종적으로는 라인조직의 일원임과 동시에 횡적으로는 기능조직의 일원이 되어 두 조직에 중복적으로 소속된다.

매트릭스 조직 특징을 정리하면 다음과 같다.

첫째, 두 개 이상의 권한계통과 중첩되는 이중 권한 구조를 가지고 있다.

둘째, 목표 달성을 위해서 내부에 과업지향적인 작업집단들을 운영한다.

셋째, 조직 내의 과업집단은 한시적인 조직이다.

넷째, 조직 내에서 기능별 부문은 그대로 존속하며, 기능별 부문에서의 본연의 업무를 계속 수행한다.

나. 매트릭스조직의 장·단점

장점	· 조직이 기술의 전문성과 제품라인의 혁신을 동시에 필요로 하는 경우에 두 가지를 동시에 만족시킬 수 있다. · 조직의 내부자원을 각 제품라인에 효율적으로 사용할 수 있으며, 외부환경의 변화에 신속히 대응할 수 있다. · 전문가의 지위가 확보되므로 인적 자원을 융통성 있게 활용할 수 있다. · 과업을 위해서 전문지식·경험을 공평하게 활용할 수 있다. · 인력활용에 있어 유연성이 높아져 외부 충원을 줄일 수 있다. · 의사전달망(意思傳達網)의 설정과 의사결정의 집중화로 특수사업의 필요성을 빨리 인식할 수 있으며, 고객 욕구에 대한 처리도 신속하게 할 수 있다. · 직능적 구조와 프로젝트 구조 간에 상호 견제, 형평의 유지 작용 및 협의가 계속적으로 존재하기 때문에 시간·비용·성과의 평형을 유지할 수 있다.
단점	· 전통적인 조직원리, 즉 계층제의 원리·명령일원화에서 벗어나기 때문에 두 명 이상의 상사가 생기는 경우 혼란과 갈등이 일어날 수 있다. · 관리자들이 원활한 의사소통을 위해서는 많은 시간이 필요하다. · 비공식집단과 상하관계의 유지가 경우에 따라 흐트러질 수 있다. · 활동적인 성격을 가지고 있지 못한 사람들의 경우, 조직에 대한 참여 동기, 소속감, 소명감 등이 감소될 가능성이 있다. · 조직원들이 권한과 책임에 관한 인지가 부족하여 조직이 기능을 발휘하지 못하고 목표달성을 못하는 경우가 발생할 수도 있다.

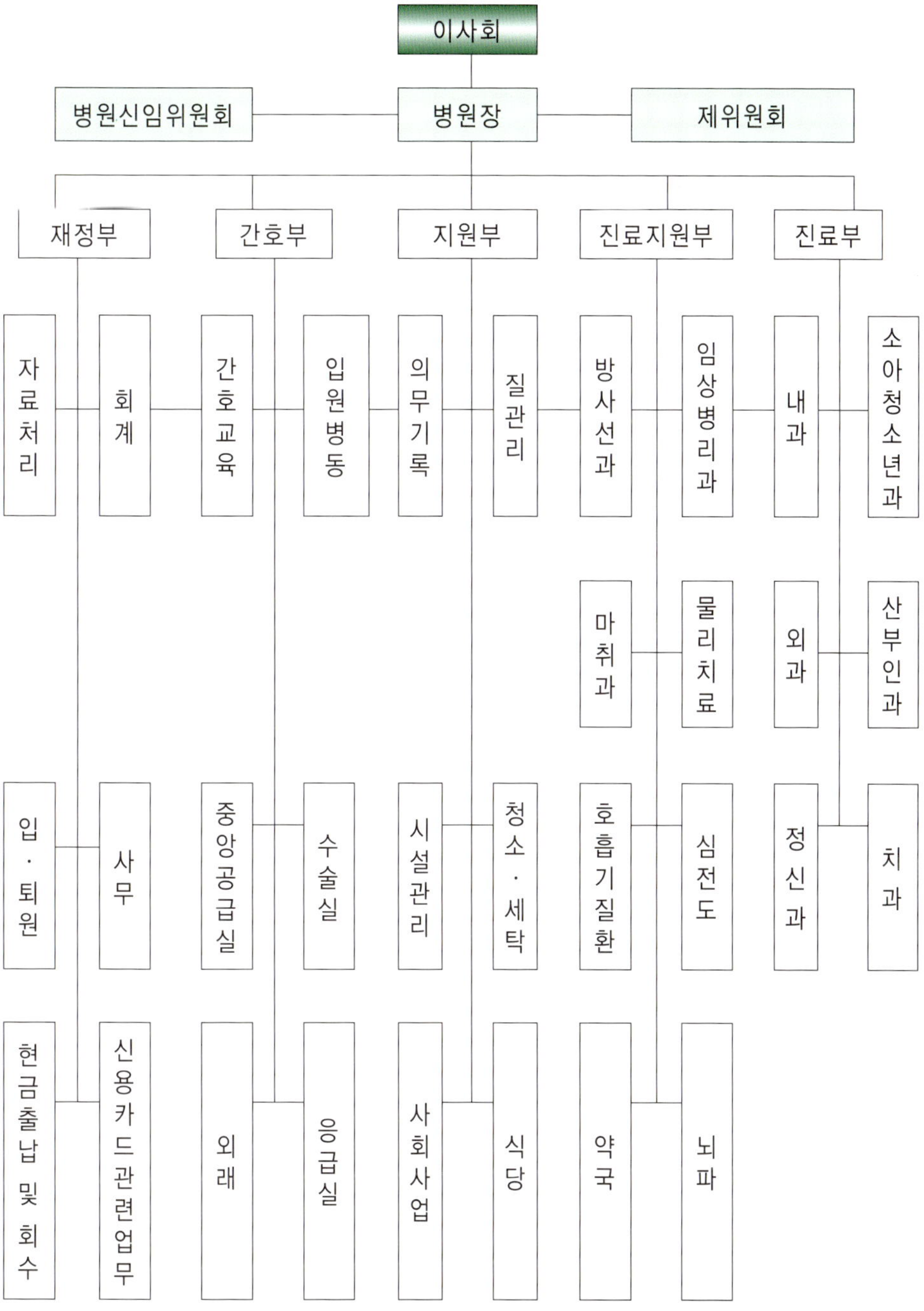

〈출처 : 황병덕 외. 병원관리학총론. 2007. 재구성〉

[매트릭스 조직의 예]

여주군, '매트릭스조직 회의' 본격 시행

사례

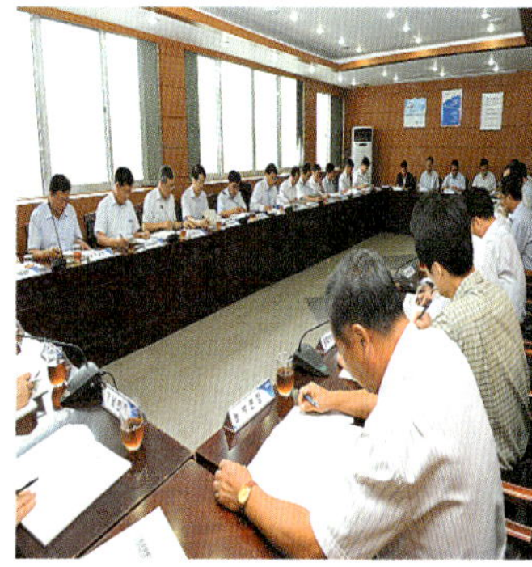

김춘석 여주군수실부터 좌석배치 타원형으로 변경, 하부조직으로 확산될 듯….

여주군은 군수 티타임 및 확대간부회의 등 각종 회의 시 실과소장의 좌석배치가 타원형기존에는 군수를 정점으로 실과소장의 좌석배치가 직사각형으로 길게 늘어서 있던 일방형태로 운영되고 있다고 밝혔다.

기존에는 군수를 정점으로 실과소장의 좌석배치가 직사각형으로 길게 늘어서 있던 일방적 수직관계 자리배치였으나, 민선5기 김춘석 여주군수 취임 후 군수가 실과소장의 옆자리에 나란히 앉아 의견을 나눌 수 있는 쌍방향 자리배치 형태로 바뀌었다.

이 같은 파격적인 자리배치는 참석자들의 자유로운 의사발언과 부드러운 분위기를 통해 수평적 의사결정과 소통을 강조한 것으로 보인다. 이 때문에 민선5기 김춘석 여주군수 스타일의 매트릭스 조직행태(수직적 소통과 수평적 소통을 효율적으로 조정한 조직형태)는 여주군 공직사회에 신선한 바람을 몰고 오고 있다.

〈출처 : 기호일보 2010년 7월 18일〉

종합문제

【문 1】 디음 중 다양한 의료 환경의 변화가 아닌 것은?

① 욕구 다양화 및 고급화
② 의료시장의 경쟁 심화
③ 네트워크 병원 감소
④ 병원서비스에 대한 수요의 변화

【문 2 】 성공적인 병원조직의 특성으로 가장 거리가 먼 것은?

① 조직의 사명과 가치가 명확하고 조직원이 공유 할 수 있어야 한다.
② 직원에게 권한을 위임하고 적극적으로 참여할 수 있는 비전이 있어야 한다.
③ 고객의 요구에 부응할 수 있어야 한다.
④ 능력 있고, 수동적인 인력이 많아야 한다.

【문 3】 미래지향적 병원조직설계의 필요성에 대한 설명으로 가장 부적절한 것은?

① 지금까지의 병원조직은 소위 외교모형의 방식으로 소극적인 대응을 해왔다.
② 조직은 변화하는 환경 속에 존재하기 때문에 환경요인에 적응하지 않으면 안 된다.
③ 변화의 시대에 적합한 조직 관리를 하기 위해서는 평균 주의적 사고를 가져야 한다.
④ 조직은 어떤 환경변화에 당면하게 되느냐의 여부가 아니라 환경에 따라 조직이 변화해 가야만 한다.

[해설] 미래지향적 병원조직은 항상 변화하는 사회를 미리 예견하여 목표를 선정하여 변화하는 환경에 적응하는 적극적인 자세와 유연한 사고를 필요로 한다.

【문 4】 병원 조직에서의 갈등해소 방안 중 문제 중심의 행정관리와 효율성을 향상시키기 위한 방법은?

① 인사교류
② 이의제기 제도 실시
③ 규율과 절차의 명문화
④ 조직 개발

해답

1. ③ 2. ④ 3. ③ 4. ④

【문 5】 다음 중 병원행정가의 역할에 대한 설명으로 잘못된 것은?

① 투입 자원이 있어야 한다.
② 시간에 따라 조직변화의 필요성을 느끼고 조직을 변화시켜야 한다.
③ 병원행정가는 병원에서 여러명이 이 역할을 수행 할수록 좋다.
④ 병원목표 설정과 이를 추구해야 한다.

【문 6】 병원조직은 여러 가지 환경적 요인과 그 변화에 따라 크게 영향을 받으며 변화한다. 다음 중 병원조직의 환경변화에 대한 행정관리전략으로 적절하지 않은 것은?

① 병원합동 행정관리 제도의 시행
② 양질의 의료관리 프로그램의 정착
③ 고가의 의료장비에 대한 집중투자
④ 병원표준화 사업의 실시

[해설] 병원조직은 고가의 의료장비에 대한 집중투자가 아닌 고가 장비의 체계적 활용 및 타 기관과의 공유를 통해 투자비 절감이 필요하다.

【문 7】 다음 중 의료시장의 경쟁 심화로서 발생되는 현상이 아닌 것은?

① 고객의 소득 수준 향상
② 의료시장 개방
③ 대기업의 의료사업 진출
④ 의료기관의 양적인 증가

【문 8】 법률적·정치적 외부 환경 제약 요건에 따른 정부 주도적인 정책에 대한 설명 중 옳은 것은?

가. 개방형 병원 도입 나. 의약 분업과 포괄수가제 실시 다. 의료보험 수가에 의한 진료수가의 통제 라. 의료보장 정책과 관련하여 대부분이 정부의 통제를 받음

① 가, 나, 다
② 가, 나, 라
③ 나, 다, 라
④ 가, 다, 라

【문 9】 다음 중 의료기관 조직의 특성으로 옳지 않은 것은?

① 병원은 고객인 환자에 대해 양질의 의료서비스를 효율적으로 공급해야 하는 경영상의 목적이 상충된다.
② 이익을 창출하여 병원 보직의 유지와 생존, 성장 능력을 확보한다.
③ 병원은 복잡한 전환과정을 거쳐 서비스를 생산한다.
④ 직종이 다양하고 연령, 교육수준과 배경이 다양하며, 여성인력의 비중이 크다.

해답

5. ③ 6. ③ 7. ① 8. ③ 9. ②

【문 10】 병원인사관리의 특성으로 가장 적합하지 않은 것은?

① 동기요인의 다양성 ② 과업(직무)의 특수성

③ 다양한 직종의 집합 ④ 직종 간 동질성이 높은 인력구조

【문 11】 다음 중 병원조직 요소의 특성이 아닌 것은?

① 지배 구조의 이중성 ② 조직 구성의 다양성

③ 과업의 불확실성 ④ 행정 목적의 동질성

[해설] 병원조직요소의 특성

㉮ 조직목적의 상충성 ㉯ 조직구성원의 다양성

㉰ 과업의 복잡성 ㉱ 이원적 지배구조

【문 12】 조직에서 갈등은 여러 가지 기준에 따라 분류될 수 있다. 다음 중 병원조직내에서 발생 할 수 있는 갈등의 특성과 거리가 먼 것은 무엇인가?

① 개인 대 조직의 갈등 ② 단일화 된 지배체제로 인한 갈등

③ 전문화된 조직단위간의 갈등 ④ 잠재적 갈등

[해설] 병원조직의 특성은 이원화된 지배체제로 인한 갈등이 상존한다. 병원조직에서의 갈등의 유형은 개인 판단기준과 병원조직의 선택 대안의 괴리에서 생기는 개인과 조직 간의 갈등, 각각 다른 전문가들의 조직단위로 형성된 조직으로서 이 조직단위의 갈등이 상존하게 되며, 권위와 직무상의 제약으로 인해 지속되는 잠재적 갈등이 극심한 현상이다.

【문 13】 상급종합병원의 최소 진료과목 수는?

① 20개 이상 ② 11개 이상 ③ 9개 이상 ④ 7개 이상

【문 14】 다음 중 의료 환경의 두드러진 변화요인으로 해당되지 않은 것은?

① 고객 중심의 의료 ② 고령화 시대 진입

③ 의료기관의 경쟁 약화 ④ 고객의 기대수준 향상

【문 15】 조직의 경영과정 상황에서 성과달성을 목적으로 조직 구성원들에게 영향을 주는 과정을 무엇이라고 하는가?

① 직무만족 ② 복리후생 ③ 리더십 ④ 직무분석

해답

10. ④ 11. ④ 12. ② 13. ① 14. ③ 15. ③

【문 16】 병원경영 여건의 변화 내용에 맞지 않는 것은?
① 의학 기술의 발달과 질병구조의 변화로 의료비 감소에 대한 정책적 관심 고조
② 건강보험의 도입은 유효수요의 증가를 통해 병원의 양적 성장 촉진
③ 의료 이용자들의 의료에 대한 높은 기대와 고급화 성향
④ 의료기관 급증과 도시집중으로 의료기관간 경쟁심화

【문 17】 병원조직의 특성이 아닌 것은?
① 다양한 전문 인력들로 구성되어 있어 업무조정이나 통합이 어렵다.
② 조직체계와 의사결정 과정이 행정관리체계와 진료체계로 이원화되어 있다.
③ 경영체로서 병원조직은 고도로 자본집약적이며 노동집약적이다.
④ 산출된 서비스의 질을 평가하기가 용이하다.

【문 18】 의료광고 범위에 해당되지 않는 것은?
① 진료담당의사의 성명, 면허의 종료 ② 예약진료 시간, 접수시간, 진료인력
③ 전문과목 및 진료과목 ④ 의료인의 진료방법 또는 약효

【문 19】 오늘날 기업조직의 성공에 영향을 미치는 요인으로서 리더십이 매우 중요시 되고 있다. 다음 중 리더십에 대한 설명으로 가장 적절하지 못한 것은 무엇인가?
① 목표달성을 위해 구성원들에게 영향을 미지는 능력
② 단순한 관리상의 서류작업이나 문제 해결능력
③ 급변하는 조직 환경에 적극 대응
④ 구성원의 성향, 특성, 의사존중 등

[해설] 리더십은 단순한 관리상의 서류작업이나 문제해결활동과는 구별되는 활동으로 사람과 사람사이의 상호작용이며, 다른 사람들의 행동에 영향을 미쳐 조직 목표를 달성하는 역동적과정이다.

【문 20】 병원은 조직의 유형중 어디에 속하는가?
① 공제조직(mutual benefit association) ② 서비스조직(service association)
③ 공익조직(common wealth association) ④ 사업조직(business association)

[해설] - 공제조직 : 조직의 구성원이 수익자
- 사업조직 : 조직의 소유자가 수익자
- 서비스조직 : 조직과 관계가 있는 고객집단이 수익자
- 공익조직 : 일반대중이 수익자

해답
16. ① 17. ④ 18. ④ 19. ② 20. ②

【문 21】 병원의 주요기능이 아닌 것은?

① 연구 ② 교육 ③ 생산 ④ 의료

【문 22】 다음 중 병원의 사회적 역할이 아닌 것은?

① 환자의 진단과 치료 ② 의학, 의료기술의 연구

③ 의료 인력의 교육과 훈련 ④ 의료수익의 극대화

[해설] 의료수익의 극대화는 병원 경영적 측면에서 의의가 있다.

【문 23】 병원 경영기능 중 수직적 기능(관리기능)에 해당되는 것은?

① 재무, 회계 ② 조직, 인사 ③ 통제화, 조정화 ④ 전략, 정보시스템

[해설] 수직적 기능(관리기능)은 계획화, 조직화, 동기화, 통제화, 조정화 등이다.

【문 24】 다음 중 병원조직이 일반적 특징으로 가장 거리가 먼 것은?

① 서비스의 품질기준이 비교적 명확하고 표준화가 용이하여 관리가 쉽다.

② 복잡한 전화과정을 거쳐 서비스를 생산하는 조직으로 여러 전문 직종간의 유기적인 협력이 필요하다.

③ 서비스의 대상이 사람이고 사람에 따라 서비스 내용이 달라 객관적인 평가가 어렵다.

④ 자본집약적 조직이면서 동시에 전문직을 가진 사람의 노동력에 의존하는 노동집약적 조직이다.

【문 25】 병원 조직의 목표는 조직의 구성원에게 중요한 정보를 제공한다. 다음의 설명이 올바르지 않은 것은?

① 병원 조직의 목표는 조직구성원에게 과업의 범위를 제시하는 데 기준이 된다.

② 병원 조직의 목표는 의사결정의 지침이 된다.

③ 병원 조직의 목표는 조직화를 위한 불합리성을 제공한다.

④ 병원 조직의 목표는 조직성과의 기준이 된다.

[해설] 병원 조직의 목표는 외적 중요성과 내적 중요성으로 구분된다. 문제의 내용은 내적중요성으로 크게 5가지로 구분된다.

㉮ 병원조직의 목표는 조직구성원에게 과업의 범위를 제시하는 데 기준이 된다.
㉯ 병원조직의 목표는 의사결정의 지침이 된다.
㉰ 병원조직의 목표는 조직성과의 기준이 된다.
㉱ 병원조직의 목표는 동기부여의 수단이 된다.
㉲ 병원조직의 목표는 조직화를 위한 합리성을 제공한다.

해답

21. ③ 22. ④ 23. ③ 24. ① 25. ③

【문 26】 다음 병원조직이 바뀌고 있는 현상이다. 잘못된 것은?

① 수평조직에서 수직조직으로　　② 횡적 커뮤니케이션 강화

③ 직원들의 성과급제 적용　　④ 고객중심의 업무절차 프로세스 구축

[해설] 의사중심의 수직조직에서 수평조직으로 바뀌고 있다.

【문 27】 병원인력관리의 원칙에 대한 설명으로 올바르지 않은 것은?

① 공정성의 원칙　　② 적재적소의 원칙

③ 전인주의 원칙　　④ 탄력성의 원칙

[해설] 탄력성의 원칙은 병원인력관리의 원칙이 아니라, 병원조직의 원칙이다.

【문 28】 다음 중 의료기관 조직의 3요소가 아닌 것은?

① 이사회　　② 행정가(병원장)　　③ 의료진　　④ 원무진

【문 29】 다음 중 병원행정가의 역할 정의에 대한 설명으로 잘못된 것은?

① 병원의 목표를 설정한다.

② 자원을 최적으로 배분하여 목표를 달성하고자 투입자원이 있어야 한다.

③ 행정가의 역할을 정의하는 기준으로 조직에는 같은 사람들이 있어야 한다.

④ Korner는 "병원장은 그의 훈련, 지위 그리고 책임 때문에 대부분의 병원에 있어서 자격을 갖추고 변화의 매개체로 잘 활동하는 사람이다."라고 하였다.

[해설] 행정가의 업무 수행은 직원과 더불어 직원을 통해서 이루어지는 것이다.

【문 30】 다음 중 병원조직 관리계층에 대한 설명으로 옳지 않은 것은?

① 최고관리층에는 이사장, 병원장(행정원장, 의료원장)등이 포함되며 경영전략 결정 기능과 병원을 대표하는 계층이다.

② 중간관리층은 최고관리층과 하급관리층의 중간에 위치한 관리계층으로 목표와 정책을 각 업무 분야에 구체화시켜 주며 하급관리층의 업무를 연결하여 주는 계층이다.

③ 최고경영층은 이사회, 의료기관장 및 주요부문의 해당 스텝진의 관리까지 포함한 종합관리를 수행한다.

④ 하급관리층은 병원의 주요 고객인 환자 및 실무계층과 직접적으로 접촉하여 그들의 활동업무를 지도하고 촉진하는 역할을 담당하는 관리계층을 말한다.

[해설] 중간관리층은 행정부장, 총무부장, 원무과장등이 여기에 해당된다. 하급관리층은 원무계장, 원무주임, 수간호사 등이 여기에 해당된다.

해답

26. ①　27. ④　28. ④　29. ③　30. ③

【문 31】 의료기관이 아닌 곳은?

① 조산원 ② 보건소 ③ 한의원 ④ 의원

【문 32】 의료기관 중 300병상의 이하의 종합병원은 지정진료과목이 최소한 몇 과목이 이상이어야 하나?

① 3과목 ② 5과목 ③ 7과목 ④ 9과목

[해설] 〈개정 2002.03.20〉 종합병원이라 함은 의사 및 치과의사가 의료를 행하는 곳으로서, 다음 각 호의 요건을 갖추고 주로 입원환자에 대하여 의료를 행할 목적으로 개설하는 의료기관을 말한다.

- 입원환자 100인 이상을 수용할 수 있는 시설.
- 내과, 일반외과, 소아과, 산부인과, 영상의학과, 마취통증의학과, 진단검사의학과, 또는 병리과 정신과 및 치과를 포함한 7개 이상의 진료과목.
- 제2호의 규정에 의한 각 진료과목마다 전속하는 전문의, 다만 300병상을 초과한 경우에는 제2호 규정에 의한 9개 진료과목, 300병상 이하인 경우에는 제2호 단서의 규정에 의한 7개 진료과목에 한한다.

【문 33】 의료법상 의료기관이 아닌 것은?

① 한의원 ② 치과의원 ③ 조산원 ④ 약국

[해설] 의료기관 명칭(의료법제3조)은 종합병원, 병원(치과, 요양, 병원, 한방), 의원(치과, 의원, 한의원), 조산원의 9종이다.

【문 34】 의료기관의 인터넷 홈페이지를 통한 광고가 허용되는 범위는?

① 학문적, 과학적으로 인정 여부를 심사 중인 신기술

② 특정질환의 치유 경험담이나 수술 전, 후 사진

③ 전문의의 세부 진료과목

④ 전문병원의 진료방법 비교

[해설] 진료방법, 조산방법이나 약효 등에 관하여 사진, 도안들에 의하여 광고를 하지 못한다. 기타 의료광고에 필요한 사항은 보건복지가족부령으로 정한다. 진료담당 의료인의 성명, 성별 및 면허의 종류, 의료기관의 명칭 및 그 소재지와 전화번호 및 인터넷 홈페이지 주소의료인 및 휴일진료의 진료일자, 진료시간, 진료인력 등에 관한 사항은 행할 수 있다.

【문 35】 300병상 이상의 종합병원에 꼭 필요한 최소 전문의 수는?

① 7명 ② 8명 ③ 9명 ④ 10명

해답

31. ② 32. ④ 33. ④ 34. ③ 35. ③

【문 36】 다음 중 전문병원에 대한 설명 중 맞은 것은?

① 전공공의 수련 및 자격인정을 위해
② 특정 진료과목, 질환에 대한 의료기술을 집중적으로 제공하는 병원
③ 국가 또는 지방자체단체 · 공공기관에 의해 설립 운영되는 병원
④ 병원 운영을 통한 수익창출을 목표로 하는 병원

【문 37】 다음 중 의료기관의 의료장비나 시설을 사용할 수 있는 병원제도는?

① 폐쇄병원 ② 개방병원 ③ 영리병원 ④ 국 · 공립병원

【문 38】 의료기관에 대한 설명 중 맞지 않는 것은?

① 의원과 병원의 구분은 입원시설이다.
② 조산원은 의료법상 의료기관 중 하나이다.
③ 종합병원은 병상수가 100병상 이상이다.
④ 상급종합병원은 국 · 공립병원이다.

해답

36. ② 37. ② 38. ④

2장 병원코디네이터(Hospital Coo-rdinator)의 개요

1. 병원코디네이터(Hospital Coordinator)의 이해

1) 병원코디네이터의 정의

coordination : 조화, 조정력

oordinate : 조직화하다, 조정하다.

coordinator : 대등하게 하는 사람(것), 조정자, 진행자

즉 병원코디네이터란 병원에서 의사와 고객, 고객과 직원, 의사와 직원의 관계를 연결하는 매개 역할을 하는 사람이다.

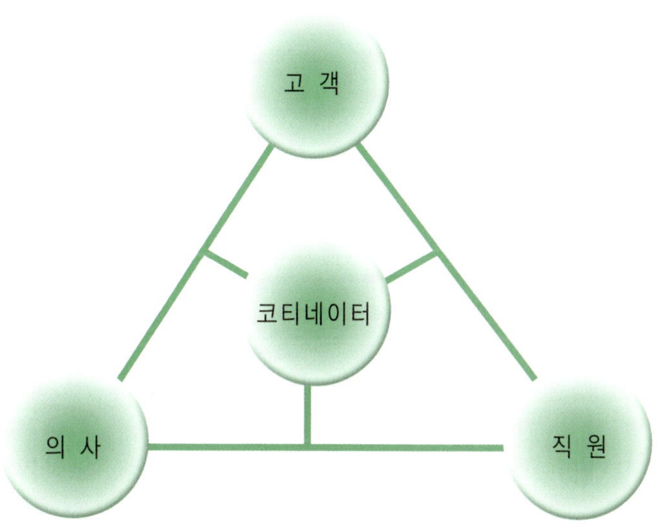

2004년 한국직업능률개발원 병원코디네이터 직무분석에 의한 정의

병원 고객만족을 위해 의료서비스에 대한 기획, 관리, 개선의 업무를 담당하며, 더 나아가 고객 상담, 조직관리, 병원마케팅, 직원교육 등의 세분화된 업무를 담당하는 의료서비스 전문가이다.

2007년 대한병원코디네이터협회 직무분석에 의한 정의

병원에서 고객(환자, 원장, 직원)의 가치창출을 위하여 고객응대서비스, 진료지원, 고객 상담, 고객관리, 의료기관 조직 및 재무관리, 의료서비스 기획 및 마케팅 그리고 의료기관 이미지 관리 업무와 관련된 분야에서 의료서비스를 제공하는 전문가이다.

2) 병원코디네이터의 등장배경 및 필요성

(1) 병원코디네이터의 등장배경

병원코디네이터의 유래는 명확하진 않지만, 1990년대 초 미국에서 환자들에 대한 서비스 향상을 위해 일정교육을 받은 리셉셔니스트(receptionist)를 고용하기 시작한 것에서 발달되었다고 알려져 있다. 전문 리셉셔니스트를 고용한 병원경영 사례를 국내에서 1994년 예치과 개원당시 컨설팅을 맡았던 Tay&Partners Group이 벤치마킹하면서 우리나라에는 도입 되었다고 알려져 있다. 이후 의사와 간호사가 진료위주로 운영하던 병원에서 진료지원, 고객 상담 및 관리, 병원홍보, 기획 등을 하는 전문 인력으로 병원코디네이터는 필수 인력으로 자리잡게 되었다.

1997년 매일경제와 정보통신정책연구원이 선정한 신지식인에 병원코디네이터(예치과 리셉션 코디네이터 권선애 실장)가 선정되면서 국내에서는 더 알려지기 시작했고, IMF와 의약분업 등을 거치면서 고객서비스가 부가되는 치과, 성형외과, 피부과 등 비보험 진료가 많은 1차 의료기관을 중심으로 병원 업무의 효율성을 높이기 위해 병원코디네이터에 대한 수요가 늘어나고 있는 추세이다.

(2) 병원코디네이터의 필요성

의료시장 개방, 국내 병원 대형화, 병원 네트워크화로 인해 국내 의료계는 경쟁이 심화되면서 병원 경영은 점점 더 어려워지고 있다. 이런 의료계 경영난을 해소할 핵심적인 열쇠는 의료계 내부의 변화와 혁신적인 의료 마케팅 도입, 환자를 최우선으로 하는 환자 만족의 서비스 경영이다.

생활수준은 향상되었고, 병원고객 의식은 변화되어 고객이 병원을 선택하는 폭도 매우 넓어졌다. 의사의 프로필, 인테리어, 병원 규모 등의 조건은 기본이고, 자신을 존중해주고 편안하며, 친절함을 중요한 선택조건으로 꼽는다. 이에 병원은 '병원 중심의 서비스'에서 '고객 중심의 서비스'로 서비스의 중심을 변화시켰다.

병원은 환자와 병원의 교량적 역할자로 상호간의 원만한 커뮤니케이션(communication)을 수행하기 위한 서비스 리더가 필요하게 되었다. 또한 병원에서 의료진이 소홀하기 쉬운 환자 상담이나 스케줄관리, 사후관리, 병원이미지 확립, 직원들의 친절서비스 교육, 그리고 병원을 찾는 환자들의 심리를 파악해 음악이나 조명, 인테리어 등 편안한 병원 환경을 조성하여 병원 마케팅과 기획을 선남하고 고객 욕구에 맞추어 고품질 의료서비스를 하기 위해 병원코디네이터가 필요하게 되었다.

2. 병원코디네이터 업무 및 자질

깔끔한 정장차림, 미소 띤 얼굴, 친절한 말투로 복잡한 병원시설을 안내하고, 병원 이용을 알려주는 서비스만 하는 이들을 병원코디네이터라고 하지는 않는다. 진료상담, 환자관리, 고객접점관리, 병원마케팅과 경영지원 등으로 그 업무영역은 점차 확대되고 있기 때문에 병원 코디네이터는 환자의 병증이나 심리상태 등을 파악할 수 있어야 하고 고객과의 커뮤니케이션 기술(Skill) 또한 갖춰야 한다. 병원코디네이터의 업무에 대한 구체적인 내용은 다음과 같다.

1) 병원코디네이터의 업무

① 서비스 제공

병원은 몸과 마음이 불편한 다양한 상황, 나이, 직업을 가진 고객들에게 만족할만한 의료서비스를 제공해야 한다. 상황에 맞는 친절하고 적절한 서비스로 다시 찾고 싶은 병원이 될 수 있도록 해야 하는데, 이때 병원코디네이터는 불안감이나 긴장감을 최소화할 수 있고 병원에 머무르는 동안 불편함이 없도록 고객중심의 의료서비스를 제공하여야 한다.

② 진료상담

병원에서는 고객인 환자의 요구, 현재 상태 및 진료계획에 관해 상담하는 것이 매우 중요한 업무이다. 진료 전 상담을 통해 얻어진 정보를 가지고 진료계획을 수립하고, 적절한 양질의 의료서비스를 제공하여야 한다. 상담이라는 커뮤니케이션 과정은 고객의 욕구를 파악하는 중요한 과정일 뿐 아니라 고객과의 유대감, 친밀감을 쌓아 병원에 대한 신뢰를 높일 수 있는 중요한 업무이다.

③ 진료지원

병원코디네이터는 고객응대 업무만 하는 것이 아니라, 원무 업무를 겸하거나 간호사, 치위생사, 의료기사가 이를 병행하기도 한다. 이런 경우는 진료에 대한 전문적인 지식을 바탕으로 구체적인 진료절차와 방법 등을 상담할 수 있다. 또한 직접 진료에 참여하기도 하는데, 이런 경우 고객의 사후 관리에 관한 서비스도 할 수 있어 고객관리에 매우 용이하다.

④ 병원경영관리

병원경영의 효율을 높이고, 병원홍보를 위하여 병원기획과 병원서비스마케팅 업무를 한다. 구체적으로 각종통계자료(내원환자의 일반적인 사항, 방문동기 및 치료내역,

재방문율 등)를 분석해서 필요한 정보를 바탕으로 경영전략에 활용한다. 또 병원경영의 중요한 부분인 병원내 인사관리, 자원관리를 효율적으로 하는 방법을 연구하는 중요한 업무를 담당하기도 한다.

⑤ 서비스 품질관리자

병원코디네이터는 고객을 접점에서 응대하는 역할 뿐 아니라 병원의 모든 직원(의료진, 행정직원 등)들이 서비스 마인드를 가지고 이를 실천할 수 있도록 관리하는 역할을 한다. 병원의 청결, 직원의 태도는 물론 인사, 복장 등의 이미지를 관리하는 것은 병원조직관리로 연결되고, 이는 곧 고객만족을 극대화시킬 수 있는 지름길이 되며, 이를 관리하는 병원코디네이터는 진정한 서비스 품질관리자라 할 수 있다.

2) 병원코디네이터의 자질

(1) 서비스 기술(Skill)

① 고객의 욕구를 파악하는 능력과 욕구를 충족시킬 수 있는 서비스 기술.
② 시간, 장소, 상황에 맞게 자신(병원)을 적절히 표현하는 기술.
③ 고객응대에서 요구되는 의사소통 기술(communication skill), 즉 대화하는 기술.

(2) 서비스 태도(Attitude)

① 고객지향적인 사고와 원만하고 적극적인 대인관계 능력.
② 다른 사람을 배려할 줄 아는 따뜻한 감성.
③ 예기치 않은 상황에 대처할 수 있는 유연함과 순발력.

(3) 전문지식(Knowledge)

① 의료기관의 특성 및 최근 동향, 관련의료정책 등에 관한 지식.
② 의료서비스 및 고객만족요소에 관한 지식.
③ 진료(치료)에 관련된 의학용어 및 전문적인 의학지식.
④ 상황에 따라 나타나는 사람의 행동유형을 이해하고, 다양한 직종 간에 발생할 수 있는 갈등, 고객응대 과정에서 나타날 수 있는 상황을 대처하는 기술(지식).

(4) 리더십(Leadership)

① 따뜻한 감정을 전달할 수 있는 인간미.
② 조직구성원들이 조직목표 달성에 자발적이고 의욕적으로 참여할 수 있도록 기회를 제공하고 지도·지휘하는 능력.

③ 다른 사람(조직 구성원, 고객)의 감정을 이해하고 수용할 수 있는 유연한 사고.
④ 조직의 과업에 관해 계획을 수립하거나 결정할 때의 결단력.
⑤ 과업을 추진할 때 기술적 능력과 성실함.
⑥ 결과에 대해 책임질 줄 아는 책임감.
⑦ 편안하고 신뢰감을 줄 수 있는 인상, T.P.O(Time, Place, Object)*에 맞는 복장과 유머를 구사할 줄 아는 센스.

(5) 행정업무처리 능력(Capability)

① 직원교육을 위한 교안작성 능력.
② 내부결재 서류와 부서별 업무 연락문서 작성 능력.
③ On-line, Off-line을 통한 문의사항에 대하여 간결하고도 정중하게 응대할 수 있는 문서작성 요령.
④ 서비스 개선을 위해 필요한 정보를 잘 정리해서 전달할 수 있는 프레젠테이션 능력.

(6) 앞서가는 사고와 창의성(Thinking and Creativity)

① 현재 조직 내·외적인 상황을 정확하게 파악하여 미래를 내다보고 조직의 비전(Vision)을 제시할 수 있는 능력.
② 창의적이고 새로운 경영 아이디어를 찾아낼 수 창의력.
③ 타업종이나 경쟁조직에서도 벤치마킹할 수 있는 유연성.

T.P.O

Time(시간), Place(장소), Object(목적)의 약자도 될 수 있고, Time(시간), Place(장소), Occasion(행사, 경우)의 약자도 될 수 있다.

[병원코디네이터의 업무 및 자질]

고객응대 서비스	- 방문고객 맞이하기 - 대기고객 응대하기 - 고객 배웅하기	- 진료 접수하기 - 진료비 수납
진료 지원	- 진료 대기시간 관리하기 - 리콜서비스 하기	- 재진 예약하기
고객 상담	- 고객상담하기 - 인터넷상담 답변하기	- 전화응대하기
고객 관리	- 불만고객 관리하기 - 온라인회원 관리하기	- 예약고객 관리하기 - 고객 통계자료 분석하기
재무 관리	- 수입결산 하기 - 원무통계 분석하기	- 비용지출 결산하기 - 보험청구 하기
의료서비스 기획	- 서비스평가 기획하기 - 서비스평가 결과 분석하기	- 서비스 평가하기 - 서비스개선 계획 수립하기
의료서비스 마케팅	- 고객만족도조사 계획 수립하기 - 고객만족도조사 결과 분석하고 활용하기 - 홍보 자료 수집하기 - 홍보물 제작하기	- 고객만족도조사 실시하기 - 홍보 계획 수립하기
조직 관리	- 의료서비스 매뉴얼 작성하기 - 내부고객 서비스교육계획 수립하기 - 내부고객 서비스교육 실시하기 - 내부고객 만족도 조사계획 수립하기 - 원내회의 주관하기	
이미지 관리	- 내부고객 용모복장 체크리스트 작성하기 - 내부고객 용모복장 개선사항 제시하기 - 내부고객 접점별 체크리스트 작성하기 - 고객 접점별 개선 이행 사항 제시하기	
자기 개발	- 병원코디네이터 업무관련 자격증취득 - 병원코디네이터 관련 최신정보 수집하기 - 컴퓨터 활용능력 배양하기	

3. 병원코디네이터의 분류

1) 병원코디네이터의 분류

(1) 과정별 분류

[병원코디네이터의 과정별 업무]

과정	리셉션 실무	서비스 실무	진료상담 실무
초급	· 고객응대 · 동반고객 응대 · 리셉션 환경 관리 · 대기실 환경 관리 등	· 고객 서비스 · 병원 게시판 관리 · 홍보물 제작관리 보조 · 사무행정 등	· 신규고객 상담 · 진료실 관리 등
중급	· 고객 전화응대 · 진료관리(예약, 상담) · 보험 청구 업무 · 미수금 관리 등	· 진료서비스 프로세스 개선 · 고객응대 매너교육 · 서비스 모니터링 · 병원장 비서업무 · 주요고객, 담당 업무 · 직원과 지속적 교류 등	· 외부병원에 고객소개 · 고정고객 진료상담 · 리콜 시스템 관리 · 진료팀 관리 등
고급	· 적극적인 텔레마케팅 · 리콜서비스(상담, 처리) · 해피콜서비스 · DB 마케팅 등	· 직원 서비스 마인드 교육 · 병원 마케팅 전략기획 · 병원홍보 관련업무 · 수익성 분석 등	· VIP고객 관리 · 진료비 상담 · 구체적 진료과정 설명 · 진료팀 교육훈련 및 관리 등

(2) 직종별 분류

① 한방코디네이터

한의원은 음양오행이나 체질분류와 같이 다소 어려운 원리를 근간으로 하고 있어 고객이 쉽게 이해할 수 있도록 안내하고 상담업무를 전적으로 하는 사람이 필요하다. 한방치료는 장기간 탕제를 복용하거나 시술(침, 뜸 등)이 치료효과를 나타내는데 비교적 오랜 시간이 걸리기 때문에 꾸준하게 고객관리를 해야한다. 그리고 다른 의료기관에 비해 가족단위 응집력과 입소문 의존도가 높은 것을 감안할 때 단골고객관리도 소홀해서는 안된다. 한방코디네이터가 되려면 한방요법과 체질의학 등 전통의학에 대한 기본지식이 있어야 한다.

② 치과코디네이터

치과의원은 한번의 치료를 마무리하는데 내원해야 하는 특성으로 인해 일반의원에 비해 지역 세대수나 규모에 따른 영향을 적게 받는다는 특성이 있다. 치과도 의료법상 의료기관이지만, 일반 병의원는 차이가 있다. 입원환자가 거의 없는 점, 시술의 대부분이 보험적용이 인되고 고가라는 점, 한번 고객이 계속 지속될 가능성이 높은 점 등이다. 그래서 코디네이터의 업무 역시 다른 점이 많다. 임플란트나 교정처럼 고가의 비 급여 진료과목이나 근관(신경)치료와 같이 간단하면서 지속적인 관리를 원하는 고객들은 코디네이터가 관리해야 하는 주고객이 된다. 치과코디네이터는 의사나 진료스텝들이 챙기기 힘든 부분을 미리 챙기고 리셉션, 고객 상담, 고객관리 병원 업무전반에 걸쳐 고객만족을 이끌어내는 팔방미인이 되어야 한다.

③ 비만코디네이터

비만 환자가 급격히 증가하고 있고, 비만은 외모적인 측면만이 아니라, 고혈압, 심장질환 등의 질병을 야기하는 질환으로 인식되기에 최근에는 산부인과, 피부과, 성형외과나 종합병원내에서 비만클리닉을 운영하는 예도 늘고 있다. 비만 치료의 중심적인 부분은 식사요법과 운동요법을 위주로 한 생활습관 개선을 지도하는 것이다. 비만치료를 위한 생활습관의 성공적인 개선을 위해서는 다양한 기법의 도입이 필요한데, 그중 가장 중요한 것은 비만 상담과 지속적인 케어이다. 비만전문코디네이터는 영양, 운동 등에 관한 지식을 바탕으로 고객생활습관을 꾸준하게 상담하고 지도하는 역할을 하게된다.

(3) 업무별 분류

① 리셉션코디네이터

리셉션코디네이터는 고객을 맞이하는 것 외에도 전화응대, 진료상담, 대기실 환경과 동반고객관리업무 등을 한다. 진료 로테이션(rotation)을 분석하여 대기시간과 진료소요시간을 알려주는 건 기본이고, 편의시설이나 자율 검사기기(자가 혈압측정기, 처방전 발급기 등)에 대한 사용법까지도 친절하게 안내해주어야 한다. 또한 불만을 가장 많이 토로하는 곳이 데스크이기 때문에 불만고객을 응대하는 것 역시 리셉션코디네이터의 몫이다. 데스크는 고객이 처음 면대 면으로 만나는 공간이다. 데스크에서 만난 코디네이터의 태도는 병원과 진료에 대한 신뢰로 연결된다. 리셉션코디네이터는 용모나 복장, 말투, 상담능력 어느 하나도 빠짐이 없어야 하며 한시라도 병원의 대표라는 마음가짐을 잊어서는 안 된다. 병원코디네이터가 리셉션니스트에서 시작된 것에서 알 수 있듯 리셉션업무는 모든 병원코디네이터가 갖춰야 할 기본 능력이며, 병원코디네이터의 핵심역량이다.

② 병원 IT코디네이터

정보 의존성이 높아짐에 따라 인터넷에서 고객확보의 해법을 찾는 병원들이 점차 늘어나고 있다. 인터넷이 생활의 일부가 되어버린 요즘 홈페이지는 병원홍보를 넘어 환자관리와 예약, 불만사항 접수 등 병원과 고객을 이어주는 가장 중요한 역할을 하고 있다.

홈페이지뿐만 아니라 블로그나 커뮤니티를 이용해 고객을 유치하는 병원도 최근에는 늘고 있다.

병원 IT코디네이터는 인터넷 등 on-line에서 고객을 관리하는 업무를 한다. 병원홈페이지나 카페 운영을 맡아 병원 홍보 업무를 하거나 회원관리, 예약관리, 게시판 관리 등 사이버 상에서 고객관리업무, 또 이렇게 관리한 고객이 실제 내원고객이 될 수 있도록 하는 on, off-line간 교두보 역할을 수행한다. 병원 IT코디네이터는 사회환경에 대해서 예민하게 대처할 수 있는 안목이 있어야 한다. 홈페이지 제작, 운영은 물론 사진편집, 동영상 업로드 등 기초적인 멀티미디어 기술을 겸비해야 하며 빠른 정보수집으로 병원경영에 도움을 줄 수 있어야 한다.

③ 진료상담 코디네이터

진료실 환경과 분위기를 전반적으로 관리하고, 의사 진단(Diagnosis)을 통한 치료에 대한 구체적인 설명과 계획, 그리고 비용 등 진료에 관련된 전문적인 업무를 한다. 수립된 치료계획으로 진료스케줄 관리, 사후관리를 하는 코디네이터이다. 주로 간호사나 의료 임상 경력이 풍부한 사람이 진료상담 코디네이터업무를 직접 하기도 하고 진료실 내 직원들의 임상 실무에 있어 부족한 부분코치(coach)역할을 하기도 한다. 종합병원에서는 의사 진료 전 예진을 대신 하기도 한다.

④ 의료관광코디네이터

의료시장개방과 함께 생겨난 새로운 직종으로 외국인 환자를 대상으로 통역과 진료안내, 관광연계 활동을 진행하는 코디네이터이다. 영어를 비롯하여 일본어, 중국어, 러시아어 등 해당 국가의 언어가 능통해야 하고, 해당 국가에 대한 문화, 국제매너에 대한 전문지식이 요구된다. 또한 체류를 위한 비자업무대행, 국제적인 보험청구 업무, 관광 등의 업무를 위해 행정적인 능력도 요구된다.

*의료관광코디네이터에 관한 구체적 내용은 제3장 글로벌 헬스케어 참고

종합문제

【문 1】 다음 중 병원에서 코디네이터 역할에 대한 평가로 바르지 않은 것은?

① 고객과 접촉에 의한 평가　② 고객에 의한 평가
③ 코디네이터 자신이 평가　④ 태도·몸짓·행동에 의한 평가

【문 2】 다음 중 병원서비스코디네이터의 업무에 적합한 내용을 모두 고르시오.

가. 병원 평가 및 감사	나. 내부고객 서비스 마인드 교육
다. 동반고객응대 및 환자 응대	라. 진료 프로세스 개선

① 가, 나　② 가, 라　③ 나, 다, 라　④ 가, 나, 다, 라

【문 3】 병원코디네이터의 서비스 개선 역할 설명 중 부적절한 것은?

① 서비스를 개선하기 위해 적절한 조치를 취한다.
② 고객만족도를 지속적으로 모니터링 한다.
③ 문제가 병원 사유인지 고객 사유인지 먼저 분석한다.
④ 서비스상의 문제점과 원인들을 파악한다.

【문 4】 병원코디네이터로서 자신의 영역을 넓히기 위해 가장 적합한 리더십의 실천 방안은?

① 과업형　② 인기형　③ 전제적　④ 창조형

[해설] 전제(專制) : 다른 사람의 의사는 존중하지 않고 제 생각대로만 일을 결정함.
병원 코디네이터로서 자신의 영역을 넓히기 위해서는 계속적인 연구를 통한 자기개발을 해나가는 '창조형 리더쉽'의 실천방안이 중요하다.

【문 5】 병원코디네이터는 조정자로서 원활히 조정해야할 대상 중 가장 거리가 먼 것은?

① 고객과 직원의 상관관계　② 고객과 직원의 유대관계
③ 고객과 고객의 애정관계　④ 원장과 직원이 협력관계

해답

1. ③　2. ③　3. ③　4. ④　5. ③

【문 6】 다음 중 코디네이터의 기본자세에 대한 설명 중 거리가 먼 것은?

① 서비스에 대한 기본 개념을 익힌 자
② 긍정적이고 적극적인 사고를 가진 자
③ 능동적이고 타의 모범이 되는 자
④ 근무경력이 오래되어 병원업무에 능통한 자

【문 7】 다음에서 설명한 내용이 잘못된 것은?

① 리셉션 코디네이터는 대기실 분위기를 포함하여 리셉션에 관계된 모든 것을 총괄한다.
② 리셉셔니스트와 리셉션 코디네이터는 같은 뜻을 의미하며, 같은 일을 한다.
③ 리셉션(reception)이란 접대, 응접, 환영의 의미가 있다.
④ 리셉셔니스트(receptionist)는 우리말로 응접원, 접수원이라고 한다.

【문 8】 병원코디네이터 서비스기술영역 중 파악된 고객의 욕구를 충족시키기 위한 필요한 능력을 모두 고르시오.

가. 경영능력	나. 운영능력	다. 창조능력	라. 인간관계능력

① 가　② 가, 나　③ 나, 다, 라　④ 가, 나, 다, 라

[해설] 서비스기술영역 중 파악된 고객의 욕구를 충족시키기 위한 서비스기술의 영역은 창조능력, 운영능력, 인간관계능력을 가질 필요가 있다.

【문 9】 병원 코디네이터의 역할 중, 조직 구성원들에게 비전을 제시하고 구성원과 경영자들이 함께 이를 성취하도록 동기를 부여하는 역할이 중요하다. 이러한 비전적 리더십의 추구한 내용과 가장 거리가 먼 것은?

① 부서간의 경쟁을 통한 과업 성취율 향상
② 구성원들의 아이디어를 적극 활용하여 혁신 지향적 성향 고취
③ 구성원들이 과업에 애정과 마음을 쏟아 성취할 수 있도록 유도
④ 구성원들에게 조직의 목표를 인지시키고, 비전을 공유하도록 유도

【문 10】 다음 중 병원 코디네이터가 가장 중요한 덕목으로 생각해야 할 것은?

① 전문가다운 상담기술　② 단정한 용모
③ 리더로서 태도　④ 사람을 사랑하는 마음

해답

6. ④　7. ②　8. ③　9. ①　10. ④

【문 11】 병원에서 코디네이터를 도입하여 얻을 수 있는 효과가 아닌 것은?

① 직원들의 병원 이직률이 낮아진다.

② 소개 환자 비율이 증가한다.

③ 의사 시간은 부족하나, 수입은 증가한다.

④ 진료 서비스에 대한 만족도가 높아진다

【문 12】 다음 중 리셉션 코디네이터가 해야 할 일이 아닌 것은?

① 대기실 분위기 관리 ② 전화 및 환자 응대

③ 내부직원에 대한 서비스 교육 ④ 약속 관리

【문 13】 다음 중 병원코디네이터의 정의가 아닌 것은?

① 내부조직원과의 조정자 또는 의견 등을 종합하는 사람이다.

② 병원직원에 대한 서비스교육 및 방문고객에 대한 서비스를 제공하는 사람이다.

③ 코디네이터는 오직 병원에서 환자만을 위해 서비스하는 것이다.

④ 병원의 환자 대응체계를 점검하고 지도해 주는 컨설턴트이다.

【문 14】 다음 중 병원코디네이터의 역할로 맞는 것은?

가. 고객 상담 및 관리	나. 마케팅 활동
다. 벤치마킹	라. 서비스 교육

① 가, 나, 다, 라 ② 가, 나, 다, ③ 가, 다, 라 ④ 가, 라

【문 15】 다음 중 병원코디네이터가 가져야 할 태도(Attitude)가 아닌 것은?

① 유연한 사고방식을 키운다.

② 고객에 따라 차별적인 서비스를 수행한다.

③ 매사에 긍정적인 마인드를 갖는다.

④ 직원들에게 모범적인 역할 모델을 한다.

해답

11. ③ 12. ③ 13. ③ 14. ① 15. ②

【문 16】 다음 중 코디네이터가 고객응대를 위한 기본적인 자세가 아닌 것은?

① 고객을 지위나 신분으로 차별하지 않도록 친절하고 공손하게 응대한다.
② 사람은 여러 가지 스타일이 있으므로 코디네이터가 자기 나름대로 응대한다.
③ 내가 병원을 대표하고 있다는 자세로 품위 있게 한다.
④ 잘 모를 때에는 적당히 대답하지 말고 확인한 다음 응답한다.

【문 17】 다음 중 코디네이터가 지켜야 할 근무매너와 내용이 다른 것은?

① 퇴근 준비는 근무 마감 10분전에 미리 정리정돈을 한다.
② 퇴근할 때는 오늘 할 일을 점검하고, 내일 할 일을 메모 후 상사에 보고하고 퇴근한다.
③ 지각이나 결근을 할 때는 사전에 반드시 연락을 한다.
④ 코디네이터는 근무시작 15분전까지 출근하여 고객을 맞을 준비를 한다.

【문 18】 오늘날 의료현장에서 병원코디네이터의 역할과 그 영역이 점차 확대되고 전문화 되어가고 있다. 이러한 병원코디네이터가 생겨난 배경과 가장 거리가 먼 것은?

① 의료서비스 제공자의 계속적인 훈련과 노력의 필요성 증대
② 병원에 대한 환자들의 요구 증가
③ 병원 이미지의 중요성 증대
④ 의료시장의 수축과 수익성 감소

[해설] 과거 고객들은 병원에 대한 요구가 거의 없다시피 한 상황에서 특별히 고객관리나 유치 부문에 신경을 쓰지 않아도 되었으나, 오늘날 의료현장에서의 고객들은 병원서비스에 대한 요구가 높아지게 되었고, 각 고객마다 제공되어야 할 서비스의 내용이나 만족도가 달라져 앞선 병원서비스의 개발과 의료서비스 제공자의 친절 마인드를 높이는 지속적인 훈련과 노력이 병원의 수익을 결정하게 된다.

【문 19】 다음 중 병원코디네이터의 특성으로 거리가 먼 것은 무엇인가?

① 전문성 ② 특수성 ③ 리더십 ④ 관료성

[해설] 병원 서비스코디네이터는 전문성과 특수성, 리더십을 요구하는 전문직종이다.

【문 20】 다음에서 병원 코디네이터의 역할 분류로 바르게 묶어진 것은?

가. 기획 코디네이터	나. 리셉션 코디네이터
다. 진료상담 코디네이터	라. 서비스 코디네이터

① 가 ② 가, 나 ③ 가, 나, 다 ④ 가, 나, 다, 라

해답

16. ② 17. ① 18. ④ 19. ④ 20. ④

【문 21】 진료상담 코디네이터에 대한 설명으로 적합하지 않은 것은 무엇인가?

① 진료상담은 의사고유의 권한이지만 고객은 의사를 만나기 전 많은 것을 확인하고 싶어 하고 진료상담 코디네이터는 그러한 고객에게 도움을 주는 일을 한다.

② 진료상담 코디네이터의 업무는 일련의 비전문적 서비스이다.

③ 진료상담 코디네이터의 업무에는 진료과정, 진료 후 효과나 후유증에 대한 설명 등이 있다.

④ 진료상담 코디네이터가 고객과 인간적인 관계를 어떻게 맺느냐에 따라 진료에 많은 영향을 미치게 된다.

[해설] 진료상담 코디네이터의 업무는 진료와 관계되는 전문적인 의료서비스이다. 그래서 진료상담 코디네이터는 간호사나 의료기사 등이 겸직하는 경우가 많다.

【문 22】 병원 경영전략의 일환으로 병원에서 코디네이터가 하는 역할에 해당되지 않는 것은?

① 서비스를 개선하기 위해 적절한 조치를 취한다.

② 서비스상의 문제점과 원인들을 파악한다.

③ 문제가 병원 사유인지 고객 사유인지 먼저 분석한다.

④ 고객만족도를 지속적으로 모니터링 한다.

【문 23】 다음 중 병원 서비스코디네이터 역할을 가장 잘 설명한 내용은 무엇인가?

① 병원 서비스코디네이터는 기다리는 고객들을 지루하지 않게 이야기를 나누는 상대역할을 한다.

② 병원 서비스코디네이터는 고객에게 병원에 대한 안내와 질병에 대한 정보만 제공한다.

③ 병원 서비스코디네이터는 항상 미소를 띠고 병원 이미지를 높이는 것이 주된 역할이다.

④ 병원 서비스코디네이터는 고객과 병원, 병원 내 부서와 부서간의 원활한 커뮤니케이션을 도와 궁극적으로 고객에게 만족한 서비스를 제공하도록 하는 서비스 전문가이다.

해답

21. ② 22. ③ 23. ④

【문 24】 다음 중 병원의 서비스 코디네이터에 대하여 잘못 설명하고 있는 것은?

① 'coordinate'는 통합하다. '조정하다'라는 사전적인 의미를 가진다.

② 병원서비스의 리더로서 고객과 병원의 중간에서 교량적 역할을 하여 상호간의 원활한 커뮤니케이션을 돕는다.

③ 외부 고객 간의 관계를 조정, 중재, 결정하는 서비스 전문가이다.

④ 병원 진정한 서비스 기관이 되도록 기여한다.

[해설] 병원에서 서비스 코디네이터는 직원과 직원, 직원과 고객 간의 관계를 보다 원만하게 할 수 있는 윤활유와 같은 역할을 하는데 그 의의가 있다고 보며 어떤 상황에 대하여 결정권자의 역할을 하는 것은 코디네이터 교육의 역할로 보기 어렵다.

【문 25】 병원서비스 코디네이터는 출근과 퇴근 시 지켜야 할 내용들이 있다. 다음의 설명 중에서 그 내용과 거리가 먼 것은?

① 출근 시 인사는 상사가 먼저 하는 습관을 기른다.

② 근무시작 15분 전에 출근하여 고객을 맞을 준비를 한다.

③ 퇴근준비는 근무시간이 끝난 후에 정리정돈을 한다.

④ 퇴근할 때는 오늘 한 일을 점검하고, 내일 할 일을 메모하고 난 후, 상사에게 필요한 보고를 하고 퇴근한다.

[해설] 병원서비스 코디네이터의 출근과 퇴근 시에는 다음 사항에 유의해야 한다.

㉮ 근무시간 15전에 출근을 한다.

㉯ 출근 시 먼저 보는 사람이 인사를 한다.

㉰ 퇴근준비는 근무시간이 끝난 후에 정리정돈을 한다.

㉱ 퇴근할 때는 오늘 한 일을 점검하고 내일 할 일을 메모하고 난 후 상사에게 필요한 보고를 하고 퇴근한다.

【문 26】 병원서비스 코디네이터는 고객응대를 위한 기본적인 자세를 갖추고 있어야 한다. 다음 중에서 기본적인 자세와 거리가 먼 것은?

① 어떠한 고객이라도 고객이라는 공통점으로 일괄되게 다룬다.

② 내가 병원을 대표하고 있다는 자세로 임한다.

③ 병원의 조직, 업무 등에 정통해야 한다.

④ 고객과의 약속은 아무리 작은 것이라도 반드시 지킨다.

해답

24. ③ 25. ① 26. ①

【문 27】 역할에 따른 병원서비스 코디네이터 중 '치료계획의 수립과 의사와 진료팀 간의 원활한 치료를 중개하는 역할을 하는 코디네이터'를 무엇이라고 명명하는가?

① 리셉션(Reception) 코디네이터
② 트리트먼트(Treatment) 코디네이터
③ 재무기획(Finance&Planning) 코디네이터
④ 서비스(Service&Image) 코디네이터

[해설] ㉮ 리셉션(Reception)코디네이터 : 전화나 환자 응대뿐만 아니라 대기실의 분위기 관리
㉯ 트리트먼트(Treatment)코디네이터 : 치료계획의 수립과 의사와 진료팀 간의 원활한 치료 중개
㉰ 재무기획(Finance&Planning)코디네이터 : 병원의 문제점 파악과 보다나은 병원문화 확립 및 연간계획 및 실행, 재무 총괄 등
㉱ 서비스(Service&Image)코디네이터 : 병원의 전반적인 서비스 개선을 위한 아이디어 창출 및 실행

【문 28】 병원서비스 기획 코디네이터의 자질 중 가장 중요한 것은?

① 홍보 및 마케팅 능력
② 고객 지향적인 사고와 적극적인 대인관계 능력
③ 환자 관리를 위한 상담능력과 총괄 능력
④ 창의적인 사고와 리더로서 밝고 긍정적인 성격

[해설] 홍보 및 마케팅 능력은 홍보업무 담당자나 마케터의 역할이다.

【문 29】 다음 중 병원서비스 코디네이터 리더십(leadership)의 필요성을 잘못 설명한 것은?

① 병원 내에서 발생하는 모든 갈등의 조정 시 필요하다.
② 재능 있는 직원의 발굴 및 배치를 하고자할 때 필요하다.
③ 직원들의 근무태도 및 동태 감시에 필요하다.
④ 각 부서의 효율적인 업무의 흐름 조절과 협력 유도

[해설] 병원서비스 코디네이터의 리더십은 감시보다는 조정의 역할에서 힘이 나온다.

【문 30】 다음 중 병원에서 병원 서비스 코디네이터가 주는 장점으로 가장 거리가 먼 것은?

① 진료서비스에 대한 만족도가 높아지고 소개 환자 비율이 증가한다.
② 직원들의 병원 이직률이 낮아진다.
③ 의사의 시간이 많아지고 수입이 늘어난다.
④ 독립된 감시기능을 가짐으로서 병원 평가가 용이해진다.

해답

27. ② 28. ① 29. ③ 30. ④

【문 31】 다음 중 병원서비스 코디네이터의 자질에 대한 설명 중 가장 거리가 먼 것은?

① 병원서비스 코디네이터는 자신을 비롯한 인간과 세상에 대한 긍정적인 사고와 유연한 사고방식을 가져야 한다.

② 프로서비스인으로서 자신의 면모를 표현하는 이미지 메이킹 스킬을 갖춰야 한다.

③ 서비스 전문가로서 고품질의 서비스에 대한 열정과 사명감을 가지고 있어야 한다.

④ 병원 가치분석의 책임자로서 병원의 신규 사업 추진 결정에 있어서 각종 위험요인을 사전에 최소화 및 제거 할 수 있는 능력을 갖춰야 한다.

[해설] 병원서비스 코디네이터는 기본적으로 고객지향적 태도, 친절하고 신속한 서비스를 제공할 수 있는 스킬, 서비스에 대한 정확한 이해와 지시 및 고객에 대한 열정과 사명감이 있어야 한다.

【문 32】 다음 중 병원서비스 코디네이터의 모델에서 제시하고 있는 서비스의 세가지 요인(Service 3 Factor)이 아닌 것은?

① 스피치 ② 서비스 스킬(Skill)

③ 고객지향적인 태도 ④ 서비스에 대한 정확한 이해와 지식

[해설] 병원서비스 코디네이터의 ASK모델에서는 Service 3 Factor이다.

【문 33】 고객을 화나게 하는 병원서비스 코디네이터의 행동이다. 다음 중 아닌 것은?

① 무지 ② 무관심 ③ 책임전가 ④ 규정핑계

[해설] 고객을 화나게 하는 7가지 태도

㉮ 무관심 ㉯ 무시 ㉰ 냉담 ㉱ 거만

㉲ 경직화 ㉳ 규정제일 ㉴ 발뺌

【문 34】 기획 코디네이터의 역할에 대한 설명으로 적합하지 않은 것은?

① 기획 코디네이터는 넓은 의미에서 전체적인 병원서비스 마케팅 관련 활동을 한다.

② 기획 코디네이터는 외부 고객 맞이와 응대가 주된 역할이다.

③ 기획 코디네이터는 역할에 따라 리셉션 코디네이터, 진료상담코디네이터, 서비스코디네이터 등으로 구분할 수 있다.

④ 기획 코디네이터는 주로 전문교육을 받은 의료인이 담당한다.

[해설] ④번은 리셉션 코디네이터의 초급단계의 업무에 포함된다.

해답

31. ④ 32. ① 33. ① 34. ①

【문 35】 다음 중 고객을 만족시키기 위한 병원의 이미지를 만들기 위하여 병원 서비스코디네이터가 가장 먼저 해야 할 일은?

① 실내 인테리어 및 고객 제공용 음료수 준비

② 고객의 유형과 충성도 분석업무

③ 직원들의 업무 애로사항 파악

④ 고객의 불만과 문제점 진단

[해설] ④번의 고객의 불만 청취 → ③번을 해결 → ②번 해결한다. 서비스개선의 지름길은 당연 불만의 제로화에서 시작된다.

해답

35. ④

3장 글로벌 헬스케어

1. 의료관광(Medical Tourrism, Health Tourrism)의 개념

1) 의료관광의 정의

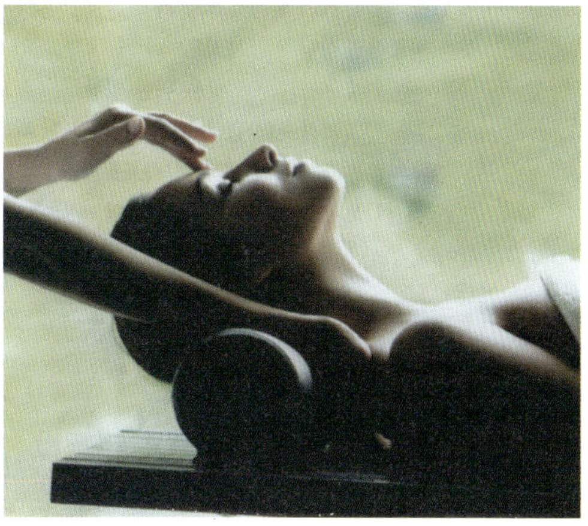

의료관광의 사전적 의미는 "다른 지방이나 나라에서 인간의 건강 유지, 회복, 촉진 등이 이루어지는 활동"이라는 광범위한 뜻을 가진다.

1973년 세계관광협의회는 의료관광이란 "한 국가 내의 자연자원을 이용한 건강시설을 제공하는 관광"이라고 정의한 것을 시작으로 "특별한 흥미가 있는 관광 중의 하나로 주요 동기가 건강과 관련 있는 관광" 또는 "건강서비스 및 건강시설과 일반적인 관광이 결합된 것을 홍보함으로써 관광지를 관광시설과 건강목적지로 유치하기 위한 의도적인 시도"라고 하였다.

1996년 로한은 "의료관광이란 자신의 건강상태를 개선시킬 목적으로 집을 떠나는 레저 활동이다."라고 하였으며, 폴락과 윌리엄은 "건강과 행복을 개선하고 유지할 수 있게 하는 관광 상품과 서비스를 사용하기 위하여 직장과 가정의 혼란으로부터 벗어나는 여가적이고 휴양적이며 교육적인 행동을 의미한다."고 정의했다. 또 "개인의 정신적, 신체적 안녕을 유지하고, 향상시키며 회복하기 위해서 국부적인 환경을 벗어나서 조직적으로 구성한 여행"이라고 정의한 예도 있다.

예전에는 구민서비스나 비영리적인면을 강조하여 의료를 상품화하는 것을 기피하는 경향이 있었지만 오늘날은 의료를 하나의 관광상품으로 인식하고 이를 국가차원에서 지원하고 있다.

2) 국내 의료, 관광의 정의 및 인식

2005년 한국관광공사는 "의료관광이란 의료서비스와 휴양, 콘텐츠, 레저, 문화 활동 등 관광활동이 결합된 새로운 관광형태이다"라고 정의하였고, 2006년 산업보건진흥원은 "보건 분야에서 관광자원으로 활용 가능한 부분을 발굴, 개발하고 관광을 상품화하여 서비스 또는 제품을 제공하는 사업이다. 또한 우수한 보건 서비스와 관광이 결합된 보건관광프로그램을 개발하여 재외 한국인을 포함하여 외국인에게 제공함으로써 관련산업분야의 발전을 꾀하고 아울러 외국인 유치를 통한 외화 획득 중 국가경쟁에 이바지 하고자 하는 사업이다"라고 정의하였다. 우리나라는 뛰어난 의료기술력과 저렴한 의료비용을 이용해 암이나 심혈관질환, 척추질환 등 해외 중증환자를 수술, 치료하거나 성형, 피부미용, 건강검진 등과 관광을 연계한 상품을 개발하기도 하고 있다. 즉, 우리나라는 의료관광을 "의료서비스" → "레저" → "휴양" → "문화 활동"으로 이어지는 고부가가치 신개념 수익사업으로 인식하고 있다.

2. 한국 의료관광의 특성

1) 한국 의료관광의 특성

(1) 우리나라 의료서비스의 강점

① 우리나라는 0.1%의 최상위 우수한 인력으로 이뤄진 의료진과 의료기술 수준이 높다. 우리나라 의료 기술의 경쟁력은 의료 선진국의 80~90% 수준이고(보건복지가족부 보고), 암 치료, 간 이식 및 성형수술 분야는 세계 최고 수준이다.

② 전문분야별로 다양한 의료기관이 있고, MRI를 비롯한 의료 장비 보급률 수준이 매우 높다.

③ 의료서비스 수준에 비해 경쟁국 대비 상대적으로 낮은 의료수가로 가격 경쟁력이 있다. 우리나라 진료비를 100으로 할 때, 미국은 338, 일본은 149, 싱가포르는 105 정도이다.

④ 극동러시아, 중국, 동남아, 일본 등에서 2~3시간 내에 방문할 수 있는 유리한 위치에 있다.

(2) 우리나라 의료서비스의 약점

① 외국어에 대한 약점이 절대적이다. 외국인에게 의료서비스를 행하기 위해서는 병원 조직원 모두가 외국어에 능통해야겠지만, 현재 통역이나 의료관광전문 코디네이터에게 의존하고 있으며, 비교적 희귀한 언어의 경우 그나마 통역을 구하기도 쉽지 않은 현실이다.

② 우리나라 의료에 대한 국제적 인지도와 이미지가 부족하다. 최근에는 국가차원에서 의료관광을 고부가가치 산업으로 인식하여 해외에 공격적인 마케팅을 하여 우리나라의 우수한 의료기술을 많이 홍보하고 있다.

의료라는 특수성 때문에 진료를 위해 외국을 찾는 환자들은 국제적으로 검증된 병원을 찾는다. 국제의료기관평가위원회(JCI)의 인증이 그것으로 JCI 인증을 받은 병원이 싱가포르 14곳, 인도 11곳, 태국 4곳 등 세계적으로 1백 20곳에 비하면 우리나라는 인증 받은 병원이 아직은 적어서 국제사회에서는 홍보가 덜된 면이 있다.

③ 우리나라는 예로부터 단일민족에 대한 자부심이 뿌리 깊기 때문에 다인종, 다문화에 대한 인식이 낮아 외국인에 대해서 배타적인 경향이 있다.

(3) 우리나라 의료서비스의 기회요인

① 신성장 동력으로서 국가차원에서 의료관광에 관련된 법률을 정비하고 보완하며, 의료관광의 경제적 가치를 인정하면서 관련 업종의 지원이 확대되고 있다.

② 문화, 예술, 스포츠 분야의 한류 열풍으로 중국, 동남아, 극동러시아, 미국, 일본 등에서 한국에 대한 인식이 좋아지고, 관심이 증대되고 있다.

③ 달러화 대비 원화약세 현상으로 의료비 부담이 적다.

(4) 우리나라 의료서비스의 위협요인

① 의료비 고가시장(미국 등)과 의료비 저가시장(태국 등) 사이에서 우리나라 의료비 정체성이 혼란스럽다.

② 인근 의료관광 선도국들의 파격적이고 공격적인 마케팅(의료비 할인 등)으로 경쟁이 치열해졌다.

③ 일본, 중국, 대만 등 주변국가들도 의료관광 시장에 뛰어들 가능성이 높다.

④ 태국, 싱가폴 등 의료관광에 경쟁력이 높고 노하우를 가진 국가들이 위치적으로 인접해 있다.

3. 의료관광의 비전(Vision)

1) 의료관광의 비전

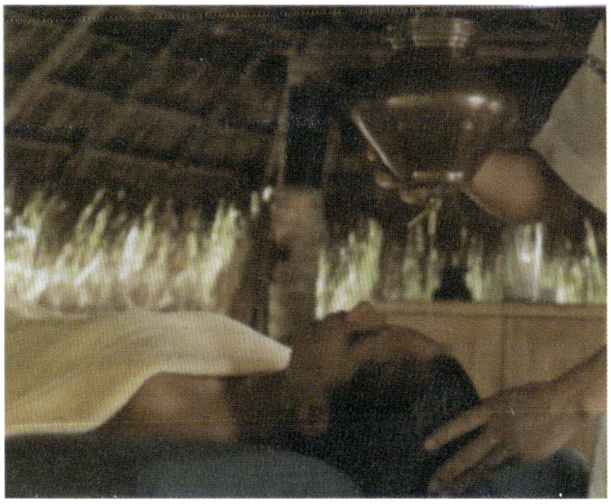

다국적 컨설팅 그룹 맥킨지 & 컴퍼니는 2012년 글로벌 헬스케어 시장규모를 1,000억 달러(약 150조원)로 예상하였다.

싱가포르는 의료관광청을 만들어 의료관광을 집중 육성하여 2012년 100만 명 해외환자를 유치하여 30억 달러(약 4조 5천억 원) 수입, 1만 3,000개의 일자리 창출을 목표로 세웠다.

미국 시사경제지 비즈니스위크는 "서비스가 좋고 비용이 저렴한 외국 병원을 찾는 미국인들이 급증하는 추세이며, 2007년 태국 범룽랏 병원에 매년 미국과 유럽 등 전 세계에서 40만 명 정도가 가고 있다."고 보도했다.

또 의료관광 산업은 소액투자자, 청년, 여성, 특히 자국 내 외국인에게 일자리를 제공하고, 에이전시 설립 등을 통한 사업의 기회를 제공한다. 실제로 싱가포르의 경우 2~3명이 모여 에이전시를 설립하여 좀 더 질 높은 의료서비스를 받기 위해 국제적으로 이동하려는 고객을 유치하고 있다.

2) 우리나라 의료관광의 비전

2009년 1월 의료법 일부 개정 법률안을 공포함으로써 2009년 4월 말부터 외국에서 환자를 데려오는 행위, 즉 환자유치 커미션을 받는 일이 합법화 되었다.

보건복지가족부가 발표한 비전 및 추진전략에 따르면 우리나라는 2009년 외국인 환자 유치 목표를 5만명, 2010년 7만명, 2011년 10만명, 2012년 14만명으로 계속 늘어날 것으로 세우고 있으며, 앞으로 의료관광에 관련된 국민의 의견을 수렴, 세부시행규칙을 계속 보완해 나갈 계획이다. 한국관광공사는 의료관광객이 진료비뿐만 아니라 숙박, 관광 등과 연계하여 부가 수익 창출을 기대하고 있다.

조사에 따르면 해외 환자 1인이 우리나라에서 쓰는 평균 진료비는 374만원 정도로, 우리나라 환자 1인 평균 진료비 99만원에 4배에 해당되며, 동반자 등이 쓰는 비용을 계산하면, 외국인 환자 1인 유치 시 경제적 효과는 697만원 정도 된다고 하였다. 이는 또 국부창출과 국가 이미지 및 브랜드 가치를 높이는데 기여하기 때문에 한국의료관광의 장점을 외국인에게 알리는데 집중 투자할 계획이다.

또한 외국인 환자를 유치하는 병원에서는 다문화 가정이나 이주여성에게 일자리를 제공하고 있고, 기존 간호사, 통역사, 관광가이드, 여행관련 종사자 등이 의료관광 지식을 습득하여 의료관광 전문가가 될 수 있는 기회도 제공하고 있다.

4. 주요대상 국가

1) 미국

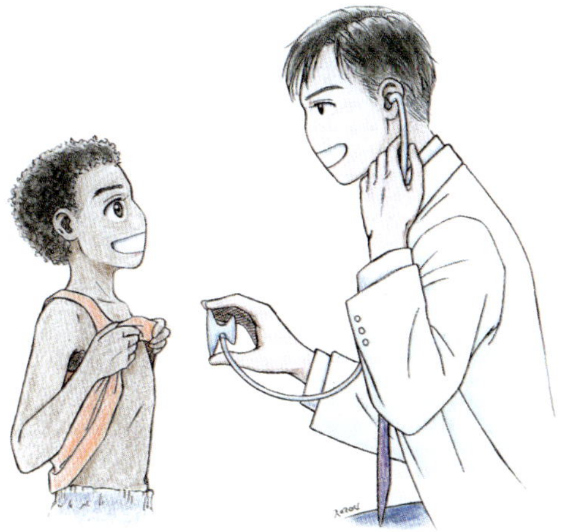

이미 미국에 있는 여행사나 우리나라 여행사의 미국지사에서는 미국에 거주하는 교포 등을 대상으로 건강검진과 항공 여행이 결합된 “고국방문 건강검진 패키지”를 상품으로 개발하여 광고하고 있다. 미국은 세계 1위 경제대국이지만 의료보험을 포함한 의료서비스가 취약해 공략하기 좋은 대상이다. 국민 5~6명 중 1명이 의료보험 사각지대에 놓여 있고, 비싼 의료비 때문에 미국인들은 자국보다 의료비 부담이 적은 나라로 병을 치료하거나 건강검진을 위해 떠나고 있다. 거리가 멀긴 하지만, 높은 의료기술에 비해 환율차이로 인한 저렴한 비용, 신속한 치료 등을 내세워 홍보하고 있다.

2) 중동

중동지역의 중증질환자들은 자국보다 의료가 발달된 나라로 많이 이동하고 있다. 우리나라는 심장질환이나 암치료, 척추질환에 관한 의료수준이 높아 이런 중증환자들이 치료를 위해 많이 찾는다.

중동환자 유치를 위해 병원 직원들이 아랍어 의학용어를 배우고, 할랄 음식을 이용해 환자식을 개발 중인 병원도 있고, 기도원이나 화장실 문화 등의 세심한 준비를 하는 예도 있다. 또 우리나라 IT 기술에 호감도가 높다는 점을 활용해서 국제진료시스템에 유비쿼터스 헬스케어 기술을 접목하는 방법을 시도 하는 등 많은 준비를 하고 있다.

3) 러시아

러시아는 자국내 병원은 대부분 시설이 열악하고, 의료의 질이 낮아서 부호들을 중심으로 매년 3만~4만명이 의료관광을 떠나고 있다. 우리나라는 높은 의료수준과 위치가 가깝다는 장점을 이용해 러시아 환자 유치에 많은 노력을 하고 있다. 보건복지가족부와 한국국제의료서비스협의회는 카타르를 직접 방문, 한국의료설명회를 개최하였고, 극동러시아에서도 외국병원으로 치료를 많이 받으러 가는 점을 감안하여 대규모 의료관광 박람회를 개최하였다. 특히 이동시간이 짧다는 장점을 내세워 국내 대형병원들과 연계한 다양한 의료관광상품을 개발되고 있고, 계속적이고, 적극적으로 마케팅을 필요로 하는 지역이다.

4) 캐나다, 영국

캐나다와 영국은 자국의 의료 수준도 높고, 비용도 저렴하지만, 대기 시간이 길어서 빠른 치료를 위해 외국을 찾는 환자들이 있다. 캐나다의 경우, 척추교정 수술의 경우 1년 동안 대기해야 하는 경우도 있기 때문에 빠른 치료를 위해 한국을 비롯한 아시아 지역을 찾는 환자들이 있다. 우리나라는 지리적으로 동남아보다 북미에 근접해 있어 접근성이 좋고, 높은 수준의 의료진, 신속한 의료서비스 등을 홍보하고 있다.

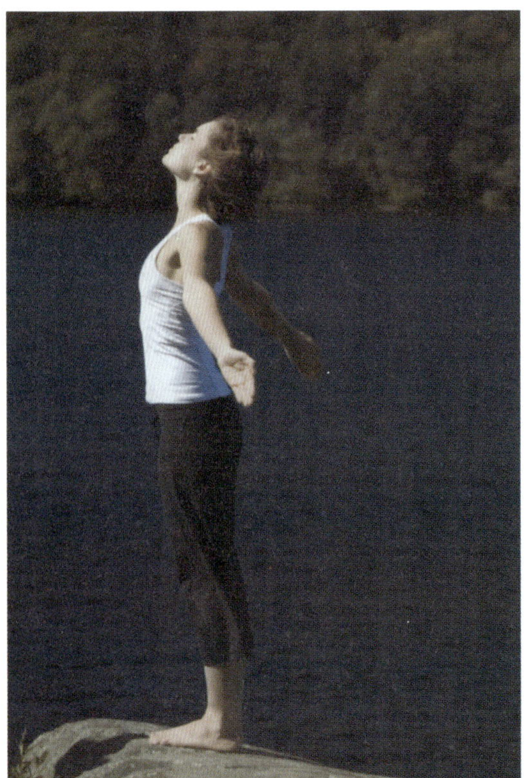

5. 국내 의료관광사업에서 풀어야할 과제

우리나라의 기술적인 측면이나 국내외적인 평가를 종합해보면 의료관광은 황금알을 낳는 거위처럼 보인다. 그러나 면밀히 검토하고, 준비하지 않으면 자칫 경솔한 투자가 될 수 있기 때문에 철저한 전략이 필요하다.

1) 브랜드 포지셔닝

최고 의료 수준을 내세우는 의료 선진국과 최저 의료비를 내세우는 후진 의료관광국 사이에서 우리나라만의 차별성, 즉 브랜드 포지셔닝이 필요하다.

예를들어 중증환자 치료 특화의 일환으로 세계 최고 수준인 간이식수술이나 위암치료를 집중 홍보를 한다든지 우리 문화체험행사 등의 관광 상품과 연계하여 차별화되고 다양한 시도가 요구된다.

2) 국가별 특화된 의료 상품

타겟이 되는 국가에 맞는 관광상품이 필요한데, 예를 들면 한방 치료는 일본, 중동지역 사람들이 관심을 갖는 분야이고, 건강검진은 미국과 러시아 사람들의 수요가 높다. 이처럼 국가별로 특화된 의료 상품 전략이 필요하다. 즉 나라마다 관심이 있는 분야가 다르고, 또 증상에 따라서도 관심사가 다를 수 있다는 것을 인식하여 우리나라 전통치료법부터 첨단의료기술까지 특화시킨 다양한 상품개발이 되어야 한다.

3) 검증된 병원

믿을 수 있는 병원이 있어야 한다. 아무리 훌륭한 의료시설과 실력있는 의료진을 갖추고 있어도 객관적으로 증명할 수 없다면 무용지물이다. 특히 의료라는 특수성, 만약에 발생할 수 있는 의료사고 대처 등 환자들은 국제적으로 검증된 병원을 찾는다. 국내에도 인증을 받았거나 준비중인 병원이 있긴 하나 싱가포르나 태국 등 경쟁국가에 비해 그 수가 부족해서 객관적으로 의료 수준 증명이 부족한 현실이다. 이에 국제의료기관평가위원회(JCI) 인증 등 세계에서 표준화된 검증을 통해 우리나라가 의료선진국임을 세계에 알릴 필요가 있다.

4) 진료비 기준

진료비 기준도 마련해야 한다. 현재 외국인 환자 진료비는 병원마다 다르고 정해진 기준이 없다. 현재 내국인 환자의 약 3배 정도의 의료비를 적용하고 있다. 외국인 환자에 대한 진료비가 모든 병원에 동일하게 적용될 필요는 없지만, 최소한 비용 산정 기준은 마련해야 한다. 의료관광이 활성화되고 지속적으로 이루어지려면 표준화된 진료비는 국제적 의료서비스 신뢰에 중요한 요소임을 인식해야 한다.

5) 제도적(법적) 뒷받침

질병치료를 위해 우리나라로 들어오는 외국인들 중 불법체류 비율이 높은 국가는 비자 발급이 까다롭다. 또 현재 우리나라는 치료목적으로 입국하는 경우 단기 비자인 C3(M), 장기비자인 G1(M)으로 분류되는데, 실제 건강검진을 위해 입국했다가 이상이 발견되는 경우, 비자 전환이 쉽지 않다.

또한 전체 병실의 50% 이상을 다인실로 구성해야 하는 규정도 외국인 환자를 유치할 경우는 문제점이 지적된다. 외국인 환자의 경우 1인실을 사용해야 하는 경우가 많아 내국인의 다인실 사용 비중이 늘어나야 하는 현실적이지 않은 규정이라 할 수 있다. 빠른 시일내에 의료 사고 관련 대비책도 챙겨야 한다. 의료 사고가 법적 소송으로 넘어가면 오랜 시일이 걸린다. 배상할 것이 있으면 신속하게 처리해서 우리나라 병원의 신뢰도 저하를 미리 막을 수 있도록 하는 제도가 뒷받침되야 한다.

인천 · 러시아 의료관광 유치 상호협력 협약

사례

인천광역시 의료관광 유치단은 지난달 29일부터 오는 2일까지 러시아 블라디보스토크를 방문하는 등 국외 환자 유치 활동에 본격적으로 나섰다고 1일 밝혔다. 인천시 관계자 2명과 병원관계자로 이뤄진 이 유치단은 지난 30일 러시아 현지 병원과 에이전트 관계자 30여 명을 초청해 인천 의료관광 사업추진 개요와 의료기관 현황, 특화된 선진 의료기술 등을 소개하는 설명회를 가졌다.

이 설명회를 통해 유치단은 인천 · 러시아 간 의료관광 유치 상호협력에 관한 업무협약을 체결하고 블라디보스토크 주립병원을 방문해 병원장으로부터 현지 의료기관 현황을 소개받는 등 인천 의료기관과의 환자연계 방안을 논의했다.

박현봉 한국관광공사 블라디보스토크 지사장은 "과거 러시아인들은 싱가포르, 태국 등 동남아시아 지역 의료관광을 선호했지만 최근 성형, 미용, 출산을 위해 한국으로 의료관광을 떠나는 사람들이 눈에 띄게 증가하고 있다"고 전했다. 한편 시는 4월 의료관광실무대책 TF팀을 구성해 의료관광 사업을 본격적으로 추진하고 있었으며, 지리적으로 가까운 연해주(블라디보스토크, 사하공화국) 지역을 거점으로 러시아 전역과 중국, 동남아시아를 주 대상으로 해외환자 유치 활동을 펼칠 계획이다. 시에 따르면 현재 해외 환자 시장규모는 1,000억 달러로 외국인 1인 환자 유치 시 경제적 효과는 697만원(국내환자 진료비 7배)에 달하는 것으로 분석되고 있다고 한다. 시 관계자는 "인천의 의료관광 활성화가 이뤄지면 고용인력 확대와 외환수입 증대 등 고부가가치 창출에 크게 기여할 것"이라고 말했다.

〈2010년 7월 1일 아시아 뉴스 통신〉

Ⅱ. 병원서비스 관리

제1장 이미지메이킹
제2장 커뮤니케이션

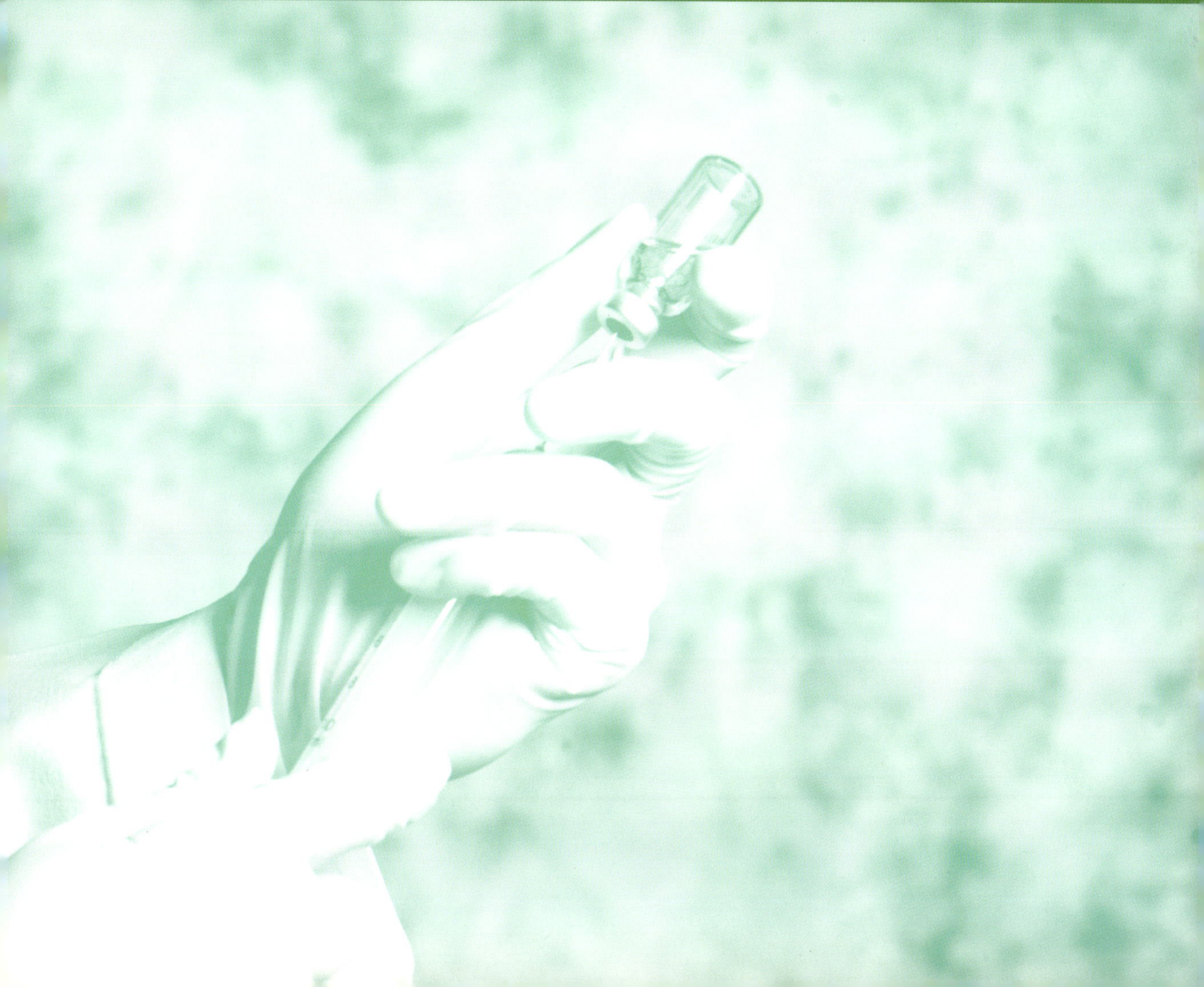

1장 이미지 메이킹

1. '이미지'와 '이미지 메이킹'

1) 이미지의 이해

자신의 이미지는 곧 자신의 상품가치다. 오늘날 이미지의 영향력은 개인의 행동은 물론, 사회문화를 형성해 나갈 만큼 크게 작용하고 있다. 또 타인에게 메시지를 설득력 있게 잘 전달하는 것도 이미지를 잘 활용할 줄 아는 사람이 성공하는 시대이다. 이미지는 타고나는 것이 아니라, 자신이 원하는 이미지로, 보여주고 싶은 이미지로 스스로 만들어가야 한다. 겉으로 나타나는 사람의 용모, 표정, 태도, 언행, 성품과 그 속의 심성, 성격, 습관, 욕구, 감정이 조화를 잘 이루었을 때 비로소 가장 성공적인 이미지를 창출해낼 수 있다.

사람의 용모는 심성과 성격에 의해서 만들어진다. 심성이나 성격이 전혀 달랐다면 지금의 용모처럼 연출될 수가 없다.

사람의 표정은 심성과 감정 상태에 의해 만들어지는데, 표정은 사람의 기본적인 심성과 그때그때 달라지는 감정에 의해서 연출된다.

자세나 태도는 감정 상태와 욕구에 의해서 표출되는데, 현재의 감정상태가 어떠냐에 따라 자세나 태도는 달라지고, 욕구성향에 따라서 표현이 다르게 나타난다.

언행은 욕구와 습관에 의해서 만들어지는 것으로, '무엇을 추구하고 있느냐'와 오랫동안 길들여진 습관에 의해서 언행은 다르게 나타난다.

성품은 성격과 습관에 의해서 형성되는 것으로 독특한 성격이 습관을 만들어 가고 습관은 성격형성에 상호 보완 작용을 하여 성품으로 굳어진다.

이렇게 내부로부터 만들어져서 외부로 표출되는 종합체가 그 사람의 이미지로 모든 사람들에게 보여지고 있는 것이다. 좋은 이미지란 내면, 외면에 모든 것이 잘 조화를 이룰 때 가능한 것이다.

2) 이미지 메이킹의 이해

이미지란 단지 외적인 표현만을 뜻하는 것은 아니다. 왜냐하면 보여지는 결과물은 의식, 무의식 및 심리적 원인에 의한 것이기 때문이다. 따라서 우리가 인위적으로 만들어낸 이미지는 그것을 표현해 내는 주체의 정신, 심리가 없으며 존재할 수 없다. 불어로 이미지(image)는 마술(magic)과 같은 글자로 구성되어 있다. 즉, "보이지 않는 것을 나타나게 하는 것"이란 뜻이 있다.

이미지 연출은 마술과 같이 "하나의 이미지를 여러 방면으로 만들어내는 작업"을 말하는 것으로 자신의 이미지를 언제 어디서든 그 상황에 필요한 사람으로 만들어 자신의 능력을 배가시켜주는 방향으로 자기연출을 하는 것을 말한다.

이미지 메이킹(image making)은 잘생긴 사람, 멋있는 사람, 커리어우먼을 연출하는 특별한 인상 형성 기법이 아니다. 누구나 가지고 있는 자기 모습을 상대에게 멋있게, 개성 있게 연출하는 "좋은 인상 만들기"의 방법인 것이다. 즉, 상대에게 '나의 모습을 어떻게 보여줄까?'라고 인위적으로 자신의 이미지를 개선하여 좋은 인상을 창출해내는 기법으로 '무엇을 보여줄까?'가 아니라 '어떻게 보여줄까?'를 생각하는 작업이다. 그렇다고 추한 것을 덮어서 겉만 보기 좋게 포장하는 것이 아니라, 내재된 숨은 아름다움과 잠재된 능력을 개발하여 최상의 모습을 나타내 보이고, 훌륭한 매너로 행동함으로써 자신이 가지고 있는 진가를 상황에 따라 유감없이 발휘할 수 있도록 최적의 상태를 만드는 것을 말한다.

3) 병원 코디네이터 이미지의 중요성

병원에서 이루어지는 의료서비스에 대한 고객의 평가는 병원이미지에 의해서 많이 좌우되는데 고객 입장에서는 코디네이터 이미지가 곧 병원의 이미지로 이어진다. 그래서 병원 코디네이터는 자신의 가치를 높이고 병원의 이미지를 제고시키기 위해 끊임없이 이미지를 관리해야 한다. 즉, 화려함보다는 신뢰감을, 언변력을 앞세운 호객행위보다는 고객을 진심으로 배려하는 마음을 전하도록 노력해야 한다.

2. 이미지의 결정요소

1) 첫인상

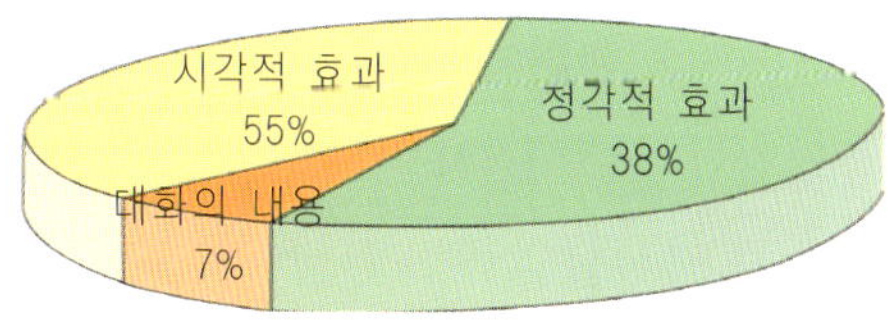

[첫 이미지를 결정하는 효과]

첫인상은 두 번 줄 수 없고, 장점을 보여주기에는 너무나 짧은 시간에 이미지가 형성되므로 신중을 기해야 한다.

어떤 사람의 이미지가 형성될 때 짧은 시간의 첫인상이 중요하게 작용되며, 그것은 오랫동안 이미지에 영향을 준다. 첫 이미지가 결정되는 것은 7~8초 이내이며, 또한 이성에 대한 매력과 호감의 판단은 3초 이내에 끝난다고 한다. Gorden Allport는 사람들은 만난 지 30초 동안에 처음 만난 상대의 성별, 나이, 체격, 직업, 깔끔함, 신뢰감, 성실성 등을 어느 정도 평가할 수 있다고 하였다. 앨버트 메라리안은 인간관계에서 이미지가 결정되는 인식을 할 때 시각적 효과를 55%, 청각적 효과를 38%, 대화의 내용을 7% 활용한다고 하였다. 대화란 변수가 개입된다 하더라도 첫인상이 형성되는 것은 4~7분을 넘지 않는다는 것이 공통의견이다.

첫인상 비중이 높은 기업 면접에서는 첫 인상이 입사의 당락에 중요한 요인으로 작용한다. 기업이나 병원에서는 고객과의 첫대면이 판매나 구매와 연결되므로 면접 시 온화함, 성실함 등의 장점을 짧은 시간 안에 각인시키는 '이미지 메이킹'이 취업의 중요 전략이 될 수 있다. 특히 외모, 스타일만 시각적으로 보여지는 것이 아니라 따뜻함이 느껴지는 눈길, 자연스럽게 긴장된 입 꼬리, 안정된 시선, 건강하고 반듯한 자세, 청결한 외모, T.P.O에 맞은 품위 있는 옷차림, 온화한 말씨 등이 종합되어 시각적 이미지를 완성한다. 이런 외적인 요인 외에 내적인 요인도 중요한데, 내적인 이미지 형성 요인은 사람을 귀하게 여기는 인간 존중사상, 정성을 다하는 마음, 자신이 맡은 일에 대한 깊은 관심, 성실성을 바탕으로 하는 신뢰감, 겸손함, 상대방을 배려하는 마음 등이 있다.

고객 심리 파악을 위해서 알아두기

■ 초두 효과(Primacy effect)

초두효과란 먼저 입력된 정보가 나중에 입력된 정보보다 인상(이미지)형성에 강력한 영향을 미친다는 것으로 한마디로 첫인상을 말한다. 즉, 처음 봤을 때 부정적 이미지를 받았다면, 그것을 긍정적 이미지로 변화시키려면 그 반대의 경우보다 몇 배 노력이 더 필요하다.

■ 현저성 효과(Vividness effect)

첫눈에 들어오는 특성으로 긍정적인 특성보다는 부정적인 특성이 인상 형성에 강력하게 작용된다. 그러므로 열 가지를 잘했을 때보다 한 가지를 잘못했을 때 강한 인상을 남기게 된다.

2) 복장 및 외모

상담이나 발표 시 외모가 주는 인상은 강렬할 뿐 아니라, 대화를 시작하기 전 이미 50% 이상의 성패를 가를 수 있는 결정적인 요소가 될 수도 있으므로 적절한 복장 선택은 바디 랭귀지의 첫걸음이라 할 수 있겠다. 만약 행사나 격식이 필요한 자리에서 부적절한 복장은 자신감을 감소시키고, 신뢰감을 떨어뜨리는 요소가 될 수 있다. 즉, 복장은 자신감의 준비과정이며 분위기에 맞는 복장은 성공의 지름길이다.

병원은 이미지와 기능성을 고려해서 '가운'이라 부르는 유니폼을 착용하는 경우가 대부분이다. 진료시에는 위생과 청결을 나타내는 흰색가운을 착용하고, 수술실에서는 눈의 피로를 줄이기 위하여 혈흔과 보색인 녹색이나 하늘색 가운을 주로 착용한다.

(1) 남성의 경우

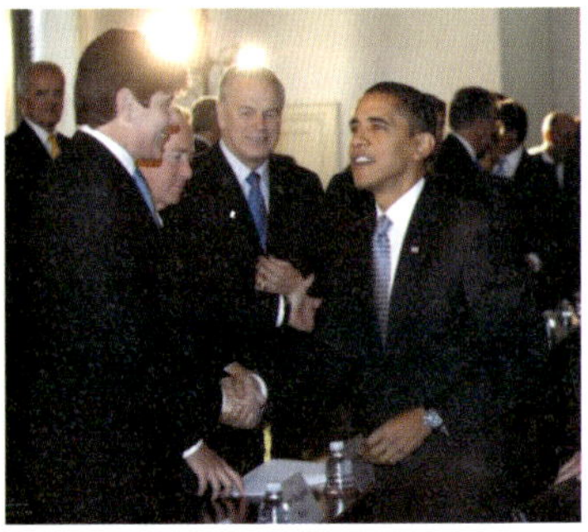

남성 정장 색상은 짙은 감색이나 브라운 계열, 검정 줄무늬가 약간 들어 있는 것이 대체적으로 무난하다. 셔츠는 흰색이 무난하고 때에 따라 베이지색이나 연한 갈색, 하늘색은 세련된 인상을 줄 수 있고, 양복보다 밝은 색상의 셔츠를 선택하는 것이 기본이다.

마른 남성은 활동적이면서도 스마트해 보이는 장점을 살릴 수 있는 감청색이나 회색 양복이 좋고, 세로줄무늬는 피하는 것이 좋으며, 넥타이는 진한 감색이나 사선 줄무늬가 시선을 좌우로 분산 시키는 효과가 있다. 키가 작은 사람은 야무지게 보이는 장점을 살릴 수 있도록 감청색이나 검정 세로줄무늬 양복이 무난하다. 체격이 큰 사람은 진한색 양복을 선택하고, 줄무늬 양복의 경우 간격이 넓으면 체격이 더 커보여서 위압감을 줄 수 있으므로 간격이 좁은 것을 선택하는 것이 좋다.

남성 이미지에서 의상의 비중은 디자인보다는 색상이 차지하는 비중이 높다. 여성에 비해 남성의 의상은 디자인이 다양하지 않고 직업이나 사회적 인식상 선택의 폭도 제한적이어서 개성을 표현하기 위해서는 색상과 패턴이 다양한 타이를 활용하는 것이 보통이다. 즉 남성에게 타이선택은 의상에서의 완성이며, 외적인 이미지, 아웃핏의 결정적 요소이다.

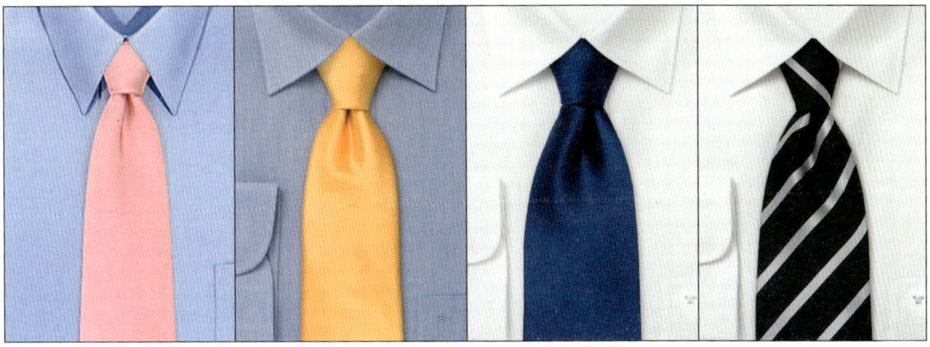

① 레드 타이

밝은 레드 색상의 타이는 강한 인상과 개성을 나타내고 자신감을 표현할 수 있다.

② 블루 타이

블루계열(라이트 블루, 네이비 블루)은 신중, 신뢰감을 표현할 수 있고 특별히 부담스럽지 않아 면접이나 중요한 비즈니스 미팅에 가장 많이 이용된다. 특히 블루계열의 타이는 웬만한 수트나 셔츠 색상과 매치해도 무난하다.

③ 핑크, 오렌지 타이

핑크, 오렌지톤의 타이는 따뜻하고 친근한 인상을 준다. 파스텔 핑크톤의 타이는 봄, 여름에 컬러 셔츠와 매치하면 부드러운 인상을 줄 수 있다.

④ 블랙, 화이트, 실버 타이

블랙, 실버, 화이트 컬러 타이는 매우 포멀한 인상을 줄 뿐 아니라 가장 기본적인 타이 종류이다. 이 색상들이 단색으로 디자인된다면 격식과 무게가 느껴지는 인상을 줄 수 있지만, 적절한 패턴으로 디자인되어 있다면 격조 있는 스타일을 표현할 수 있을 것이다. 특히 실버는 단색으로는 많이 사용하지는 않지만, 다른 색상 타이에 포인트 컬러로 많이 이용된다.

⑤ 와인 컬러 타이

진한 와인 색상 타이는 특별한 행사나 이벤트에 사용하기에 유용하다. 캐주얼 수트에도 잘 어울리고 다소 밋밋한 정장에는 포인트가 될 수 있다. 검정색 양복과도 잘 어울려서 가을, 겨울에는 활용도가 높다고 할 수 있다.

⑥ 멀티컬러타이

다양한 색상의 타이는 지나치지만 않다면 젊고 생기 있는 이미지 연출과 개성표현에 효과가 있다. 타이 색상에서 주를 이루는 색상과 피부색과의 조화를 염두에 두어야 하고, 다소 화려한 타이의 경우 전체 이미지에서 포인트로 활용하기에 적당하다. 이때 셔츠는 되도록 밝은 색상으로 선택하는 것이 좋다.

[용모복장 체크리스트]

용모복장 체크리스트 (남성용)		
머리	깨끗하게 이발 되었는가?	
	앞머리는 눈을 가리지 않았는가?	
	비듬은 없는가?	
얼굴	수염, 코털이 지저분하지 않는가?	
	치아는 깨끗하고, 입 냄새는 안 나는가?	
	눈은 충혈 되지 않았는가?	
셔츠	소매, 카라 부분은 더럽지 않은가?	
	단추는 느슨하지 않은가?	
	색상 무늬는 적당한가?	
	다림질은 잘 되어 있는가?	
넥타이	비뚤어져 있거나 풀어져 있지 않는가?	
	색상 무늬는 적당한가?	
	길이와 타이 핀의 위치는 적당한가?	
상의	너무 화려하지 않은가?	
	단추는 단정하게 잠겨 있는가?	
	주머니가 불룩하게 나와 있지 않은가?	
하의	다림질은 잘 되어 있는가?	
	벨트가 낡거나 너무 조여져 있지 않은가?	
손	더럽지 않은가?	
	손톱이 길거나 때가 끼어 있지 않은가?	
	너무 화려하거나 지나친 악세서리를 착용하진 않았는가?	
신발	잘 닦여져 있는가?	
	굽이 닳지 않았는가?	
양말	양말 색상이나 길이가 적당한가?	

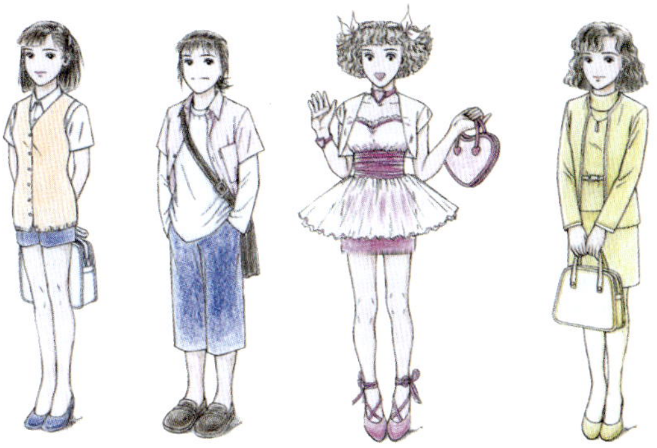

[복장에 따라 다른 이미지]

(2) 여성의 경우

여성 정장은 차분한 회색이나 갈색, 화사한 베이지색, 검정 등의 무릎길이 스커트가 좋다. 하지만 요즘은 활동성을 위해 바지정장이나 원피스도 많이 선호되며, 특히 병원에서는 여성 직원은 유니폼을 입는 경우가 많다. 여성은 남성에 비해 의상 디자인이나 색상이 다양해서 선택의 폭이 넓다. 하지만 편이지만 옷 전체에 들어가는 색상이 너무 다양하면 다소 산만한 인상을 줄 수 있으므로 세 가지 정도로 배색 색상을 제한할 필요가 있다. 헤어스타일은 커트나 단발이 활동적인 이미지를 준다. 긴 머리는 뒤로 묶어 깔끔하게 마무리하고, 앞머리는 눈을 가리지 않도록 주의한다.

체격이 큰 편이면 단색정장이나 원피스 보다는 투피스 정장이 단점을 보완할 수 있으며, 작은 무늬나 지나치게 앙증맞은 액세서리는 체격을 강조할 수 있으니 지양하는 것이 좋다. 키가 작은 경우는 자신감 있고, 위엄 있어 보일 수 있게 감청색, 검정색, 낙타색, 회색 정장이나 재킷이 있는 원피스가 좋다. 신발은 하이힐을 신되, 불안해 보일 만큼 높은 것은 피하고 포인트로 시계나 팔찌를 이용하는 것이 효과가 있다.

"도전적으로 보이게 눈 화장 진하게" ~ "어눌해도 한국말 써라"

사례

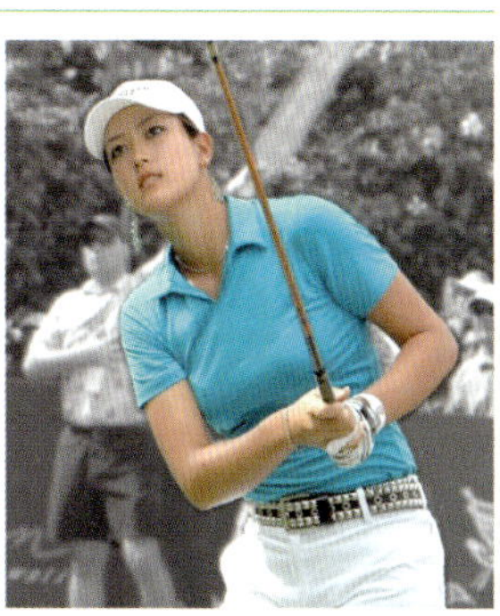

천재 골퍼라고 불리는 "미셸위"의 이미지는 약 20명의 "미셸팀"에 의해 철저하게 만들어진다. 할리우드 빅3로 평가받는 홍보회사인 윌리엄 모리스사가 매니지먼트를 맡고, 그림자처럼 따라다닌다.

183cm 장신의 미셸위는 필드에서 화려한 옷차림, 치렁치렁한 귀걸이, 큰 벨트 버클 등으로 화려하고 세련된 분위기를 연출하고, 특히 눈 주위를 진하게 하여 눈을 강조하는 메이크업으로 도전적 이미지를 높이고 있다. 특히 한국 팬들과의 친밀감을 위해 "위성미"라는 한국이름을 사용하여 한국인의 정체성을 강조하고, 우리나라를 방문하거나 인터뷰를 할 때 처음에는 영어를 섞어 쓰던 것을 지금은 어눌하지만 한국어로 말한다. 또한 일본 방문 때에는 일본팬을 위해서 일본어로 인사하고, 초밥, 우동을 자주 먹는다고 말한다. "미셸위"가 전 세계인에게 매력적으로 보이도록 하기 위해 오늘도 "미셸팀"은 노력하고 있다.

[용모복장 체크리스트]

용모복장 체크리스트 (여성용)		
머리	색상이나 컬이 적당한가?	
	청결하고 손질은 잘 되어 있는가?	
	일하기 불편하지 않은 머리스타일인가?	
	머리 장식이 너무 눈에 띄지 않는가?	
	앞머리가 눈을 가리지는 않는가?	
화장	청결하고 건강한 느낌을 주는가?	
	화장이 너무 과하지 않은가?	
	화장이 흐트러지지는 않았는가?	
	눈 화장이 너무 짙지 않은가?	
	립스틱이 너무 짙지 않은가?	
유니폼	다림질은 잘되어 있는가?	
	얼룩은 없는가?	
	스커트의 단처리는 깔끔한가?	
	올바르게 착용하였는가?	
손톱	손톱은 너무 길지 않은가?	
	매니큐어는 색상이 너무 튀거나 벗겨져 있지는 않은가?	
스타킹	올이 터진 곳은 없는가?	
	예비스타킹은 가지고 있는가?	
양말	양말 색상이나 무늬가 눈에 거슬리지 않는가?	
신발	제대로 착용하였는가?	
	잘 닦여져 있는가?	
	너무 낡거나 뒤틀려 있지는 않은가?	
액세서리	지나치게 화려한 것이 아닌가?	
	일에 방해가 되는 액세서리는 아닌가?	
	지나치게 강한 향수를 사용하지는 않았는가?	

3) 온화한 시선과 미소

(1) 시선

고객의 눈높이에 맞춘 자세에서 시선은 고객의 얼굴 전체를 보는 듯한 느낌으로 눈을 바라보며, 시선을 이동할 때는 눈과 미간, 콧등 사이를 자연스럽게 번갈아보면 상대방은 자신을 바라본다고 느끼면서도 거부감을 갖지 않게 된다.

아이 콘택트(Eye Contact)

'눈'은 인간이 가진 가장 매력적인 구조이며, 눈을 바라보면 상대의 생각을 얻을 수 있다. 눈을 이리저리 피하는 것은 자신감을 깎아먹는 행동이므로 눈빛 교환을 피하는 것이란 내가 가진 매력을 포기하는 것과 같다. 눈빛으로 상대에게 주파수를 맞춰 의사를 표현하는 것이다.

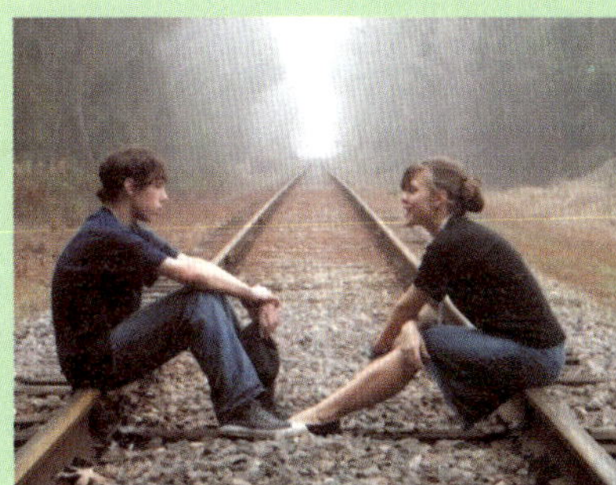

'미소를 지으며 상대를 똑바로 바라보면 당신은 더욱 매력적으로 보인다.'는 연구가 나왔다. 즉, 시선도 매력의 중요한 요소가 된다는 것이다. 똑바로 쳐다보며 미소를 짓는 얼굴 사진은 옆쪽을 바라보는 얼굴보다 매력적이며 사람들은 자신을 좋아하는 것처럼 보이는 얼굴을 더욱 좋아한다. 미소를 지으며 똑바로 응시하는 것이 불만표정보다 매력도가 4배 높게 나왔다.

(2) 미소

① 미소의 의미

얼굴이 나타낼 수 있는 표현력은 다양하지만 미소, 웃음만큼 강하고 친밀감을 적극 표현할 수 있는 언어는 없다. 미소가 상대방에게 전이할 수 있는 느낌 중에는 여유로움, 편안함, 즐거움, 재미 등이 있는데, 이는 같이 시간을 보내야 한다는 강한 동기를 유발하기도 한다.

링 위에서 격투기나 복싱선수들의 여유로운 미소는 승리에 대한 강한 카리스마를 내비치며, 파워의 표현이기도 하다. 즉 미소와 웃음은 편안함을 줄 수도 있고, 파워를 표현할 수 있는 등 다양한 매력으로 작용할 수 있다.

서비스인에게 최고의 매너는 바로 스마일(미소)을 잘하는 능력이라고 해도 과언이 아니다. 상술이 발달되었던 중국에서는 "웃는 얼굴이 아니면 가게 문을 열지마라"는 말이 있다. 서비스 인이라면 즐거워서 웃는 것이 아니라 스스로 즐겁게 하기 위해서 웃을 수 있는 여유를 터득해야 한다.

병원에서 웃으면서 환자를 대한다는 것은 '나는 당신에게 절대적인 호의를 가지고 있으며, 언제라도 당신을 맞이할 준비가 되어 있다'를 의미하는 것이다. 코디네이터는 고객의 요구를 만족시켜야 하며, 이 만족은 미소에서 시작된다.

좋은 미소를 가지기 위해서는 무엇보다 긍정적인 마음자세가 필요하고, 그 다음은 훈련이다. 좋은 미소를 위해 생활 속에서 꾸준히 연습하고 노력하면 자연스러운 미소는 누구나 가능하게 된다.

② 미소의 종류

호감 미소	· 양쪽 입꼬리가 올라간다. · 눈, 입 등 모든 얼굴근육이 밝은 표정이 되게 한다. · 시선을 마주보면서 웃는다. · 진심이 담겨있다.
비호감 미소	· 지나치게 크게 웃는다. · 다른 곳(위, 아래)을 보면서 웃는다. · 비웃는다. · 좌·우 중 한쪽 근육만 움직인다.

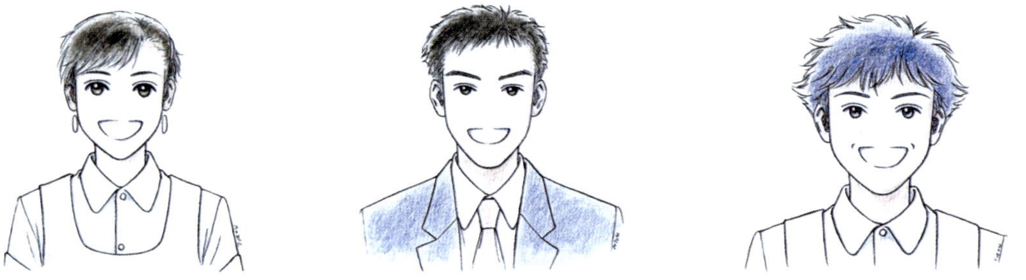

[호감미소의 예]

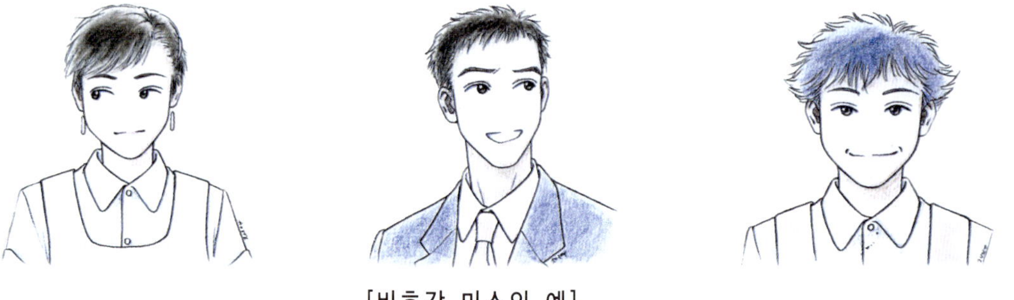

[비호감 미소의 예]

③ 미소(웃음)의 효과

마인드콘트롤효과	웃다보면 기분이 좋아지고 삶의 자신감과 활력이 생겨난다. "기분이 좋아서 웃는 것이 아니라, 웃으면 기분이 좋아진다."
감정이입효과	웃음은 자신의 기분만 좋아지게 하는 것이 아니라 상대방도 기분 좋아시게 만는다.
건강증진효과	실제로 웃음은 면역력을 높여줘서 질병에 발병률도 낮춰주고 질병이환 후 회복력도 높여준다.
호감효과	웃음은 인상을 좋게 만들고, 오랜 시간 웃음을 띤 밝은 표정이 습관화되면 호감 있는 외모가 될 수 있다.

리더의 표정도 바꿨다!!!

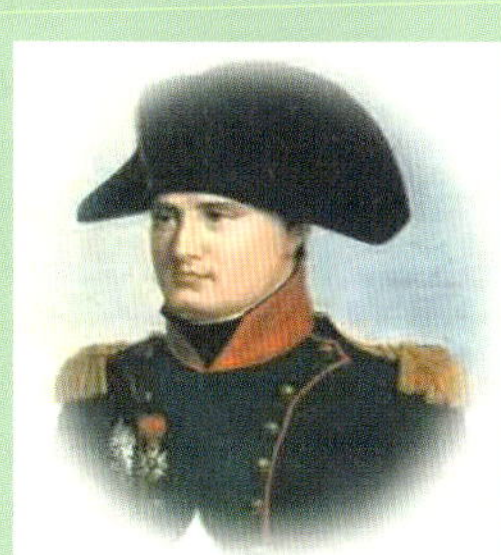

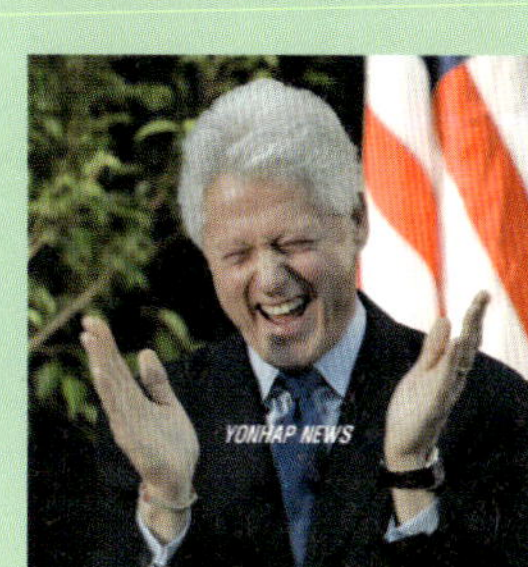

[스마일테스트]

	항 목	네	아니오
1	당신은 잘 웃는 편입니까?		
2	당신은 자신의 웃는 얼굴이 마음에 듭니까?		
3	당신의 웃는 얼굴에 대해서 칭찬을 받아본 적이 있습니까?		
4	당신은 웃었을 때 입 모양과 치아에 자신이 있습니까?		
5	당신의 치아는 깔끔합니까?		
6	웃을 때 입에 손을 대는 버릇이 있습니까?		
7	사진 찍을 때 자연스럽게 웃는 얼굴을 취할 수 있습니까?		
8	웃는 얼굴은 건강을 위해 좋다고 생각합니까?		
9	당신은 대화를 할 때 웃음 띤 얼굴을 유지하십니까?		
10	당신은 웃음이 많은 편입니까?		

3. 이미지 메이킹의 실제

1) 인사하기와 악수하기

(1) 인사하기

인사의 기회는 극히 순간적인 것이므로 타이밍을 놓치지 않고 적절하게 실행해야 한다. 인사를 먼저 하게 되면 인간관계에 있어서 상대방의 의도에 따라 이끌려 가는 것이 아니라 오히려 대화의 주도권을 잡게 되면서 인간관계를 적극적이고 주도적으로 이끌어 나갈 수 있게 된다. 그러므로 누구든지 서로 눈이 마주치면 먼저 인사를 할 수 있는 적극적인 인사습관을 가져야 한다. 어색함이나 자연스런 관계를 위해 정중한 인사를 하고, 이때 서로 공감할 수 있는 이야기를 한마디 덧붙이는 것이 좋은데 상대에 따라 인사법이나 인사말은 달리 하는 것이 효과적이다.

병원에서 많이 사용되는 인사말은 "불편한 점은 없으세요?", "오늘 컨디션 좋아 보이네요." 등이 많이 사용된다. 어린 아이에게는 눈높이를 맞춰 인사하는 것이 친근감을 줄 수 있고, 어르신들께는 정중하면서도 친근하게 "건강하세요." 등 존경심을 담아 표현하는 것이 필요하다. 직원들끼리나 보호자들에게는 "오늘은 날씨가 참 화창하네요.", "점심 드셨어요?" 등의 간단한 질문을 하게 되면 자연스럽게 대화가 시작 될 수 있다.

손자세-공수(空手)자세란?

어른을 모시거나 의식행사에 참여할 때, 두 손을 마주잡아 공손한 자세를 취하는 것을 공수라 한다. 두 손의 손가락을 붙이고 앞으로 포개는데 이 때 엄지손가락은 엇갈려 깍지를 끼고 집게손가락 이하는 가지런히 포갠다.

평상시에는 남자는 왼손이, 여자는 오른손이 위로가게 한다.

왼쪽이 동쪽이고, 양(陽)을 의미한다. 양은 남자를 의미하기에 남자는 왼손을 위로 가게 한다.

오른쪽은 서쪽이고, 서쪽은 음(陰)을 의미한다. 음은 여자를 의미하기에 여자는 오른손이 위로 가게 한다.

흉사 시에는 손의 위치가 반대가 된다.

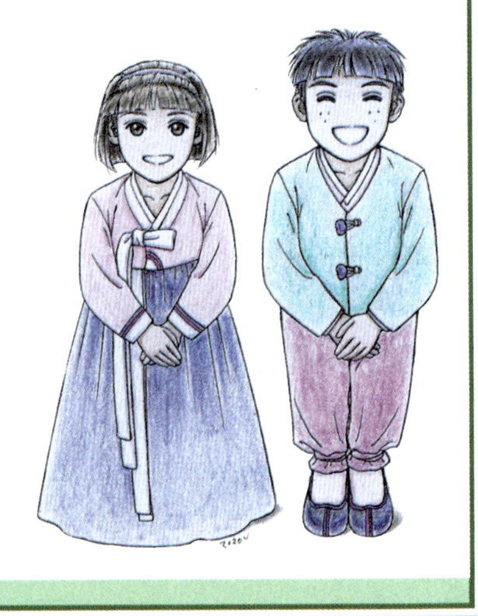

① 인사의 기본동작

- 1단계 : 상대방과 눈을 맞춘 후 등과 목을 펴고 배를 끌어당기며 허리부터 숙이다.
- 2단계 : 숙인 상태에서 정지자세를 취한다(1초 정도).
- 3단계 : 굽힐 때 보다 천천히 상체를 들어올린다(2초 정도).
- 4단계 : 상체를 들어올리고, 똑바로 선 후 다시 눈을 맞춘다.

② 인삿말과 자세

인삿말	마음	자세	구분
안녕하십니까, 어서 오십시오.	환영하는 마음	30°	일반적인 인사(보통 인사)
무엇을 도와 드릴까요.	봉사하는 마음	15°	눈인사(목례)
제가 도와드리겠습니다.	봉사하는 마음	15°	눈인사(목례)
감사합니다.	감사하는 마음	45°	정중한 인사
죄송합니다.	반성하는 마음	45°	정중한 인사
안녕히 가십시오.	재회를 기대하는 마음	30°	일반적인 인사(보통 인사)
수고하셨습니다.	격려하는 마음 감사하는 마음	15° 30°	눈인사(목례) 일반적인 인사(보통 인사)

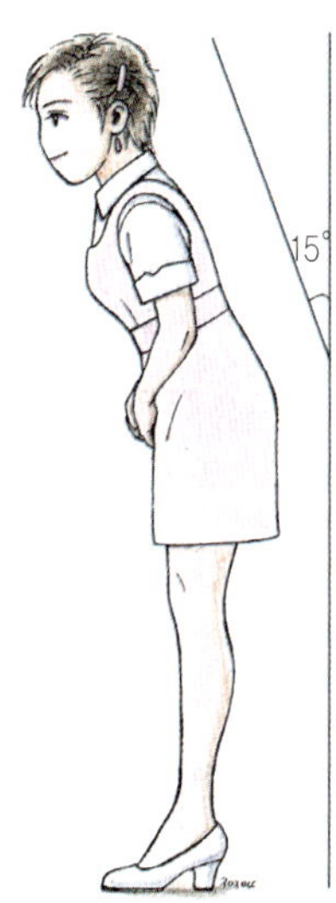

눈인사(목례)

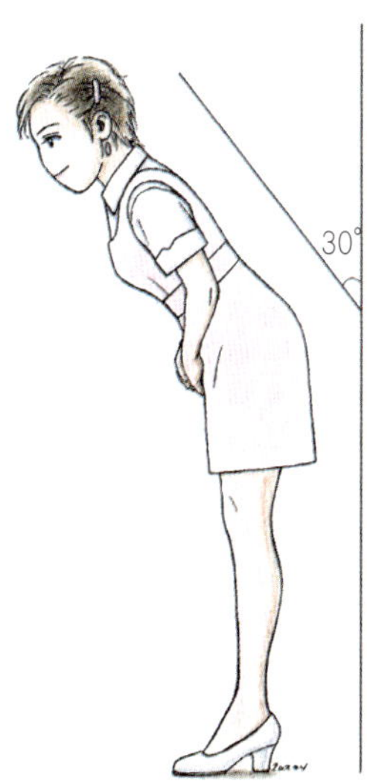

보통인사

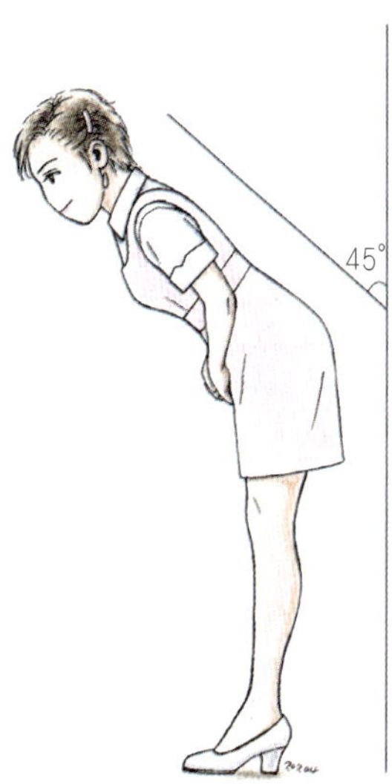

정중한 인사

③ 상황별 인사응대

상황	구분
앉아 있을 때, 걸어갈 때, 짧은 시간에 자주 마주칠 때, 공중화장실, 목욕탕, 사우나에서 만났을 때, 다른 업무 처리중에 고객을 맞이할 때 등	눈인사(목례)
고객을 맞이할 때, 자신과 비슷한 나이의 사람을 처음 만나거나 또는 소개받았을 때 등	일반적인 인사(보통인사)
감사의 마음, 사죄의 마음을 전달할 때, 자신보다 연장자나 상급자를 만나거나 또는 소개받았을 때 등	정중한 인사

④ 인사의 Tip

- 인사말은 너무 크지 않게, 정확하게 발음한다.
- 눈인사(목례)는 머리는 굽히지 않은 자세로 상체만 약간 굽힌다.
- 인사는 상대와 눈을 맞춘 후 미소를 지으면서 한다.
- 남자는 주먹을 바지 옆선에 대고 인사하고, 여자는 공수자세를 하고 인사한다.
- 앉아 있을 때는 허리를 곧게 펴고 자세를 추슬러서 바른 자세로 앉아서 인사한다.
- 맞은 편 멀리서 걸어오는 사람에게는 인사말을 먼저 하고, 서로 거리가 2~3m에 이르렀을 때, 걸음을 멈추고 기본자세를 갖춘 후 인사한다.

(2) 악수하기

"악수"는 바디랭기지의 기본이며, 대표적인 행위이기 때문에 사회적으로 성공한 사람들의 공통적인 바디랭귀지는 활동적으로 악수를 청한다는 것이다. 먼저 다가가 악수를 청하는 것은 긍정적인 의사 전달이며, 안면이 없는 사람이 다가와 악수를 청하는 일은 가끔 부담스러울 수도 있다. 하지만, 물끄러미 시선을 맞추며 머뭇거리는 사람과 먼저 다가가서 악수를 청하는 사람을 비교해본다면 자신감과 호의의 전달은 후자가 훨씬 우세하다.

악수는 상대를 반기는 동시에 자신을 표출하는 자신감 넘치는 의사표현이므로 되도록 먼저 다가가는 것이 중요하며, 악수를 할 때는 미소 띤 얼굴에 허리는 곧게 펴고, 마음에서 우러나는 태도가 필요하다. 악수를 할 때 윗사람이나 존경하는 분께는 약간 고개를 숙이며 예를 표하는 것은 한국적 악수법이다. 허리를 굽히는 인사를 하려면 악수를 하고 손을 놓은 후, 허리를 굽혀 인사하고 물러서는 것도 좋은 방법이다.

① 악수의 기본동작

- 1단계 : 자신의 이름을 말하면서 상대를 쳐다보며 손을 내민다.
- 2단계 : 엄지를 위로 세우고, 손을 잡을 때는 엄지와 인지 사이의 깊숙한 부분이 서로 닿도록 잡는다.
- 3단계 : 적당한 힘을 주며 가볍게 서너 번을 흔든다. 이때 손을 너무 꽉 잡으면 상대방이 부담스러울 수 있으며, 너무 느슨하게 잡으면 소심하거나 자신 없어 보일 수 있다.

② 악수의 Tip

- 남성은 일어서고 여성은 윗사람이 아닐 경우 앉아서 해도 상관없다.
- 악수는 여성이 남성에게 선배가 후배에게, 기혼자가 미혼자에게, 상급자가 하급자에게, 연장자가 연소자에게 청하는 것이다.
- 손을 잡을 때는 오른손을 사용한다.
- 손에 물건이 있을 때에는 미리 왼손으로 옮기거나 내려놓는다.
- 손에 땀이 많이 나는 경우에는 상대에게 불쾌감을 줄 수 있으므로 수건으로 가볍게 닦은 후 악수하거나 미리 양해를 구한다.
- 시선은 반드시 상대방의 눈을 주시한다.
- 손은 가볍게 흔들되 어깨보다 높이 올리지 않는다.
- 윗사람과 악수를 할 때에는 윗사람이 흔드는 데로 맡겨둔다.
- 여성과의 악수시에는 손을 되도록 흔들지 않는다.

2) 올바른 자세와 동작

바디랭귀지

입을 통해 말로 전해지는 의사전달만이 언어 구사의 전부라 할 수는 없다. 표정, 말하는 자세, 손동작, 얼굴의 방향, 근육의 움직임 등이 말하는 인상을 결정짓는 데 큰 역할을 한다. 오바마, 클린턴, 스티븐 잡스의 스피치 공통점은 포인트를 강조할 때 바디랭귀지가 함께한다는 것이다. 강연이나 발표가 아니더라도 단순한 대화에서 손과 몸, 그리고 표정 등이 던지는 메시지는 말하는 이의 의견에 대한 이해력을 높일 뿐 아니라, 자신만의 색깔을 보여 줄 수 있는 좋은 도구가 될 수 있다.

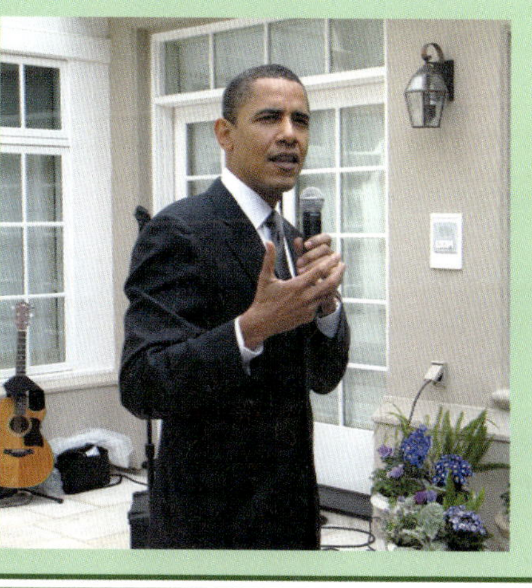

바디랭귀지는 자신에게 맞는 것을 개발하는 것이 중요한데, 롤모델을 선정해서 모니터링해 보는 것이 좋은 방법이다. 표현할 수 없는 자는 성공할 수 없는 시대이니만큼 자신을 표현할 수 있고, 매력을 극대화 시킬 수 있는 적절한 포인트와 카리스마 있는 자신만의 제스쳐, 바디랭귀지를 만드는 것이 필요하다.

① 동조 의사 표시(끄덕임)

목과 얼굴을 끄덕이는 것은 상대의 의견을 경청하고 공감한다는 인상을 준다. 특히 시선을 돌려야 할 때, 끄덕임은 계속 집중하고 듣고 있다는 의사 표현도 될 수 있다. 대화를 할 때 상대방이 강조하는 부분이나 공감을 요하는 부분에 끄덕거리는 것은 기본적인 대화의 매너이면서 효과적인 소통을 위해 반드시 필요한 행위이다.

② 손은 얼굴에서 멀리!

대화중에 손으로 얼굴을 긁거나 만지는 것은 집중력을 분산 시킬 수 있고, 신뢰를 떨어뜨릴 수 있으므로 삼가야 한다. 부득이 대화 도중 코나 입을 만져야 하는 일이 생기면 양해를 구하고 시선은 옮기지 않고 빨리 동작을 마무리하여 상대의 말을 계속 경청하여야 한다.

③ 적극적인 손 동작

강연(강의)이나 대화를 할 때 손을 적극적으로 사용하는 것은 상대의 이해를 돕고 자신감을 표출하는 의미가 있다. 강조하고 싶은 포인트는 정확하게 짚어주기 위해 손을 앞으로나 옆으로 뻗는 동작은 효과가 있다. 주의할 점은 자신에게 맞는 손 동작을 알아야 하고, 너무 과도하거나 큰 동작은 집중력을 떨어뜨릴 수도 있다는 것을 염두해 두어야 한다.

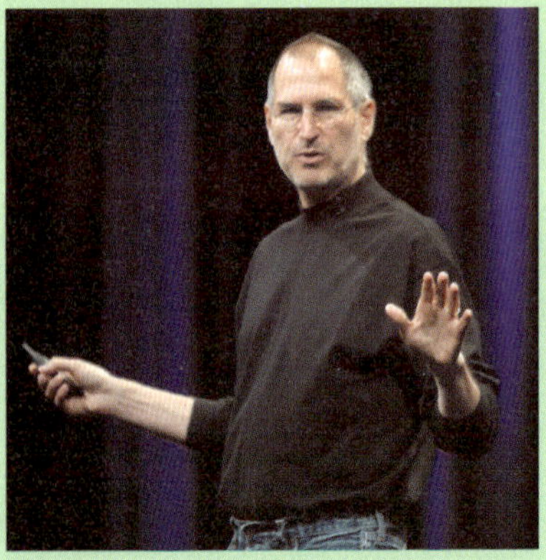

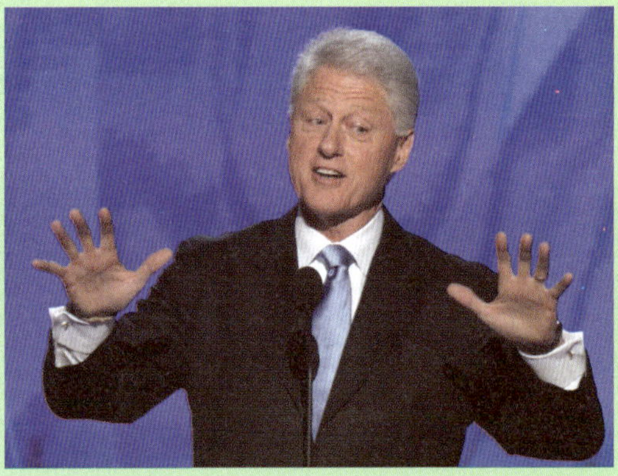

(1) 올바른 자세

올바른 자세만으로도 인상이 바뀔 수 있을 정도로 자세는 이미지를 결정하는 중요한 요소이다. 아무리 고급스럽게 외모를 가꿨어도 자세가 왠지 품위가 없고, 당당하지 않아 보일 수도 있고, 또 반대의 경우도 있을 수 있다. 특히 병원 코디네이터는 직업상 고객에게 신뢰를 주는 것이 중요하므로 자세에 각별히 신경을 쓸 필요가 있다.

올바른 자세는 몸을 오픈하는 것부터 시작된다. 고객과 상담을 하거나 대화를 할 때에는 대화의 상대가 있는 쪽으로 몸을 오픈시켜 가슴 안쪽을 보여줘서 적극적으로 상대의 의견이나 이야기를 들을 준비가 되어있다는 표현을 해야 한다. 팔짱을 끼거나 서류 등으로 가슴을 가리거나, 테이블이나 컴퓨터 등으로 가슴이 가려지지 않도록 설치할 때에도 위치나 높이를 고려해야 한다.

서 있을 때에도 반듯한 자세가 전문적이고 신뢰를 줄 수 있다. 그리고 체형에 상관없이 자세는 연습으로 좋아질 수 있으므로 의식적으로 허리와 어깨를 펴고 시선을 정면으로 향하는 연습을 하면 누구나 바른 자세로 좋은 이미지를 줄 수 있다.

어깨 긴장은 No!

긴장하면 양쪽 어깨가 올라가고, 그 자세는 주눅이 든 인상을 줄 수 있다. 물론, 긴장상태에서 약간 부자연스러운 자세가 나올 수는 있지만 어깨부터 굳어오는 증상은 긴장을 극대화시킨다. 긴장된다면, 어깨를 살짝 흔들거나 가벼운 목운동으로 풀어보고, 의식적으로 어깨를 약간 뒤로 젖힌다는 느낌으로 자세를 교정해보자.

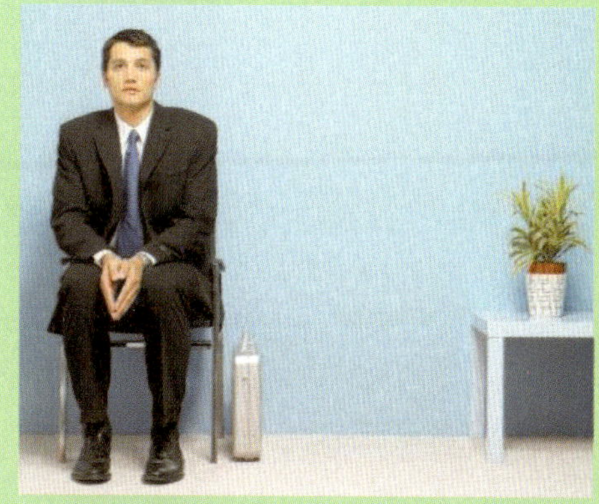

① 서 있는 자세

- 시선은 앞을 향하고 표정은 부드럽게 연출한다.
- 몸의 중심을 양쪽 발에 균형있게 잡고, 발의 뒤꿈치는 붙이고 두 다리를 붙여 선다.
- 남자는 양발을 45°, 여자는 30° 정도 벌리고 선다.
- 머리 정수리 부분을 위에서 끌어당기는 듯한 느낌이 들도록 자세를 취하여 턱이 나오지 않도록 한다.
- 서 있을 때 뒷짐을 지는 것, 팔짱을 끼는 것, 삐딱하게 기대는 것은 하지 않도록 주의한다.
- 손, 발을 흔들거나 몸을 꼬는 등 움직이지 않도록 주의한다.
- 책상이나 벽에 기대어서지 않는다.

② 앉은 자세

- 의자 깊숙이 엉덩이가 등받이에 닿도록 앉는다.
- 등과 등받이 사이에 주먹 한 개가 들어갈 정도 거리를 두고 등을 곧게 펴고 앉는다.

서 있는 자세와 앉은 자세의 올바른 예

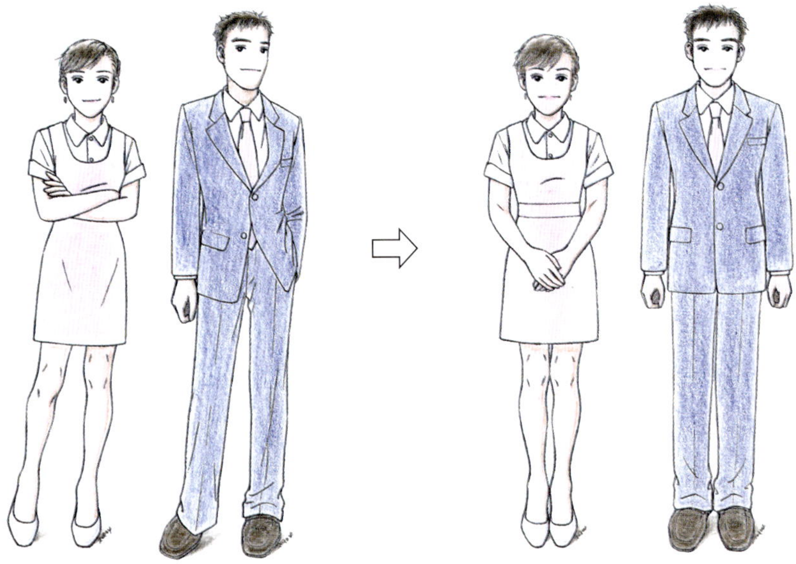

올바르지 않은 예 올바른 예

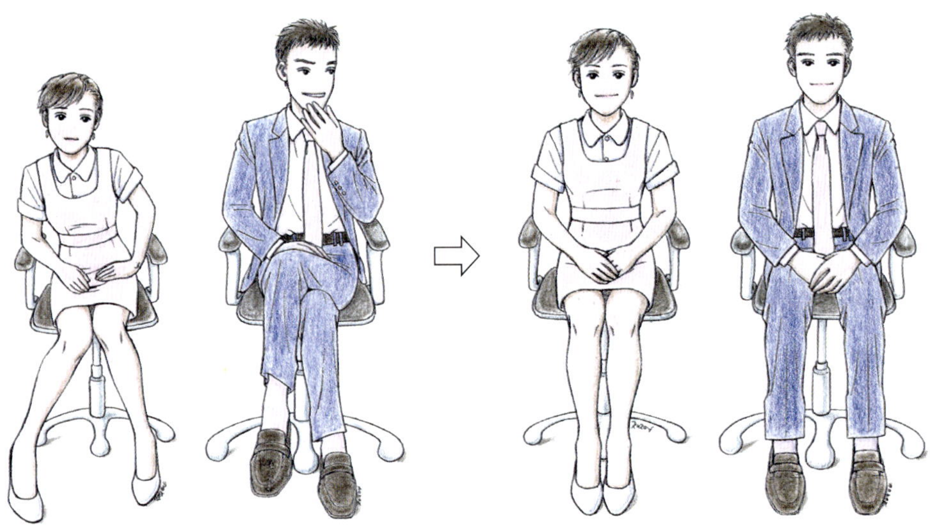

올바르지 않은 예 올바른 예

- 시선은 상대의 미간을 본다.
- 다리는 수직이 되게 한다.
- 발끝은 가지런히 모아 정면을 향하게 한다.
- 의자가 아닌 책상이나 다른 사무용품에 걸터앉지 않는다.

(2) 올바른 동작

① 의자에 앉고 일어서는 방법

- 오른손으로 의자를 빼내고 왼편으로 앉는다.
- 손은 양쪽 허벅지 위에 나란히 올려놓거나 공수하여 허리와 무릎 중간쯤에 올려놓는다.
- 여성은 손으로 스커트를 살짝 쓸어내리며 앉는다.
- 무릎과 다리는 꼭 붙여 모으고 두 발은 가지런히 하여 앉는다.
- 일어설 때는 양쪽 발에 힘을 주며 한 번에 일어선다.
- 일어설 때는 의자를 약간 뒤로 밀고, 왼쪽으로 물러서서 의자를 조용히 밀어 넣는다.

② 올바른 자세로 걷는 방법

- 밝은 표정으로 허리를 곧게 편 자세로 걷는다.
- 어깨는 수평으로 하고 머리와 몸은 심하게 흔들리지 않는다.
- 여성은 양 무릎이 스칠 정도의 양발 간격을 둔다.
- 팔은 앞으로 15°, 뒤로 45° 정도로 자연스럽게 흔든다.
- 신발이 끌리지 않도록 한다.
- 발끝이 안쪽(안짱걸음)이나 바깥쪽(팔자걸음)으로 치우치지 않도록 한다.
- 보폭은 자기의 체격에 맞도록 자연스럽게 한다.
- 실내에서는 발자국 소리가 나지 않도록 알맞은 신발을 착용하고, 걸음걸이에도 신경을 쓴다.
- 좁은 복도나 계단에서 마주 오는 사람과 만나면 한쪽으로 약간 비껴 서준다.
- 앞서 걷는 사람을 앞지를 때에는 부딪히지 않게 주의하면서 '실례합니다.'라는 목례를 한다.
- 큰소리로 잡담하면서 걷지 않는다.
- 한 번에 여러 명이 나란히 걸어서 다른 사람의 통행을 방해하지 않는다.

③ 들어오고 나가는 방법(문을 열고 닫는 방법)

- 방에 들어갈 때는 노크를 두 번 가볍게 하거나, 기침 또는 '실례합니다'라는 인사로 방안에 있는 사람에게 양해를 구한다.
- 문을 열고 닫을 때에는 반드시 손으로 한다(어깨나 등, 발로 밀거나 닫으면 안 된다).
- 두 손에 물건을 들고 있을 때에는 물건을 내려놓고 문을 여닫는다.
- 손위 사람이 있는 방에서 나올 때에는 바로 돌아서지 말고 뒷걸음으로 몇 걸음 옮기고 돌아선다.

- 방안에서 문을 닫을 때에는 소리가 나지 않도록 끝까지 신경을 써서 닫는다.
- 미닫이문을 여닫을 때는 문이 밀리는 방향으로 선다.
- 회전문은 안내인이나 아랫사람이 먼저 들어가서 밀어 드린다.
- 자동개폐기 문은 뒤에 오는 사람이 다치지 않도록 문을 잡아준다.
- 안내자가 없는 엘리베이터를 탈 때에는 안내자가 없는 경우는 하급자가 먼저 타서 조작을 하고 상급자가 뒤에 타고, 내릴 때에는 상급자가 먼저 내린다.
- 방안에서 상대방이 문을 열어주거나 엘리베이터를 기다릴 때 너무 문 입구 가까이 서있지 않는다.

④ 물건을 주고받는 방법

- 물건은 상대의 허리선과 가슴 중간위치에서 전달한다.
- 시선은 상대의 눈에서 전달하는 물건, 다시 상대의 눈으로 옮긴다.
- 가벼운 물건의 경우 손위에 얹어서 받는 사람이 편하도록 전달한다.
- 손잡이가 있는 물건은 손잡이를 잡기 편하도록 전달한다.
- 무거운 물건의 경우 미리 무겁다는 것을 말한다.
- 신문, 책 등을 받는 사람이 바르게 볼 수 있는 방향으로 전달한다.
- 컵은 입이 닿는 부분에 손이 닿지 않도록 한다.
- 상급자에게 전달할 때에는 두손으로 전달한다.

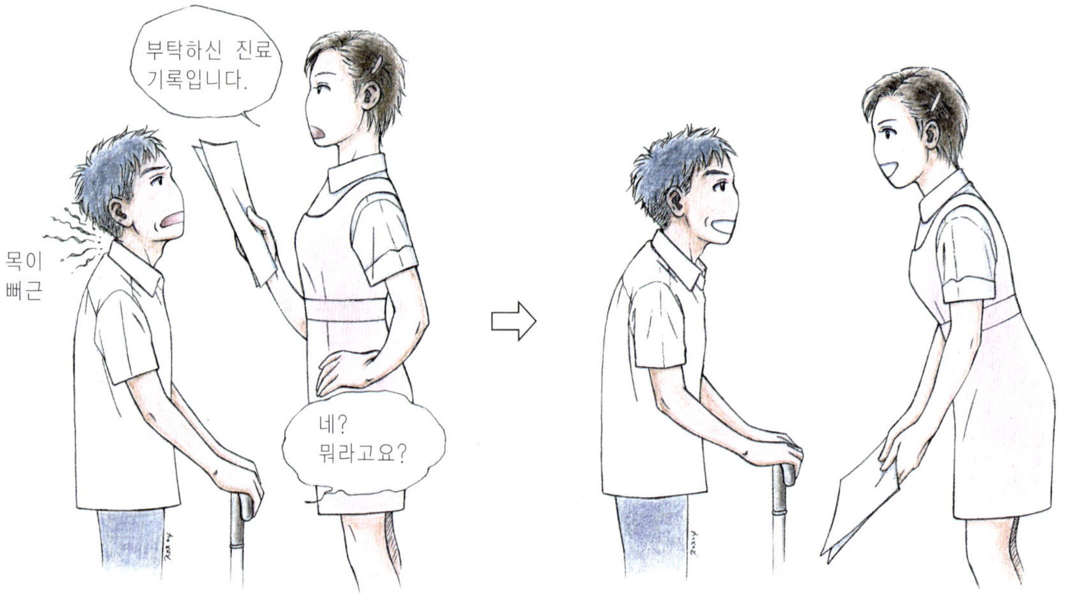
부탁하신 진료 기록입니다.
목이 뻐근
네? 뭐라고요?

[눈높이를 맞추는 것이 중요하다]

⑤ 명함을 주고받는 방법

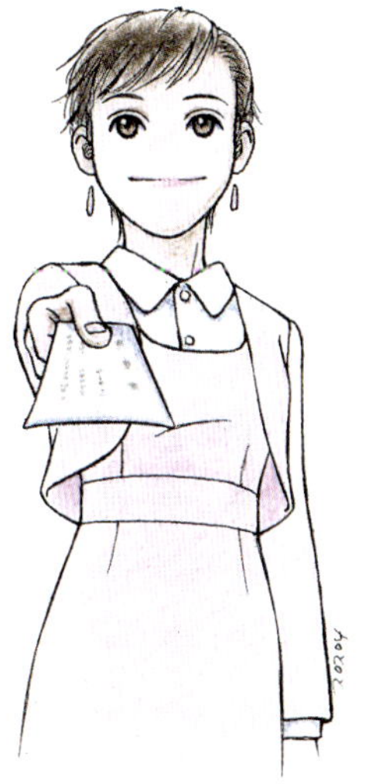

[난 이런 사람이야!]

- 초면인 사람과 대면 시 사용할 수 있도록 항상 깨끗한 명함을 즉시 꺼낼 수 있는 곳에 준비한다.
- 소속과 직위, 이름을 밝히면서 두 손으로 전달한다(○○○에 근무하는 ○○○입니다).
- 받는 사람이 바로 볼 수 있는 방향으로 전달한다.
- 명함은 서서 주고 받는다.
- 받은 명함은 보는데서 한 번 읽고, 정중하게 관리한다(손상시키거나 방치하거나 받은 명함을 두고 나오면 안 된다).
- 받은 명함은 만남이 진행되는 동안 테이블에 놓아둔다.
- 상대방이 먼저 명함을 꺼냈으면 일단 명함을 받고, 자신의 명함을 전달한다.
- 명함을 서로 교환할 때는 아랫사람이 윗사람에게, 남자가 여자에게 먼저 전달한다.
- 약속된 만남이라면, 만남을 청한 사람이 먼저 명함을 전달한다.

⑥ 방향을 지시하는 방법

- 손가락을 모으고 손바닥 전체를 펴서 방향을 가리킨다.
- 팔은 자연스럽게 뻗어서 설명한다.
- 시선은 상대의 눈에서 가리키는 방향, 다시 상대의 눈으로 옮긴다.
- 말을 할 때 턱이 나오지 않게 한다.

⑦ 상석 구분하는 방법

- 중앙과 높은 곳이 상석이다.
- 출입문 쪽보다는 안쪽이 상석이다.
- 상석에 가까울수록 상석이다.
- 승차 시에는 통로 쪽보다 창가 쪽이, 역방향보다 순방향이 상석이다.
- 상급자가 자리에 착석한 후 하급자가 착석한다.

2장 커뮤니케이션

커뮤니케이션은 자신이 원하는 메시지를 상대에게 전달하고, 전달된 메시지를 상대가 올바르게 이해하는 서로의 메시지를 교환하는 상호활동을 말한다. 따라서 2인 이상일 때 가능한 활동으로 서로가 정확하게 전달하고 이해하면 효과적인 상호활동이 될 수 있으나 그렇지 않은 경우도 발생할 수 있으므로 각별한 주의가 요구된다.

커뮤니케이션에는 얼굴을 대면하고 메시지를 말로 전달하는 것 뿐만 아니라, 우편, e-mail이나 문자메세지 등 언어로만 전달해야 하는 경우도 있다.

(1) 언어적 커뮤니케이션(Verbal Communication)

말과 글을 통한 커뮤니케이션을 말하며 e-mail, 문자메세지, 전화 통화 등이 이에 해당된다. 이는 전달 속도가 빠르고, 즉시 피드백을 받을 수 있다는 장점이 있다. 하지만 발음의 문제나 주변 사항(소음 등), 분위기에 영향을 많이 받을 수 있고, 진지하게 반응할 시간적 여유가 부족하다는 단점이 있다.

(2) 비언어적 커뮤니케이션(Nonverbal Communication)

대화의 내용에 신체적 언어(태도, 표정, 목소리 등)가 포함되기 때문에 내용 전달이 언어적 커뮤니케이션에 비해 훨씬 효과적이다. 그렇기 때문에 감정(사과, 부탁, 감사 등)이 담긴 메시지를 전달할 때에는 호소력을 지닌다. 하지만 신체적 언어 비중이 크기 때문에 메시지를 전달할 때 태도, 외모 등 신경 써야 할 부분이 많다.

1. 화 법

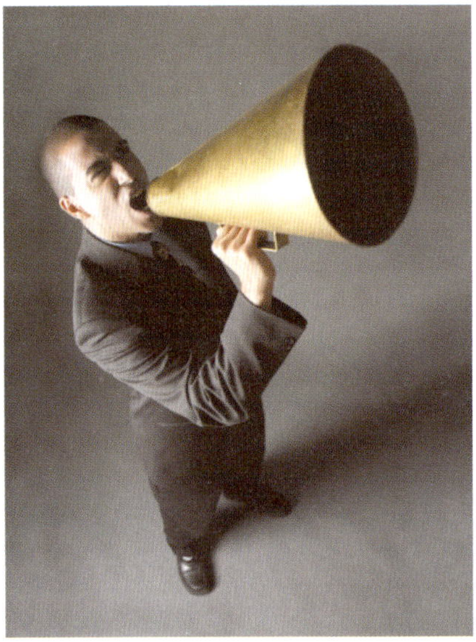

언어의 힘이 세상을 움직이는 시대다. 협상으로 유혈사태 없이 국가적 이익을 취할 수도 있고, 그룹의 이미지도 바꿀 수 있다. '말 한마디가 천냥 빚을 갚는다.'는 옛말은 이제 '말 한마디가 천억을 움직인다.'로 바뀔만큼 언어의 중요성은 더 커지고 있다.

CEO 화법 능력은 중요성이 매우 높아져서 경제 성장기에 필요한 CEO가 '워커홀릭형'이었다면 이제는 '커뮤니케이션이 능한 CEO'가 각광을 받는 시대가 되었다〈출처 : 조직을 감동시키는 '화법의 기술', 이코노믹 리뷰, 2007.07.19〉.

효과적인 커뮤니케이션을 위해서는 다음과 같은 조건이 있어야 한다.

① 신뢰가 담겨야 한다.

연설을 하거나 고객 상담을 통해 상대를 설득할 때 중요한 것은 특별한 것이 아니다. 진솔함을 담고 대화 상대와 눈높이를 맞추고 커뮤니케이션의 목적을 분명히 전하는 진심으로 말하고 듣는 자세가 필요하다. 즉 상대에게 신뢰를 주는 것이 무엇보다 중요하다.

② 커뮤니케이션(소통) 능력은 매우 중요하다.

기업이미지와 조직관리에 있어 소통할 수 있는 능력은 매우 중요하다. 조직에서는 CEO가 새로운 비전을 제시할 때 조직원들의 공감을 이끌어야 하고, 조직원과의 의견이 대치될 때 이를 설득할 수 있는 능력이 필요하다. 어떤 상대와도 소통할 수 있는 능력은 상대를 진심으로 이해하는 것부터 시작된다고 할 수 있다.

미국의 로버트 케네디 대통령

사례

로버트 케네디가 일본 와세다대학을 방문해 강연을 했을 때의 일이다. 반미감정이 높았던 당시 오쿠마 강당에서 케네디가 강연을 마치고 강단을 나서자 학생들은 욕설을 퍼부으며 "양키 고 홈"을 외쳤다. 그러자 케네디는 다시 강단으로 돌아와 마이크를 잡고 와세다대학의 교가를 부르기 시작한다.

학생들은 언제 야유를 퍼부었냐는 듯 케네디를 따라 교가를 불렀고 어느새 숙연한 분위기가 연출됐다. 로버트 케네디는 자신에게 맞서는 이들을 설득하려 들기보다 학생들의 공감을 이끌어내면서 위기를 넘겼다.

러시아의 블라디미르 푸틴 대통령

사례 2007년 7월 5일 과테말라 시티 국제올림픽위원회(IOC) 총회장 강단에 선 러시아의 블라디미르 푸틴 대통령은 정부 차원에서 동계올림픽을 적극 지원할 것이라며 소치의 지지를 요구했다. 마지막에는 서툰 프랑스어로 "준비된 것은 없지만 IOC 위원들의 현명한 결정을 바란다"고 매듭을 지었다.

여러 정치적인 요인이 개입되었겠지만 소치의 승리를 보는 시각 중 푸틴의 깜짝 프랑스어 구사가 결정에 영향을 미쳤다고 보는 이도 적지 않다. 아프리카와 유럽의 부동표를 잡기 위한 전략적인 포석이었다는 것이다.

만약 조직내 노사 간 분쟁이 생겼을 경우 노조 측의 의견을 무조건 수용할 수도 없고, 반대로 사측 입장만 전할 수도 없다. 또 대외적으로도 회사의 목표와 계획에 대해 명확히 PR 회사의 이미지를 업(Up) 시켜야 한다. 두가지 경우는 다르지만 커뮤니케이션 능력이 절실하게 요구되는 상황이다.

효과적인 커뮤니케이션을 위해서는 때와 장소, 대상에 따라 어떤 메시지를 던질지, 어떤 다른 도구를 사용할지가 달라진다. 예를 들면 병원을 홍보하기 위해서는 방송출연, 인터뷰라는 도구가 적절하고, 병원직원들의 사기를 북돋우기 위해서는 전체 모임에서 연설을 하거나 개인적인 대화가 효과적인 장치가 된다. 또 의견을 조율하려면 협상으로 상대를 설득하는 것이 필요하다.

③ 대화는 듣는 것부터 시작된다.

대화를 하는 것은 준비가 필요하다. 대화는 '자신의 생각을 잘 전달하는 것이다'라고 생각하면 오산이다. 전문가들은 상대방의 말에 귀를 열어 놓는 것부터 대화준비가 시작된다고 말한다.

물론, 연설이나 방송, 인터뷰 등 일방적인 화자가 될 경우에는 듣기가 생략될 수 있다. 하지만 이 경우에는 상대방이 듣고 싶은 말이 무엇인지 사전에 진단하고 파악해 대화를 이끌어가야 한다. 인내를 가지고 상대의 이야기를 경청하면 자신이 해야 할 이야기를 정리하기 쉽고, 서로가 원하는 결론을 도출하기도 유리해서 추후에도 관계가 지속될 수 있다. 진지하게 경청한 후 단호한 어조로 상대와 눈을 맞추면서 자신의 의견을 제시하는 것이 상대를 설득할 수 있는 지름길이다.

말하고, 읽고, 쓰는 것은 6년이면 거의 다 배우지만 듣는 것은 60년이 걸린다고 해서 나이 60을 이순(耳順 : 귀를 열어 놓는다)이라고 했다

123화법
1분은 자신의 말을 하고, 2분은 상대의 말을 들어주고, 3번 상대의 말에 맞장구 쳐주라.
Two eyes, Two ears, Only one mouth - "눈은 둘, 귀도 둘, 입은 하나"

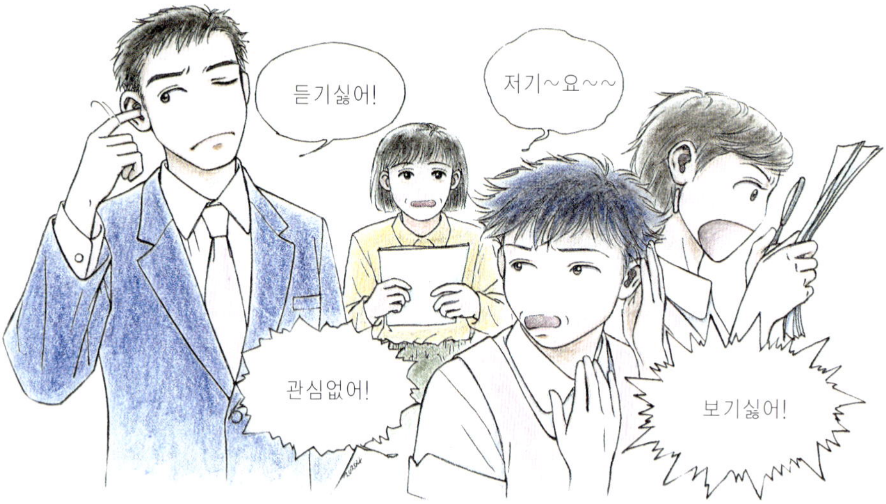

④ 말의 양과 질, 그리고 시간을 고려해야 한다.

장황한 이야기를 꺼내놓는 것보다는 최대한 단순한 메시지를 사족을 버리고 이야기할 때 전달력을 높일 수 있다. 그리고 상황에 따라 다소 차이가 있을 수가 있으나 가장 중요도가 높은 말을 화두에 하는것이 전달력이 좋다.

⑤ 이야기하고자 하는 핵심은 미리 정리하라.

지나치게 논리적인 것보다 사람의 마음을 파고드는 진솔함이 청중에게 감동을 줄 수 있다. 말하고자 하는 내용의 핵심을 글로 쓰며 메시지를 만들고 최대한 간략하게 다듬어 전달력을 높이고 강조할 부분은 반복하는 연습이 필요하다.

자신의 생각을 전달하는 것은 사람들의 마음에 상품을 새기는 마케팅 과정이다.

⑥ 대상의 의중을 미리 파악하는 것이 효율적인 대화를 이끌 수 있다.

새로운 계획이나 비전을 제시하기 전 반드시 의견을 수렴하고 공감대를 이끌 수 있는 방향으로 고민해야 한다. '어떤 말을 할까' 보다 '어떻게 말할 것인가'를 고민해야 상대와 진정으로 통(通)할 수 있다. 자문자답을 통해 상대가 어떤 반응을 보일지 미리 예측해 보는 것도 좋은 방법이다. 고객과 상담을 할 때에는 고객의 메시지를 정확하게 이해하려고 노력해야 하며 정확한 뜻은 확인해야 한다.

⑦ 'yes, but' 으로 풀어라

요즘은 서번트 리더가 각광받고 있다. 부드러운 이미지가 강조되는 서번트 리더는 말투만 부드러운 것을 말하는 것은 아니다. 상대를 배려하는 마음이 중요하다. 상대가 편안하게 이야기할 수 있도록 시선처리, 표정이 중요하며, 미소를 띄워야 대화를 매끄럽게 진행할 수 있다.

특히 공감대 형성을 위해 먼저 듣고, '입장을 바꿔보니…' 등의 문구로 이야기를 시작하되 '그러나 ○○○○을 위해서는…'으로 마무리하는 'yes, but' 화법을 사용하는 것이 좋다. 상대의 이야기를 경청한 후 '그렇게 생각하는군요'라는 식의 공감 화법을 쓰고, 상대의 요구사항을 질문을 통해 해법을 찾아나가야 한다. 경청 후 비전을 제시하는 것이 비전을 먼저 전하는 것보다 훨씬 효과적이다.

⑧ 반말을 섞어 사용하면 안 된다.

친근감을 높이고자 고객에게 반말을 섞어서 사용하면 안 된다. 상대는 반말을 친근하게 들어준다 하더라도 주변에 있는 다른 고객들이 듣기 거북할 수도 있다. 또 문장을 구사할 때에는 완전한 문장으로 마무리하는 것이 필요하다. "글쎄…", "경우에 따라서는…" 등의 표현은 성의가 없게 들릴 수도 있고 때에 따라 무책임하게 들릴 수도 있다.

⑨ 구어체를 활용한다.

이야기를 할 때는 문어체가 아닌 구어체를 활용해 강약을 살려서 얘기하는 것이 공감대를 이끌어 내는데 효과적이다. 그리고 적당한 유머는 친근감을 높이므로 적절한 비유와 경험 위주의 사례를 들면서 지루하지 않게 대화를 하는 것이 좋다.

⑩ 전문용어(의학용어)는 꼭 필요할 때만 사용한다.

병원에서 고객과의 대화에서 전문용어를 사용하지 않고 설명 가능한 부분은 이해하기 쉽게 설명하는 것이 좋다. 지나친 전문용어(의학용어) 사용은 대화에 단절이 일어날 수 있으므로 꼭 필요한 경우에만 사용 하도록 한다.

2. 전화응대

1) 전화의 기능

전화란 직접 만나거나 방문하여 상담하는 것보다 부담도 적고, 시간적으로도 절약 가능하다는 장점도 있으나 상대의 태도나 표정을 직접 보지 못하기 때문에 전달하고자 하는 메세지를 전달하기에는 한계가 있을 수도 있고, 사소한 오해가 발생할 여지도 있다. 전화의 특성상 대면했을 때보다 어색함이 덜하고, 질문하기 곤란한 질문도하기에 수월하게 할 수 있기 때문에 병원에서는 전화응대가 서비스 실무의 기본이며, 가장 중요한 업무 중 하나이다. 예를 들면, 성형상담 같은 경우나 진료비 등은 직접 방문하는 경우보다는 인터넷으로 검색한 뒤 전화로 물어보고 결정하는 경우가 대부분이다.

요즘은 고객에게 감성을 자극하고 고객감동을 위해 전문적으로 전화상담을 하는 콜센터를 운영하는 병원도 늘어나고 있다. 하지만 전문 콜센터를 운영하지 않는 규모가 작은 병원이나 의원의 경우, 진료고객응대 업무와 전화응대를 동시에 하는 경우가 많은데 두가지 일을 동시에 하기에는 쉽지 않은 상황들이 많이 있다. 전화로 상담을 하는 고객은 일단 병원에 관심을 가지고 있는 고객이며, 방문고객이 될 수 있다는 생각으로 친절하게 응대해야 하며, 직접 방문으로 연결될 수 있도록 하는 것이 전화응대 업무의 마무리 이다.

2) 전화 받기

(1) 전화 받기 전

① 메모지와 필기구를 준비한다.

② 메모하기 편리하도록 왼손으로 수화기를 들 수 있는 위치에 전화기를 둔다.

③ 전화벨이 3번 울리기 전에 전화를 받는다.

④ 부득이 전화벨이 3번 이상 울리고 난 후 전화를 받은 경우에는 “늦게 받아 죄송합니다. 고객님”하고 사과의 표시를 해야 한다.

⑤ 전화를 받기 전 표정과 목소리를 한 번 가다듬고 전화를 받는다.

(2) 전화통화하기

① 첫인사 후 소속과 이름을 말한다.

② 중요한 내용은 한번 따라함으로써 재확인한다.

통화기록 메모지	
	전 화
이름(관계)	
통화시간	
연락번호	
전달내용	

[전화기록 메모지의 예]

③ 단답형으로 짧게 대답하기보다는 따뜻하고 호의적인 말투로 응대한다.

④ 전화를 끊기 전에 중요한 내용은 한 번 더 확인한다.

⑤ 부재중이거나 통화가 힘든 사람을 찾는 경우라면, 상황을 설명하고 상대에게 전달여부를 확인한 후 정확하지만 간략하게 메모를 한다.

⑥ 통화 중에 업무상 처리해야 하는 일이 발생했을 경우 "죄송합니다. 잠시만 기다려 주십시요. 고객님"하고 양해를 구한 후, 수화기를 손으로 막고 거슬리지 않게 빨리 처리한 후 통화를 지속한다.

⑦ 상대방의 말은 끝까지 경청한 후 응대한다.

⑧ 질문에는 정중하고 성의 있게 대답한다.

⑨ 설명이 복잡하고, 민감한 사안에 대한 질문에는 책임자와 연결하거나 되도록 방문을 유도하여 설명한다.

⑩ 통화는 주변 소리가 섞이지 않게 조용한 곳에서 할 수 있도록 한다.

⑪ 상황에 맞는 적절한 끝인사로 마무리한다.

(3) 전화통화 후

① 상대가 전화를 끊는 것을 확인하고 수화기를 내려놓는다.

② 통화 후 한 번 더 전화가 끊긴 것을 확인한다(전화가 끊긴 줄 알고 업무를 보다가 상대가 황당해지는 경우가 발생할 수 있다).

③ 통화로 전달받은 내용이나 처리해 신속하게 처리해야 한다.

④ 처리 여부를 알려줘야 하는 경우라면 반드시 처리결과도 신속하게 알려줘야 한다.

3) 전화 걸기

① 상대의 전화번호, 소속, 직위, 이름을 확인한 후 전화를 건다.
② 통화에 필요한 자료는 미리 챙긴다.
③ 첫 인사 후 자신의 신분(소속, 이름)을 먼저 밝힌다.
④ 통화하고자 한 상대가 맞는지 확인을 한다.
⑤ 용건은 되도록 간결하게 요약해서 통화한다.
⑥ 상대가 업무로 바쁠 시간이거나 말하고자 하는 내용이 조금 길면 통화가능여부를 먼저 물어본다.
⑦ 용건을 마치면 상황에 맞는 끝인사를 한다.
⑧ 사적인 내용으로 전화를 하는 경우에는 점심시간이나 업무가 끝난 시간에 전화를 한다.

4) 적절한 전화응대 용어

요즘은 통신기술의 발달로 발신자 번호 확인도 가능하지만 번호만 봤을 때는 상대를 확인할 수 없는 경우가 대부분이고, 전화를 건 용건도 확인할 수 없다. 그래서 전화응대는 반드시 경어를 사용해서 정중하게 응대해야 한다. 특히 병원에서는 걸려오는 모든 전화가 고객이 될 수 있으므로 잘못 걸린 전화에도 친절히 응대할 필요가 있다. 때에 따라 직접 대면해서 대화할 때에는 굳이 필요 없는 격식이 전화응대에서는 반드시 필요한 경우도 있다.

[전화응대 자기점검표]

	항 목	네	아니오
1	벨이 3번 울리기 전에 전화를 받았습니까?		
2	자신의 표정과 목소리를 가다듬고 전화를 받았습니까?		
3	전화해 주신 고객에 대해 반가운 마음으로 전화를 받았습니까?		
4	자신의 이름을 또박또박하게 말했습니까?		
5	메모지는 준비되어 있습니까?		
6	전화한 용무는 명확하게 파악하였습니까?		
7	전화를 끊기 전에 한 번 더 전화 내용을 확인하였습니까?		
8	웃는 얼굴로 성의 있게 끝까지 응대 하였습니까?		
9	반말이나 속어 등을 사용하지 않았습니까?		
10	상대의 말(질문)을 중간에 끊진 않았습니까?		
11	끝맺음 인사를 적절하게 했습니까?		
12	상대방이 끊고 나서 전화를 끊었습니까?		

전화응대의 나쁜자세 예

1. 전화응대 외의 일을 하면서 전화받기
2. 왼손에 수화기를 오른손은 메모 준비없이 전화받기
3. 전화받는 자세 : 다리꼬고 전화받기, 발끝 까닥거리기

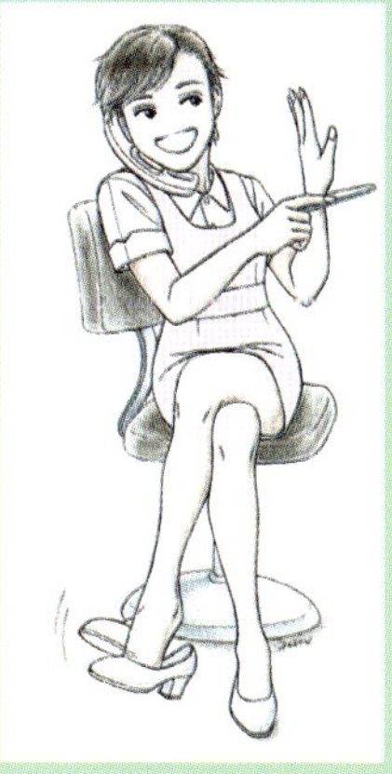

[상황에 따른 전화응대]

전화를 받았을 때	"정성을 다하겠습니다. ○○○병원(의원), ○○○입니다. 무엇을 도와드릴까요?"
다른 사람에게 전화를 연결할 때	"○○○를 연결해 드리겠습니다. 잠시만 기다려 주십시요."
전화를 연결 받았을 때	"전화 바꿨습니다. ○○○입니다. 무엇을 도와드릴까요?"
3번 이상 전화벨이 울리고 나서 전화를 받았을 때	"오래 기다리게 해서 죄송합니다."
통화하고자 하는 사람이 부재중일 때	"실례가 안 된다면,…" "죄송합니다. ○○○이 잠시 자리를 비우셨는데요. 메모를 남겨 드리겠습니다."
문의 전화를 끊기 전에	"더 궁금하신 점 없으십니까?"
교통수단을 문의할 때	"고객님 계신 곳이 어딥니까?" "어떤 교통수단을 이용하실 계획이십니까?"
통화 상태가 안 좋을 때	"죄송하지만, 고객님. 통화상태가 안 좋아서 그러는데 다시 한 번 걸어주시겠습니까?"
고객응대 중에 전화가 걸려 오는 경우	"실례합니다만, 지금 다른 고객님과 상담 중이시라서요. 잠시 후 전화 드리겠습니다."
전화로 답변하기 힘든 내용을 질문하는 경우	"시간을 내서 한번 방문해 주시겠습니까? 상세하고 친절하게 상담해드리겠습니다."

이런 표현은	⇨	이렇게 표현하는 것이 이미지가 Up
"잠깐만 기다려 주십시오."	→	"잠시만 기다려주십시오."
"나중에 전화하세요."	→	"다시 한번 전화주시겠습니까?"
"알겠습니다."	→	"처리해 드리겠습니다."
"안 됩니다."	→	"곤란합니다."
"불러드리겠습니다."	→	"안내해 드리겠습니다."
"헷갈려서요."	→	"혼돈하였습니다."
"값이 쌉니다."	→	"저렴하다."
"왜 찾으십니까?"	→	"무슨 일로 찾으십니까?"
"전화 돌려드리겠습니다."	→	"연결해 드리겠습니다."
"깍아드리겠습니다."	→	"고객 할인해 드리겠습니다."

3. 불만족(불평, 불만) 고객과의 커뮤니케이션

병원에서 고객 중심의 서비스를 지향하고 고객 만족을 위해 노력을 하더라도 모든 고객을 다 만족 시킬 수 있는 것은 아니다. 때로는 병원에서 받은 서비스가 마음에 들지 않아 말이나 행동으로 이를 표현하는 고객이 있다.

병원에서는 이런 불만족을 표현하는 고객을 까다로운 고객만으로 인식하면 안 된다. 왜냐하면, 실제 불만을 가진 고객의 약 6%만이 불만을 제기한다. 나머지 94%는 불만스럽더라도 이를 표현하지 않는다. 즉 고객 한명의 불만이 접수되면 같은 불만을 가진 고객이 15명은 더 있다고 생각하면 된다. 불만을 제기한 6%의 고객은 병원내부에서 인지하지 못하고 있는 시정사항을 알려줄 수 있을 뿐 아니라, 불만 요소를 확실하게 처리하여 신뢰를 더 높일 기회도 제공하는 고마운 고객이다. 실제 불만 고객을 잘 응대했을 경우 고객과의 관계가 더욱 강화되어 고객의 충성도를 높일 수가 있다. 실제로 불만을 제기한 고객 중 56~70%는 불만이 해소되면 재방문을 하고, 신속하게 대처하면 96%까지도 재방문을 한다. 하지만 불만이 있어도 이를 표현하지 않은 96%의 고객은 신뢰를 만회할 기회조차 주지 않는 것이다.

서비스에 불만이 있는 고객중 병원에 직접 불평하지 않더라도 다른 사람에게 이를 전달하여 나쁜 이미지를 전달한다. 그러므로 한사람의 고객에게 신뢰를 잃는다는 것은 한사람의 고객만 잃는 것이 아니라 병원 전체의 이미지를 나쁘게 할 수 있다는 것을 기억해야 한다.

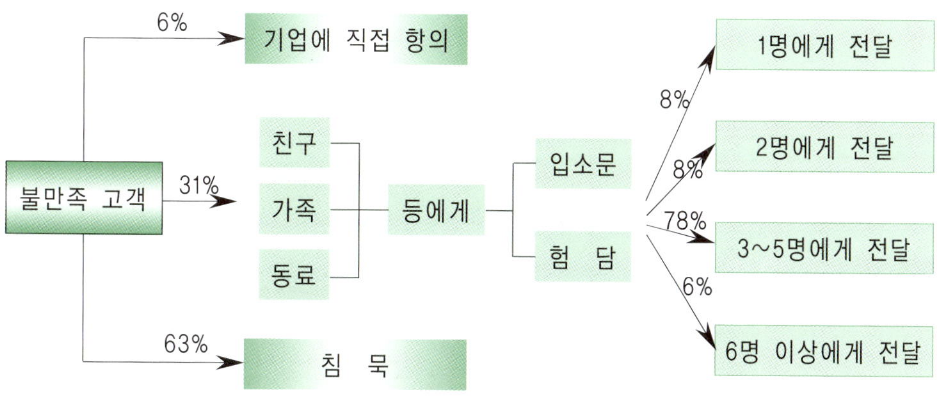

[고객 불만의 확산 경로]

Complaint : 불평(항의)거리, 거래에 대한 불만거리
Claim : Complaint의 지속에 따른 배상, 조치

· 불만족고객의 96%는 불만족을 말하지 않는다. 말하지 않은 불만족고객의 91%는 그 회사의 서비스, 제품을 구매하지 않는다.
· 불만족 고객 13%는 20명 이상에게 불만족 경험을 전달한다.
· 만족고객은 그 경험을 1.5년 동안 기억한다. 불만족 고객은 그 경험을 23.5년 동안 기억한다.

1) 고객 불만족 발생시 태도

(1) 먼저 사과한다.

불만족 고개 응대의 첫 단계이면서, 중요한 포인트이다.

(2) 고객의 불만을 경청한다.

병원의 사정이나 사건에 대한 오해 등 해명은 오히려 상황을 더 악화시킬 수도 있다. 고객이 불만 사항을 얘기하는 중간에 말을 끊지 말고 시간의 여유를 가지고 끝까지 경청하는 것이 중요하다. 이때 성의있게 '충분히 불만을 가질 수 있는 상황'이었다는 공감의 표시를 해 주어야 한다.

(3) 변명을 하지 않는다.

'고객은 무조건 옳다.'는 생각으로, 객관적인 사항이나 규정을 내세우면 고객은 변명을 하는 걸로 받아들일 수 있으므로 고객의 감정에 대해 먼저 대처하는 기술이 필요하다.

(4) 마주보기보다는 어깨를 나란히 하는 자세가 효과적이다.

고객과 어깨를 나란히 서거나 약간 옆에서 앉아 고객의 불만 사항을 듣는 것이 정면으로 마주보며 듣는 것보다 더 인간적으로 느껴질 수 있다.

(5) 해결할 수 없는 문제는 상사에게 해결을 요청한다.

불만족 고객은 불만 사항을 병원의 최고 결정권자가 알기를 원하며, 담당 직원의 불친절한 응대 등으로 불만이 발생했을 경우, 그 담당 직원이 불만 사항을 해결한다는 것은 역부족이 될 수도 있다. 이런 경우는 최고 결정권자는 아니더라도 담당직원의 상급자나 관리자가 문제를 해결하려고 노력하는 자세를 보이면 고객의 불만족은 좀 더 쉽게 해결될 수 있다.

(6) 장소를 바꾼다.

만약 병원 시설이나 이용에 대한 불만사항을 표현하는 고객이라면 다른 고객이 없는 곳이나 분위기가 다른 장소로 옮겨서 불만고객 응대를 하는 것이 해결의 실마리가 된다. 다른 고객이 없는 조용한 장소가 상담하기에 적합하기도 하지만 장소를 바꾸는 것은 주의를 환기시켜 한번 감정을 추스르는 데에도 효과가 있다.

(7) 반드시 해결 방안을 강구한다.

다른 상담과 달리 불만고객 응대는 불만 사항에 대한 해결방안을 제시하여야 한다. 경제적으로나 정신적으로 상황에 적합한 불만족을 해소할 수 있는 대안을 제시하는 것이 불만고객 응대의 마무리이다.

(8) 해결방안은 성실하게 신속히 이행한다.

고객에게 제시한 해결방안(대안, 보상)은 성실하고 신속하게 이행하고, 고객의 만족도도 확인하여야 한다. 이는 당연한 의무이면서 고객을 감동시켜 신뢰를 회복할 수 있는 기회가 될 수도 있다.

2) 고객 불만족 발생시 화법

(1) 먼저 사과한다.

"정말(대단히) 죄송합니다."
"아! 그러셨군요, 죄송합니다. 일단 노여움을 푸세요."

(2) 고객 관점의 어휘를 사용한다.

"솔직하게 말씀해 주셔서 감사합니다."
"상황에 대해 말씀해 주셔서 감사합니다. 덕분에 저희도 알게 되었습니다. 즉시 시정하겠습니다."
"고객님이 화가 나신 건 당연합니다."

(3) 천천히 침착함 목소리로 진심을 담아 이야기한다.

표정은 진지하게 목소리에는 진심을 담아 천천히 말을 한다. 그렇다고 너무 낮은 목소리로 인상을 쓰면 자칫 '어쩔 수 없어서 하는 응대'로 비칠 수 있으므로 마음 속 깊이 고객의 불만족을 유감스러워 하는 마음을 담아 응대해야 한다.

(4) 변명을 하지 않는다.

"하지만,... 고객님. 저희의 의도는 그것이 아니었습니다." 등의 변명은 상황을 더 악화시킨다.

"그건 저희들의 잘못이었습니다. 진심으로 사과드립니다."

(5) 신속하게 처리하고, 진행상태를 알려준다.

"네 고객님. 바로 시정하겠습니다."

"죄송합니다. 고객님. 빠른 시간 내에 처리하고 바로 알려드리겠습니다."

종합문제

【문 1】「네, 알겠습니다. 네, 바로 확인해 드리겠습니다.」는 어느 상황에서 인사말인가?

① 고객이 대기할 경우　　② 고객을 배웅할 때
③ 고객을 맞이할 때　　④ 고객을 응대할 때

【문 2】상급자에 대한 예우로 잘못된 것은?

① 복도를 걸을 때는 상급자가 앞에 간다.
② 안내자가 없는 엘리베이터에서는 상급자가 먼저 탄다.
③ 회전문은 상급자가 밀고, 하급자는 따라 이용한다.
④ 식당에서는 제일 중앙자리에 상급자가 앉는다.

[해설] 엘리베이터를 타고 내릴 때에는 하급자가 먼저 타서 조작을 하고, 내릴 때에는 상급자가 먼저 내리게 하는 것이 예의다.

【문 3】다음 중 기본적인 고객 안내에 대한 설명이 잘못된 것은?

① 손님이 중앙으로 걸을 수 있도록 배려한다.
② 수행할 때는 상급자보다 두세 걸음 뒤에서 걷는다.
③ 안내자가 상급자보다 두세 걸음 뒤에 걷는다.
④ 계단을 이용해서 안내할 경우는 안내자가 여성이라도 앞에서 안내한다.

[해설] 안내 역할을 할 때에는 상급자보다 앞에 서야 하고, 수행 역할을 할 때에는 상급자의 뒤에서 수행해야 한다.

【문 4】다음은 무엇을 의미하는 내용인가?

· 친절의 시작	· 인간관계를 설정해주는 가장 기본적인 행위
· 고객과 만나는 첫 걸음	· 상대방에게 다가서는 적극적인 자기표현

① 인사　　② 매너　　③ 커뮤니케이션　　④ 서비스

[해설] 먼저 인사를 건네는 것은 상대방에게 마음을 여는 일이며, 이 때 가벼운 인사말을 건네는 것은 관계의 시작일 될 수도 있고, 먼저 인사를 하고, 말을 하는 것은 대화나 관계의 주도를 할 수도 있게 된다.

해답
1. ④　2. ②　3. ③　4. ①

【문 5】 다음 중 악수 시 금기사항으로 맞지 않는 것은?

① 손이 불결하거나 하면 손수건이나 휴지를 이용해서 닦고 악수한다.
② 여성은 먼저 청하는 것이 에티켓이다.
③ 손을 잡을 때는 오른손을 사용한다.
④ 소개를 받으면 즉시 손을 내민다.

【문 6】 다음 중 기분이 좋게 만드는 미소와 관계가 먼 것은?

① 한쪽 입꼬리만 올라가게 웃는다.
② 진심을 담아서 웃는다.
③ 작은 소리로 웃는다.
④ 얼굴의 모든 근육을 활용해서 웃는다.

【문 7】 표정을 만드는 훈련에 있어서 눈 훈련 방법이 아닌 것은?

① 눈을 감고 서서히 힘을 주기 시작하여 최대한 눈을 꽉 감는다.
② 눈을 크게 뜨고 눈동자를 오른쪽, 왼쪽, 위, 아래, 한 바퀴를 크게 돌린다.
③ 눈을 감고 다시 눈에 힘을 주지 않는다.
④ 갑자기 놀란 표정으로 눈을 뜨고, 아주 기분 나쁜 표정을 짓고 아주 기쁜 표정을 짓는다.

[해설] 인상 좋은 눈을 만든다는 것은 눈 주위의 근육을 부드럽게 만드는 것으로 평소 눈 주위의 근육이 경직되지 않게 힘을 줬다 빼는 등 자주 운동을 시켜주는 것이 중요하다.

【문 8】 다음 중 호감을 주는 외적 이미지 요인이 아닌 것은?

① 따뜻함이 느껴지는 눈길
② 청결한 외모
③ 상대방을 진심으로 배려하는 마음
④ T.P.O(때, 장소, 상황)에 알맞은 품위 있는 옷차림

[해설] 배려하는 마음은 외적 이미지라고 보기는 어렵다.

【문 9】 환자 응대 기본 매너로서 적절치 못한 것은?

① 몸가짐은 항상 단정히 한다.
② 동료의사와의 사담, 다른 고객(환자)의 비평은 하지 않도록 한다.
③ 전문용어를 되도록 많이 써서 설명해 준다.
④ 고객(환자)께 무관심한 모습은 보이지 않는다.

[해설] 환자와 대화를 할 때에는 되도록 쉽게 풀어서 알아듣기 좋은 단어를 선택하도록 한다.

해답

5. ④ 6. ① 7. ③ 8. ③ 9. ③

【문 10】 커뮤니케이션 스킬 중 경청 예절에 대한 설명이 틀린 것은?

① 입 : 상대의 말을 요약·정리하며, 궁금한 사항은 즉시 질문

② 눈 : 상대를 정면으로 보고 시선을 자주 마주치면서 경청

③ 몸 : 끄덕끄덕 하거나 메모하는 태도를 취함

④ 마음 : 흥미와 성의를 가지고 대함

[해설] 상대가 말하고 있을 때는 고개를 끄덕이거나 맞장구를 쳐줘야 한다. 그리고 말하는 중간에 궁금한 것이 생겨도 말 중간에 끊지 말고 끝나면 질문하도록 한다.

【문 11】 다음 중 언어적 커뮤니케이션에 대한 설명으로 옳지 않은 것은?

① 편지, 보고서, 게시판 알림, 협조공문, 안내서, 초청장, 전자우편 등이 포함된다.

② 사려 깊은 반응을 할 시간이 없고, 소음이나 부정확한 어휘의 사용 등으로 의미의 전달이 방해 받을 수도 있다.

③ 전달속도가 빠르고 즉시 피드백을 받을 수 있는 즉각성과 효율성이 장점이다.

④ 몸짓, 자세, 표정, 눈빛, 목소리 등 신체적 언어가 포함된다.

[해설] 언어적 커뮤니케이션의 대표적인 것은 전화로 상대를 대면하지 않고 말이나 글로 소통하는 것을 말한다. 바쁘거나 거리가 멀 때 유용할 수는 있으나 시각적인 한계가 있기 때문에 단어선택이나 표현에 더 각별히 신경을 써야 한다.

【문 12】 대화(말하기, 듣기)자세 중 123화법이 있다. 상대방을 배려하는 입장에서의 대화로 올바른 것은?

가. 자신이 하고 싶은 말은 1분만 한다. 나. 2분 동안은 상대의 말을 들어준다. 다. 상대의 말에 3번 맞장구 쳐준다. 라. Two eyes, Two ears, Only one mouth

① 가, 다 ② 나, 라 ③ 가, 나, 다 ④ 가, 나, 다, 라

【문 13】 커뮤니케이션에서 가장 중요한 것은?

① 읽기 ② 말하기 ③ 쓰기 ④ 듣기

[해설] '어떤 말을 할까' 보다는 '어떻게 말할 것인가'를 고민해야 하는데, 고객 상담시에는 고객의견을 충분히 듣고, 의견을 수렴하면 공감대를 형성할 수 있는 대답도 찾을 수 있다.

해답

10. ① 11. ④ 12. ④ 13. ④

【문 14】 다음 중 고객을 배웅할 때의 매너로 <u>틀린</u> 것은?

① 주차문제나 교통편에 대해 잘 안내하고 조치해 드린다.
② 고객과 헤어지자마자 급히 등을 돌려 자리에 빨리 앉는다.
③ 시간이 많이 소요되었다 해도 배웅할 때까지는 여유 있게 응대하도록 한다.
④ 업무가 끝나고 고객과 헤어질 때는 용건이 잘 처리 되었는지, 미흡한 점은 없는지 확인한다.

[해설] 방에서 나올 때에도 되도록 바로 돌아서서 등을 보이지 말고, 배웅을 할 때에도 고객보다 먼저 돌아서 들어오는 것은 예의에 어긋난다.

【문 15】 자신의 성공을 위해서도 우리는 여러 부분에 걸친 매너를 알고 행동해야 한다. 멋있는 직장인이 되는 법 10가지 내용 중에서 <u>잘못</u> 짝지어진 것은?

① "할 수 있습니다."라고 말하는 긍정적인 사람
② "제가 하겠습니다."라고 말하는 수동적인 사람
③ "이렇게 하면 어떨까요?"라고 말하는 협조적인 사람
④ "기꺼이 해 드리겠습니다."라고 말하는 헌신적인 사람

【문 16】 다음에서 서는 자세에 대한 설명으로 <u>틀린</u> 것은?

① 무릎에 힘을 주어 붙인다. 배는 안으로 당기는 힘을 준다. 등은 곧게, 가슴은 편다.
② 몸의 중심을 잘 잡고 발의 뒤꿈치를 붙이고 두 다리를 붙여 선다.
③ 남자는 양발을 30°, 여자는 45°정도 벌리고 선다.
④ 손은 공수자세를 취하거나, 손가락을 가지런히 모아 양옆에 자연스럽게 내린다.

【문 17】 전화를 받을 때의 매너로 <u>틀린</u> 것은?

① 수화기는 왼손으로 들고 오른손은 메모할 준비를 한다.
② 상대방의 말을 충분히 경청하고 통화내용은 간단명료하게 한다.
③ 신호는 충분히 울리고 나서 받는다.
④ 밝은 표정으로 발음은 정확하고 목소리는 명랑하게 한다.

[해설] 신호음이 3번 울리기 전에 전화를 받아야 한다.

해답

14. ② 15. ② 16. ③ 17. ③

【문 18】 전화응대에 적절한 표현으로 바꾼 것으로 <u>틀린</u> 표현은?

① 오래 기다리셨습니다. → 전화 돌려드리겠습니다.

② 왜 찾으십니까? → 무슨 일로 그러십니까?

③ 헷갈리게 해서 죄송합니다. → 혼돈을 드려서 죄송합니다.

④ 다시 걸어 주세요 → 죄송하지만 다시 걸어 주시겠습니까?

[해설] "전화 돌려드리겠습니다." → "연결해드리겠습니다."로 표현하는 것이 적절하다.

【문 19】 다음 중 호칭을 사용하는데 갖추어야 할 내용이 <u>아닌</u> 것은?

① 되도록 친근한 표현이 필요하다.

② 친절과 봉사의 마음이 필요하다.

③ 우애와 믿음이 필요하다.

④ 신뢰하고 존경하는 마음이 필요하다.

[해설] 친근함을 표현하기 위해 자칫 반말이나 속어를 사용하게 되면 응대고객은 물론, 동반고객이나 대기 중인 다른 고객에게 불쾌감을 줄 수 있다.

【문 20】 다음 중 말하기 올바른 자세는 어떤 것인가?

가. 대화 시 항상 자신의 행위와 반응에 대해 책임을 지지 않아도 된다. 나. 고객과 눈높이를 맞춘다. 다. 말의 양과 질, 그리고 시간을 감안한다. 라. 말을 들어주는 사람의 언어적 태도만 확인한다.

① 가, 다　② 나, 다　③ 다, 라　④ 가, 나, 다

【문 21】 다음 중 대화태도의 5가지 원칙이 <u>아닌</u> 것은?

① 상대방을 바라본다.

② 긍정적인 생각을 갖는다.

③ 바른 자세를 갖는다.

④ 자신의 의견을 주도적으로 피력한다.

[해설] 대화할 때 중요한 것은 '말하기' 보다 '듣기'이다. 1번 말하고 2번 들으라는 말처럼 대화는 긍정적으로 상대의 말을 경청하는 것부터 시작된다.

해답

18. ①　19. ①　20. ②　21. ④

【문 22】 인사에 있어서 공수자세에 대한 설명으로 틀린 것은?

① 동쪽이 양이기 때문에 남자는 왼손이 위이다.
② 제사에서는 평상시와 반대로 한다.
③ 배꼽보다 조금 아래 손을 위치한다.
④ 흉사 시에는 평상시와 반대로 남자는 왼손이 위로가게 두 손을 포개 잡는다.

[해설] 공수자세는 남자는 왼손이 위로, 여자는 오른손이 위로 가게 두손을 포개 잡은 자세를 말한다. 흉사시에는 이를 반대로 한다.

【문 23】 다음에서 꼴불견 인사가 아닌 것은?

① 먼저 하는 인사
② 고개만 끄덕이는 인사
③ 허둥대는 인사
④ 지나치게 큰 소리로 하는 인사

[해설] 지나치게 큰 소리로 인사말을 하게 되면, 인사가 장난스럽게 느껴질 수도 있다.

【문 24】 인사의 기본자세에 대한 설명이다. 옳지 않은 것은?

① 고개 – 반듯하게 한다.
② 표정 – 밝고 부드러운 미소를 짓는다.
③ 턱 – 턱을 내밀고 약간 높인다.
④ 시선 – 신념과 애정을 담아 상대의 눈을 본다.

【문 25】 인사는 마음을 열어 상대방에게 다가가는 적극적인 자기표현이다. 다음 중 인사에 대한 설명으로 옳은 것은?

가. 인사는 인간관계의 기본이며, 밝고 명랑한 인사의 표현은 사람과 사람 사이의 윤활유 작용을 한다.
나. 인사는 서로 주고받는 것이다.
다. 중요한 것은 인사를 하는 사람의 표정과 자세에 진정한 마음이 실려 있느냐 하는 것이다.
라. 상대방을 위하기보다는 나 자신을 위한 것이다.

① 가, 나, 다 ② 가, 다, 라 ③ 나, 다, 라 ④ 가, 나, 다, 라

해답
22. ④ 23. ① 24. ③ 25. ④

【문 26】 다음은 미소의 효과 중 무엇에 대한 설명인가?

> 웃음은 수많은 고객을 상대하는 고달픈 상황에서도 그것을 극복할 수 있는 활력을 불어 넣어준다.

① 감정이입 효과　　② 호감을 갖는 효과
③ 신바람 효과　　④ 건강증진 효과

【문 27】 다음 중 웃음의 효과가 <u>아닌</u> 것은?

① 호감을 갖는 효과　　② 건강증진 효과
③ 신바람 효과　　④ 진정시키는 효과

【문 28】 다음 괄호 ( )에 들어갈 수 있는 적당한 내용으로 옳게 짝지어진 것은? 2

> 앨버트 매라이언 교수에 의하면 사람들은 어떤 것에 대한 인식을 할 때,
> ( ) 55%, ( ) 38%, ( ) 7%를 활용한다고 한다.

① 청각적 효과, 시각적 효과, 대화의 내용
② 시각적 효과, 청각적 효과, 대화의 내용
③ 언어적 효과, 청각적 효과, 시각적 효과
④ 시각적 효과, 언어적 효과, 청각적 효과

[해설] 첫인상에 영향을 주는 요소는 시각적인 것이 효과가 가장 크고, 다음은 목소리가 효과가 크며, 그 다음은 언어적 효과, 즉 대화의 내용이다.

【문 29】 다음은 표정에 대한 중요성을 설명한 것이다. 해당된 내용을 고르시오.

> 가. 표정의 이미지에 많은 영향을 준다.
> 나. 호감을 주면 배로 돌아온다.
> 다. 표정과 외모는 크게 영향을 주지는 않는다.
> 라. 첫인상은 3~4초 동안에 80%가 결정된다.

① 가, 나　　② 다, 라　　③ 가, 나, 라　　④ 가, 나, 다, 라

해답

26. ③　27. ④　28. ②　29. ③

【문 30】 이미지 메이킹의 5단계에 해당하는 것은?

가. 자신을 알라(Know Yourself) 나. 자신을 개발하라(Develop Yourself) 다. 자신을 팔아라(Market Yourself) 라. 자신에게 진실하라(Be Yourself)

① 가, 나 라 ② 가, 나 다, 라 ③ 가, 나 ④ 가, 다

【문 31】 환자응대 시 매너의 마인드로 맞는 것은?

① 환자의 성별이나 연령, 직업, 지위 등을 구별하여 존댓말을 사용한다.
② 진지한 표정과 엄격한 옷차림 등으로 신뢰를 얻는다.
③ 전문적 용어를 사용하여 프로답게 보인다.
④ 양해를 구하지 않은 채 기다리게 하지 않는다.

【문 32】 다음 중 앉아서 대기할 때의 자세를 잘못 설명한 것은?

① 대기할 때는 가끔 고객은 의식하지 않고 직원끼리 대화를 나눌 수 있다.
② 책상과 윗몸 사이에 주먹 한 개 들어갈 정도로 하고 의자의 등받이에 허리뼈가 닿도록 바로 앉는다.
③ 팔짱을 끼거나 다리를 꼬는 것, 무릎을 떠는 행위는 삼간다.
④ 기침, 재채기 소리가 나지 않게 손수건을 미리 준비하여 하품을 하는 것은 고객을 맞을 준비가 안 되어 있는 것처럼 보이므로 조심한다.

【문 33】 병원 내에서 상대방을 부를 때에는 병원의 전문적인 이미지를 잘 나타내는 호칭을 사용하는 것이 좋다. 병원 내에서 본인에 대한 호칭을 사용하는 경우가 아닌 것은?

① 상대가 연상이거나 상사인 경우
② 상대가 연하이거나 동급인 경우
③ 상대에게 본인을 소개할 경우
④ 상대가 여성인 경우

해답

30. ② 31. ④ 32. ① 33. ④

【문 34】 다음은 커뮤니케이션(Communication)에 대한 설명이다. 옳지 <u>않은</u> 것은?

① 커뮤니케이션은 다른 사람의 메시지를 받아들이고 이해하는 행동양식을 의미한다.

② 불만요소들은 사전에 예방할 수 없다.

③ 불만발생 시 고객의 불만을 해결할 수 있는 가장 근본적인 열쇠가 된다.

④ 고객으로 하여금 그들이 제공받는 제품이나 서비스에 대해 신뢰성을 가지고 적극적으로 다가설 수 있도록 유도 할 수 있다.

【문 35】 다음 중 다양한 사람을 소개하고, 소개받을 때 지켜야 할 에티켓이 <u>아닌</u> 것은?

① 신분이나 사회적 지위가 높은 사람에게 먼저 소개하고 어느 쪽이 윗사람인지 분명치 않을 때에는 소개를 요구한 사람을 상대방에게 소개한다.

② 소개를 받는 사람과 소개되는 사람 모두 일어서 서는 것이 원칙이다.

③ 자기소개를 할 때는 이름만 말하고, 성은 말하지 않는다.

④ 상대방이 인적사항을 물을 때는 분명하게 대답한다.

【문 36】 악수는 조화를 잘 이루어야 상대방의 마음을 사로잡을 수 있다. 악수할 때 4가지 조화 요소가 <u>아닌</u> 것은?

① 고개를 끄덕이는 횟수　② 손을 흔드는 횟수

③ 손을 잡는 강도　④ 눈의 마주침

【문 37】 다음은 에티켓과 매너에 대한 설명이 <u>잘못된</u> 것은?

① 위 사람을 만나 인사를 해야 하는 것은 매너이다.

② 얼마나 올바른 방법으로 인사를 하느냐 하는 것은 에티켓의 문제이다.

③ 에티켓과 매너는 기본적으로 상대방을 배려하고 존중하는데 근거를 두고 있다.

④ 매너는 얼마나 세련되고 품위 있는 방식으로 행동하는가를 중시한다.

[해설] 에티켓은 반드시 지켜야 하는 것이고, 매너는 좀 더 품위있게 행동하는 방법이다.

【문 38】 다음에서 정중인사를 하는 경우?

① 상사에게 인사할 경우　② 복도나 화장실을 지나칠 경우

③ 고객에게 실수하였을 경우　④ 이웃 사람들을 만날 경우

[해설] 정중한 인사는 45°로 하는 인사로 진심어린 감사, 사죄 등을 표현할 때 하는 인사이다.

해답

34. ② 35. ③ 36. ① 37. ② 38. ③

【문 39】 다음 중 보통 인사(보통례)에 대해서 설명한 것은?

① 시선은 상대방을 주시하면서 하는 인사이다.

② 고객을 맞이할 때 상체를 45° 정도 숙여 인사하는 것이다.

③ 고객을 맞이할 때 상체를 30° 정도 숙여 인사하는 것이다.

④ 감사해야 할 상황이나 사고해야 할 상황에 하는 인사이다.

【문 40】 다음에 첫인상에 대한 내용으로 틀린 것은?

① 상대방에게 주는 편견과는 상관이 없다.

② 시각적인 부분이 가장 크게 영향을 미친다.

③ 처음 봤을 때의 감각적인 느낌이다.

④ 겉으로 보여주는 것만으로도 첫인상을 심어줄 수 있다.

[해설] 초두효과(Primacy effect)란 먼저 입력된 정보가 나중에 입력된 정보보다 인상(이미지)형성에 강력한 영향을 미친다는 것으로 한마디로 첫인상을 말한다. 즉, 처음 봤을 때 부정적 이미지를 받았다면, 그것을 긍정적 이미지로 변화시키려면 그 반대의 경우보다 몇 배 노력이 더 필요하다.

【문 41】 "이미지 메이킹을 통해 자신에 대한 관심과 사랑이 높아지고 이미지의 변화를 통해 자신감을 갖게 되어 자긍심이 높아진다." 이미지 관리 과정에서 어떤 단계에 내용인가?

① 내면의 이미지를 찾고 관리하는 단계

② 이미지 컨셉을 결정하는 단계

③ 자신의 이미지를 점검하는 단계

④ 좋은 이미지를 형성하는 단계

【문 42】 전화를 받을 때 응대법 중 맞지 않은 것은?

① 중요한 내용은 따라해 봄으로써 재확인한다.

② 전화는 오른손으로 받는 것이 업무하기 편리하다.

③ 전화벨은 3번 울리기 전에 받는다.

④ 마무리 인사는 경우에 따라 적절하게 한다.

해답

39. ③ 40. ① 41. ① 42. ②

【문 43】 다음 중 이미지 관리과정의 4단계가 순서에 맞게 배열한 것은?

가. 자신의 이미지를 점검하는 단계 나. 좋은 이미지를 형성하는 단계 다. 이미지를 내면화하고 관리하는 단계 라. 이미지 컨셉을 결정하는 단계

① 가, 나, 다, 라
② 라, 가, 나, 다
③ 라, 다, 가, 나
④ 가, 라, 나, 다

해답

43. ④

Ⅲ. 의료서비스의 이해와 마케팅

제1장 의료서비스의 이해
제2장 병원 마케팅

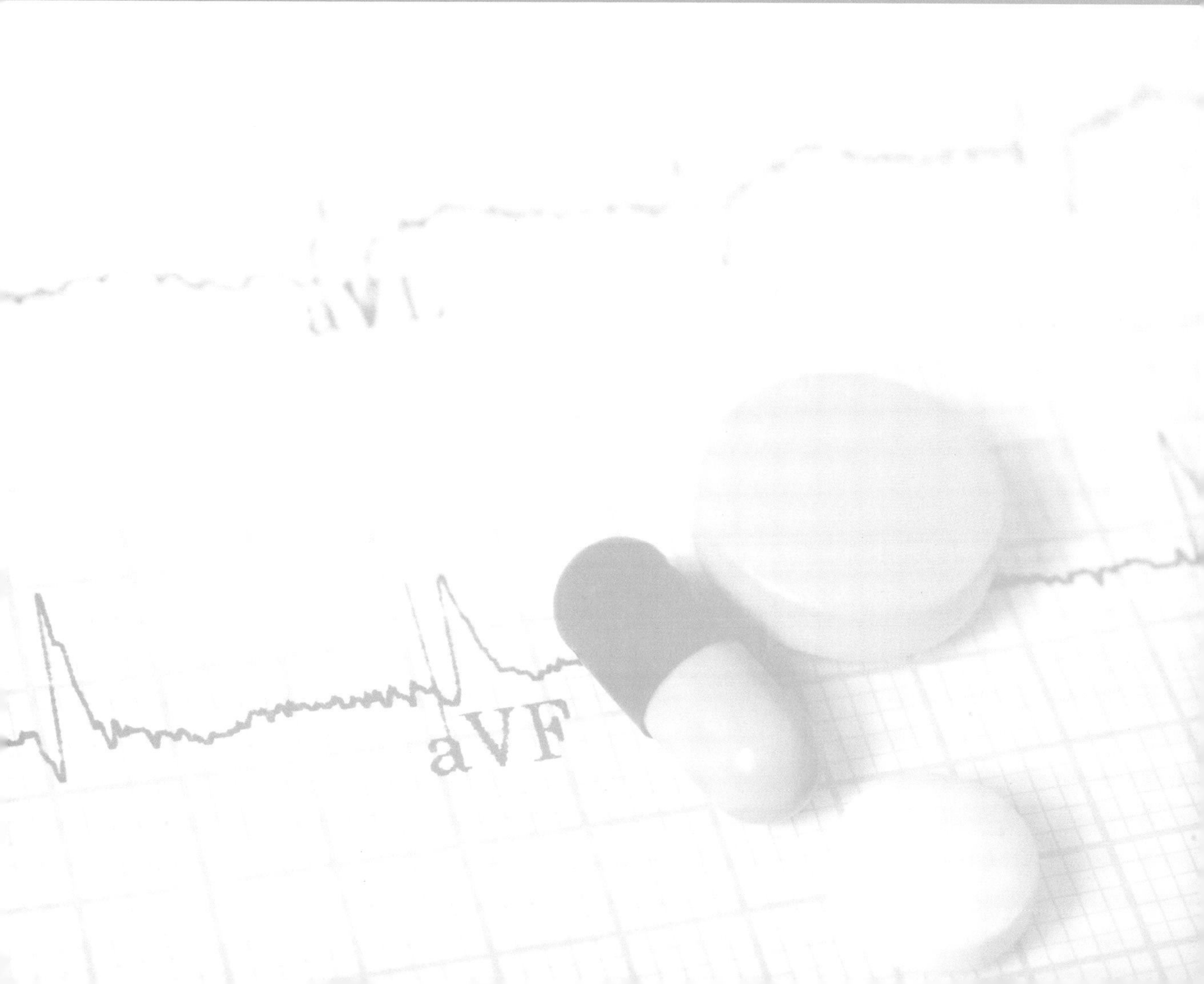

1장 의료서비스의 이해

1. 서비스

1) 서비스의 개요

사람들은 소득이 증가함에 따라 소비 욕구가 다양해지기 때문에, 소비행태 역시 이를 반영하여 획일적인 형태에서 고객들 개개인적 특성을 고려한 맞춤형 소비로 변화하고 있다. 또한 고객들의 요구수준도 날로 높아져 보다 질적으로 향상된 서비스를 제공받기를 기대하기에 새로운 콘텐츠(contents)를 만들어내는 것이 오늘날 필수요소가 되고 있다. 이러한 소비행태 변화는 특히 서비스업에서 두드러지게 나타났고 그 중에서도 의료서비스에서 확연히 나타나고 있다.

서비스의 어원은 라틴어 세르부스(servus : 노예라는 의미)에서 유래된 말이다. 일반적 의미로 타인의 이익을 위하여 정신적 혹은 육체적 노동을 제공하는 행위를 말한다. 즉, 서비스는 마음과 행동이 함께 이루어져야 하며 또한 제공되는 서비스는 기본적으로 고객의 욕구를 충족시킬 수 있어야 한다.

서비스(Service)의 핵심자세는 다음과 같다.

단 어	의 미
S (Sincerity)	미소(smile), 신속(speed), 성의(sincerity)의 3S가 넘치는 서비스
E(Energy)	활력이 넘치는 서비스
R (Revolution)	언제나 새로운 것을 제공하는 신선한 서비스
V (Valuable)	가치 있는 서비스
I (Impressive)	감동을 주는 서비스
C (Communication)	의사소통이 되는 서비스
E (Entertain)	환대하는 서비스

2) 서비스의 종류

일반적으로 고객에게 제공되고 있는 서비스는 한 개의 서비스가 아닌, 여러 가지 서비스 구성요소들이 결합되어 하나의 총체적인 서비스로 제공되는 경우가 많다.

구성요소에는 정신적 서비스, 태도적 서비스, 기능적 서비스, 희생적 서비스 등이 있으며, 이러한 서비스의 구성요소는 복합적으로 거의 동시에 발생하게 되므로 서비스의 종류를 구분하기보다는 여러 가지 종류의 서비스를 얼마나 조화롭게 제공하는가가 더욱 큰 과제이다.

(1) 정신적 서비스

정신적 서비스는 자기의 이익을 생각하기 전에 다른 사람에 대한 공헌을 중시하고 그 결과로서 서비스 제공자가 이익 또는 만족이라는 대가를 얻을 수 있는 서비스이다. 즉, 서비스제공과 동시에 고객을 따뜻하게 맞이하려하는 기본적인 마음 등이 여기에 속한다.

(2) 태도적(환경적) 서비스

태도적 서비스는 점포시설, 진열 장식, 조명, 냉난방 등의 물적 환경요소와 고객을 대할 때의 표정(facial expression), 언어 표현(expression), 몸가짐, 행동이나 태도 등의 인적 환경요소에 의해 서비스 제공자에게 평가 받는다. 일반적으로 태도적 서비스는 백화점이나 골프장 등에서 중요도가 높다.

(3) 기능적(업무적) 서비스

기능적 서비스는 눈에 보이지 않는 무형의 상품, 그 자체가 하나의 일로써 가치의 대상이 되는 서비스로 좀 더 정확한 의미는 경제적 가치(교환가치)를 가지고 있어 그 대가를 지불함에 따라 획득할 수 있는 서비스이다. 기능적 서비스의 종류는 수리서비스, 정보서비스, 의료서비스 등이 있다.

(4) 희생적 서비스

희생적 서비스는 특정한 유형이나 무형의 물건을 아주 낮은 가격이거나 아니면 무료로 제공하는 기업의 희생적인 행위에서 비롯되는 서비스이다. 이것은 기업에서 영업정책의 하나로 사용하여 본래의 서비스개념에 포함되지 않는 경우도 있다.

3) 서비스 상품

(1) 서비스 상품의 구성

서비스 상품의 구성에는 핵심서비스와 보조서비스가 있다.

① 핵심서비스

핵심서비스는 서비스 상품을 구매하려는 고객의 본질적인 욕구를 충족시키기 위한 서비스이다. 즉, 서비스 존재의 이유라고 설명된다. 예를 들면 각종 교통수단을 이용하여 정확한 시간내 목적한 곳에 안전하게 도착하는 것, 충치가 심하여 치과의원을 내원하여 발치(이 뽑기)함으로써 육체적 혹은 정신적 고통을 경감시키는 것 등이 핵심서비스이다.

과거에는 주로 핵심서비스에만 초점을 맞추었으나 경쟁업체가 나타남에 따라 핵심서비스는 모방과 서비스 품질의 비 차별화, 그리고 가격의 평준화 등으로만 차별화를 이룰 수 없게 되었다. 그래서 보조서비스가 차별화 원동력으로 때로는 경쟁무기로 등장하게 되었다.

② 보조서비스

보조서비스는 핵심서비스 이용을 편하게 하거나 그 내용을 확장시켜주는 서비스이다. 예를 들어 비행기내에서 제공받는 식사나 음료서비스, 그리고 내원한 병원에서 진료 후 치료비에 대한 상세한 설명과 치료 후 주의 사항 설명을 해 주는 것 등이다. 이러한 보조서비스의 특성은 핵심서비스를 더욱 부각시키고 고객이 재 구매를 하도록 촉진시키는 역할을 수행한다.

(2) 서비스 상품의 분류

서비스 상품의 분류는 여러가지 기준으로 할 수 있다. 그 중 하나가 고객의 인지도에 따른 서비스 상품을 분류하는 방법으로 이는 편의서비스(convenience service)상품, 선매서비스(shopping service)상품, 전문서비스(specialty service)상품으로 나눌 수 있다.

이 방법은 구체적으로 고객이 서비스 상품을 구매할 때 어떠한 분류기준이 있으며, 원하는 상품을 구매하기 위한 고객의 시간 및 노력, 그리고 관여하는 정도가 어느 정도인가?로 분류하는 것이다.

① 편의서비스(convenience service) 상품

편의서비스 상품은 일반적으로 구매자들이 서비스 상품선택에 최소한의 쇼핑 노력만을 들여 구매하는 서비스로 혹 잘못된 상품선택에 있어서도 위험성이 낮아 대체서비스에 대한 수용도가 높은 편이다. 하지만 서비스 상품 종류 중에서 단골고객을 유치하기가 가장 어려운 단점도 있다.

예를 들면 편의점, 서점, 관공서 등이 있다.

② 선매서비스(shopping service) 상품

고객이 구매하려는 서비스 상품에 대하여 경쟁 서비스와 질적인 차이가 무엇인지 비교하고, 때로는 정보를 탐색하여 구매하고자 하는 상품 선택에 상당한 노력을 기울이는 서비스를 선매서비스 상품이라 한다. 이러한 구매자의 욕구를 충족시켜주기 위하여 선매서비스 상품 제공자에게는 다양한 정보제공 및 촉진활동을 통해 잠재고객을 찾는데 많은 노력이 요구된다.

예를 들면 미용실, 피부 관리실 등이 있다.

③ 전문서비스(specialty service) 상품

고객은 전문서비스 상품을 구매하여야 할 경우 경쟁업체와 비교할 수 없는 특별함 때문에 고객의 충성도가 높은 상품이다. 하지만 전문서비스 상품을 잘못 구매하였을 경우 그에 따른 위험성이 높고, 서비스 상품을 구매하기 위하여 많은 노력과 비용이 요구되는 경향이 있다.

예를 들면 콘서트, 법률사무소, 의료서비스 등이 있다.

(3) 고객 측면의 서비스 상품의 분류

서비스 상품 구매시 고객 측면에서 상품을 분류하면 다음과 같다.

[구매시 서비스 상품별 정도]

구분	인식된 위험의 정도	구매 노력 정도	고객 관여 정도
편의서비스상품	낮음	낮음	매우 낮음
선매서비스 상품	높음	중간	높음
전문서비스상품	높음	높음	매우높음

4) 서비스 품질

서비스 품질에 대하여 Lewis와 Booms(1983)은 인도된 서비스수준이 고객의 기대(expectation)와 얼마나 잘 일치하는가의 척도(measure)라고 정의하였으며, Gronroos(1984)는 소비자에 의해 주관적으로 인식되는 품질, 이를 객관적인 품질과 구별하기 위해 '인지된 서비스 품질'로 정의하여 서비스 품질은 소비자의 지각(perception)된 서비스와 기대(expectation)한 서비스의 비교평가의 결과이며 기술적 품질, 기능적 품질, 이미지와 같은 세 변수와 함수관계에 있다고 주장하였다.

Parasuraman, Zeithaml and Berry(1985) -이하 PZB - 에 의하면 진실의 순간(moment of truth)이라고 알려져 있는 고객 접촉 순간에 서비스에 대하여 만족 혹은 불만족을 평가하는 서비스 품질 과정에서 기업이 제공해야만 한다고 느끼는 소비자의 기대와 제공한 서비스에 대한 소비자들의 지각의 차이라고 말한다.

많은 기업들이 양질의 서비스를 지향하고, 고객기대치의 만족도 정도에 따라 서비스 품질의 성패가 좌우된다.

그 중 서비스 품질 기준 개념으로 Garvin은 5가지로 규정하고 있다.

① 선험적(transcendant) 품질 관점 : 모든 경험에 앞서서, 인식의 가능성으로 절대적인 품질의 우수성을 이해하는 관점이다.

② 제품기준(product-based) 관점 : 품질 규정을 측정 가능한 변수로 보며, 품질의 차이는 제품이 가지고 있는 수많은 속성이나 요소의 차이를 반영하는 것으로 객관적인 입장에서 평가하는 관점이다.

③ 사용자기준(user-based) 관점 : 제품을 사용하는 고객의 요구와 욕구 그리고 기대 사항을 만족시키는 능력으로 품질을 주관적으로 이해하는 마케팅적 견해이다. 이 견해는 고객 개개인의 관점에 따라서 다르게 평가될 수 있다.

④ 제조기준(manufacturing-based) 관점 : 일반적으로 공급 지향적이어서 품질은 엔지니어 및 생산과정의 산물로 내부적으로 결정된 규격에 일치되는 전통적인 기준이다.

⑤ 가치기준(value-based) 관점 : 가치 및 가격을 품질 정의에 통합시켜 소비자가 지불할 수 있는 한도 내에서 최고의 양으로 볼 수 있다.

2. 의료서비스

1) 의료 환경의 변화

우리나라에 건강보험이 도입되면서 의료산업에 가장 크게 영향을 미친 것은 의료에 대한 경제적 접근도를 향상시킨 것이다. 하지만 전 국민 의료보험제도의 확충과정에서 의료계는 기회와 위기를 맞이하게 되었고, 의료산업의 급성장과 의료수요(Demand for Medical Care)자의 기대치가 높아져 가는 것에 의료계에서는 '경쟁력 제고'라는 큰 부담을 안게 되었다. 경쟁력의 확보가 관심사로 부각되고 있는 의료계는 '전략적 경영'이라는 개념을 병원경영에 도입할 필요성이 더욱 높아졌다.

> **의료 환경의 변화**
>
> 첫째, 전 국민 의료보험제도(2000년 건강보험으로 용어변경) 도입으로 공급자 중심시장에서 이용자 중심 시장으로 보건의료시장의 구조가 전환
>
> 둘째, 의료수요자의 병원에 대한 기대치가 높아짐에 따른 고객의 기대를 충족시켜 줄 수 있는 병원을 선호하는 환경으로 변화
>
> 셋째, 병원의 대형화 규모

2) 의료서비스의 개념

Evans and Barry(1984)는 의료 서비스(health care service)는 의료 본질적 행위인 진단, 진료(처방 및 투약)뿐 아니라, 의료행위로 인해 부가적으로 생성되는 의료외적 행위들을 개념화한 것이며, 사람을 수혜 대상으로 하는 유형적 행위로서 지적 전문업을 의미한다고 했다.

Fetter와 Freeman(1986)은 의료서비스를 의료소비자들에게 제공되는 중간적 생산물로 인식하였으며, X-ray, 약물치료, 실험 및 처치결과 등과 같은 특정 상품 및 서비스에 대하여 언급하였다.

병원마케팅에서 의료서비스의 의미를 김유경(1999)은 치료중심의 환자라는 협의의 의미를 벗어나 건강을 유지, 관리하려는 거시적인 측면에서 소비자들의 욕구를 충족시켜줄 수 있는 의료서비스를 제공과 최선의 의료서비스를 제공받고자 하는 수요로 설명될 수 있다고 했다.

정리해 보면, 의료서비스란 전문서비스로서 고도의 전문교육을 거쳐 일정한 자격 또는 면허를 취득한 전문가들이 행하는 진료행위의 과정 내지 시스템을 말하는 것으

로 질병에 걸리지 않게 하는 예방적 처치와 함께 질병을 치료하는 행위 모두를 포함한다.

의료서비스에서 3가지 핵심은 Cost(의료비용), Access(접근성(권)), Quality(질)이다. 국가별로 핵심요소는 차이가 있으며, 예를 들면 영국에서는 Cost가 가장 중요시되어 Access나 Quality에 대한 인식은 낮고 미국은 가격, 즉 Cost에 의해 Access나 Quality가 영향을 받는다. 가까운 일본은 Access가 가장 중요시되긴 하나 Quality나 Cost의 인식 또한 높은 편이다.

3) 의료서비스 단계

과거 중 대형 종합병원에서 의료서비스를 받는 고객(환자)는 많은 시간과 노력을 해야만 했다. 채혈은 1층에서 X-ray는 2층에서, 진찰은 또 다른 곳에서… 의사는 간단한 진찰 후 검사 처방, 그리고 예약까지 하려면 많은 시간과 이동을 감수해야 하는 경우가 대부분이었다. 만약 검사를 했다면 7~10일 후 다시 결과를 보러 오라고 한다. 그리고 검사결과가 수술을 요하는 경우에는 입원 신청을 하고, 또 다시 대기해야 하는 경우가 적지 않았다.

의료서비스는 서비스공급자(의료기관)와 의료이용자(환자)와의 거래를 하는 시점을 기준으로 서비스단계를 분류할 수 있다. 사전 서비스(Before Service)와 제공시점 서비스(On Service), 사후 서비스(After Service), 3단계로 구분할 수 있다.

사전 서비스는 병원에 대한 정보수집에 따른 광고와 안내 등 고객이 병원에 직접 방문하여 의료서비스를 경험하기 전 까지의 서비스 단계를 말한다. 제공시점 서비스는 고객이 직접 경험하게 되는 서비스로 의사의 진찰, 검사 등이 이 단계에서 이루어진다. 마지막으로 사후 서비스는 병원에서 서비스를 경험한 사람을 대상으로 서비스에 대한 평가를 확인하고 만약 불만사항이 있다면 문제를 해결하거나 이후 서비스에 대해 안내하는 등의 행위가 포함된다. 병원에서는 진료 후 경과나 퇴원 후 안부를 묻는 해피콜, 정기검진을 위한 리콜, 고객의 소리로 접수된 불만사항에 대한 피드백으로 전화로 경과를 알려주는 등의 사후 서비스로 행할 수 있다.

4) 의료서비스의 특징

기존 마케팅은 형태가 있는 제품을 중심으로 발전하여 왔다. 하지만 병원에서 이루어지는 의료서비스는 약 70%의 제품과 30%의 서비스로 구성되어있다. 서비스는 제품하고는 다른 무형성, 이질성, 비분리성, 소멸성이라는 독특한 특성을 가지고 있다.

[의료서비스의 기본적 특징]

종류	문제점	해결방법
무형성	- 저장불가능 - 특허를 통한 서비스 보호 불가능 - 진열 및 커뮤니케이션 불가능 - 모호한 준거가격 - 표본추출의 어려움	- 물리적 증거 제시(의료시설, 인테리어, 장비, 스텝들의 복장 및 태도 등) - 인적자원을 활용한 정보제공 - 구전 커뮤니케이션의 활성화 - 독창적인 병원이미지 창출 - 고객 접촉빈도 강화 - 제공되는 서비스 효과와 이익 강조 - 구매 후 커뮤니케이션 지속
이질성	- 표준화의 어려움 - 서비스 품질 관리의 통일화, 통제화 어려움	- 서비스의 표준화 - 패키지 서비스 상품 개발 - 서비스의 기계화 강화 - 맞춤식 서비스 실행
비분리성	- 서비스 생산에 고객의 참여 필수 - 직접 판매만이 가능 - 집중적인 대량 생산 불가능	- 직원 선발 및 교육에 중점 - 서비스 공급자의 자동화 강화 - 고객관리의 체계화필요 - 병원 네트워크와 같은 다수의 점포 입지전략 필요
소멸성	- 보관불가능 - 재판매 불가능 - 수요 및 공급 균형의 어려움	- 수요와 공급의 관리 - 수요변동에 대한 대비

(1) 의료서비스는 무형적이다(무형성 : intangibility)

의료서비스는 무형의 상품이므로 구매 이전에 제품을 경험하는 것은 물론, 형체가 없어 만질 수도 없고, 볼 수도 없다. 예를 들어, 환자는 수술 성공 여부를 미리 알아볼 수 없기에 의사의 명성이나 자신에게 보여준 관심, 그리고 수술 후에도 의사의 소견을 듣고 수술결과를 평가하게 된다. 따라서 병원은 신뢰도나 이미지가 마케팅에 큰 영향력을 지닌다.

- 서비스의 가시성과 편익성 강조
- 의료인의 인지도 높임

(2) 의료서비스는 이질적이다(이질성 : variability)

의료서비스는 같은 내용의 서비스일지라도 제공하는 사람, 시간, 장소에 따라서 서비스 품질이 달라질 수 있다. 같은 직원이 행하는 같은 서비스라 하더라도 시간과 고객의 상황에 따라 품질의 결과는 달라질 수 있다.

의료서비스의 대부분이 인적요소에 의존하기 때문에 제공자가 얼마나 숙련된 기술과 전문성을 겸비하고 있는가에 따라서 고객 기대와 실제 성과와의 불일치가 발생할 수 있다.

- 진료지침서 개발
- 첨단 의료장비를 활용한 정확하고 객관적인 진단 능력 강화

(3) 의료서비스에서 생산과 소비는 분리될 수 없다(비분리성 : inseparability)

의료서비스는 서비스를 제공하는 자와 제공받는 자가 같은 장소, 같은 시간에 함께 있어야만 서비스가 이루어지게 된다. 또한 서비스를 받는 사람의 적극적인 협조가 필요한 작업이다. 그렇기 때문에 서로에 대한 존중과 이해가 절실히 요구된다.

- 고객 지향적인 사고와 함께 고객 중심적인 서비스 제공

(4) 의료서비스는 생산과 동시에 소멸된다(소멸성 : perishability)

일반 서비스는 상품량을 결정할 때 예상되는 수요층을 우선 고려한다. 예를 들어 여름철 음료의 수요량을 예상하여 제품을 확보한 후, 팔릴 때까지 창고에 보관하고 남는 상품은 재고로 남겨둔다. 그러나 의료서비스는 그와 같이 적용되지 않는다. 의료서비스는 고객을 예상할 수도 없으며 고객이 찾지 않으면 가치를 발휘하지 못하고 소멸되므로 재고로 저장이 안 되는 특징이 있다.

- 수요가 집중되는 시간대 관리(예. 시간대별 차별 인원, 작업효율증진)

5) 의료서비스의 품질

(1) 의료서비스 품질 개요

일반적인 서비스 상품은 무형재(無形財)와 유형재(有形財)로 구분할 수 있다. 유형의 상품인 경우 품질을 정의하기 쉬우나 병원의 서비스는 상호작용하는 행위이면서, 그 결과가 질병의 치료이기에 서비스 품질을 측정하는 기준은 무형자산인 의료품질이 된다.

그러므로 의료품질은 곧 의료의 질이 되며, 의료소비자에게는 서비스에 대한 '고객만족도'가 평가의 척도가 되며, 보험자(국민건강보험공단)는 '의료서비스의 지불' 타당

성에 의해 의료의 질을 평가한다. 그리고, 의료기관은 과거와는 다른 형태의 진료분야 특화와 차별화된 서비스로 고객에게 양질의 의료를 제공함으로써 고객만족을 이끌 수 있게 되었다.

양질의 의료는 접근성, 품질, 지속성, 효율성 측면이 다 충족된 상태를 말하는 것으로 의료소비자인 고객과 의료공급자인 병원과는 시각적은 다소 차이가 있을 수 있다.

일반적으로 의료공급자관점에서는 의료의 기술적 수준과 진료내용(technical care)에 의해 의료의 질을 주로 평가하는 반면, 의료소비자 관점에서는 치료 후 증상완화나 지속성, 의료공급자와의 커뮤니케이션(Communication) 등 접점에서 이루어지는 경험을 통하여 '의료의 질'을 평가하게 된다.

(2) 서비스 품질 측정 방법

서비스품질의 측정 방법으로 PZB(1988)은 서비스 품질의 개념을 정의한 후, 이것을 측정한 도구로서 SERVQUAL이라고 불리는 다항목 척도(multiple-item scale)를 개발하였다. 처음에는 서비스 품질 구성요소를 10개 차원, 97개 항목으로 구성하였으나 이후 실증적인 타당성의 척도 개발을 통하여 신뢰성, 응답성, 확신성, 공감성, 유형성의 5개 차원, 22개 항목으로 정리, 발전 시켰다.

병원들은 효과적인 포지션을 개발을 위하여 다음과 같은 서비스품질 5가지 차원을 고려할 수 있다.

신뢰성	다른 병원보다 진료비가 저렴하더라도 진료품질에 대한 신뢰감을 잃지 않는다면 의료기술&서비스를 믿을 수 있다.
응답성	"우리는 신속하게 고객을 도울 준비가 되어 있습니다."라는 자세로 서비스에 대한 고객의 요구에 적극적으로 반응하고 있다.
확신성	신뢰와 보증이 병원의 포지셔닝에 중요한 역할을 한다.
공감성	병원은 고객의 욕구에 관심을 두는 공감성으로 포지셔닝 할 수 있다.
유형성	편리한 주차장, 쾌적한 실내공간, 대기 중 고객을 위한 음료나 도서 등 고객 접점에서 병원을 포지셔닝 할 수 있다.

SERVQUAL은 서비스 기대와 서비스 경험을 구분하여 측정 한 후, 기대와 성과의 차이, 즉 격차(Gap)를 이용하여 서비스 품질(Quality)을 평가하는 가장 일반화 된 방법이다.

- 품질(Quality) = 기대가치(Expected Value) − 지각가치(Perceived Value)
- Q = (−) : 지각(P) 〈 기대(E) → 고객 불만족
- Q = (0) : 지각(P) = 기대(E) → 고객 만족
- Q = (+) : 지각(P) 〉 기대(E) → 이상적인 만족

종합문제

【문 1】 다음 중 서비스(Service)의 기본자세에 대한 설명이 아닌 것은?

① S의 의미는 smile, speed, sincerity의 3S가 넘치는 서비스이다.
② R의 의미는 활력이 넘치는 서비스를 의미한다.
③ I의 의미는 가치있는 서비스를 의미한다.
④ E의 의미는 환대하는 서비스를 의미한다.

【문 2】 다음 내용은 무엇에 대한 설명인가?

노예라는 의미에서 유래된 말로서, 현대적 의미는 「자기의 정성과 노력을 남을 위하여 사용한다.」는 의미를 갖는다.

① 배려 ② 서비스 ③ 친절 ④ 희생

【문 3】 의료서비스를 소비할 경우 소비자에게 3가지 중요한 포인트가 아닌 것은?

① 의료비용(cost) ② 접근성(access)
③ 품질(quality) ④ 변화(change)

【문 4】 업무 그 자체가 현실적인 일로써 성립하며, 보다 더 정확한 의미는 경제적 가치를 가지고 있어 그 대가를 지불함에 따라 획득할 수 있는 서비스는?

① 희생적 서비스 ② 정신적 서비스
③ 태도적 서비스 ④ 기능적 서비스

[해설] 서비스의 분류
기능적 서비스(경제적 서비스), 도덕적 서비스, 인적서비스, 정신적서비스, 태도서비스로 분류

【문 5】 특정의 유형재 또는 무형재의 물건을 아주 낮은 가격이나 아니면 무료로 제공하는 구체적인 서비스는?

① 정신적 서비스 ② 희생적 서비스
③ 태도적 서비스 ④ 기능적 서비스

해답

1. ③ 2. ② 3. ④ 4. ④ 5. ②

【문 6】 서비스 상품에 대한 설명으로 옳지 <u>않은</u> 것은?

① 핵심서비스는 고객의 주된 욕구를 충족시켜 주는 것이다.

② 보조서비스는 핵심서비스의 이용을 편리하게 해 주거나 그 내용을 확장시켜 경쟁시장에서 우위를 차지할 수 있도록 하는 원동력이다.

③ 핵심서비스 전문화만이 서비스차별화를 시도할 수 있다.

④ 보조서비스 예로 병원에서 진료절차의 간편화, 의료비의 편리한 지불제도 등이다.

[해설] 핵심서비스 전문화만으로는 시장에서 경쟁우위를 차지할 수 없으며 보조서비스의 차별화와 개발에 더욱 신경을 써야한다.

【문 7】 병원에서 예약을 잘 지켜주고 청구된 진료비에 대해 상세한 설명을 해주었다면 무슨 서비스에 해당 하는가?

① 편의서비스 ② 보조서비스 ③ 핵심서비스 ④ 선매선비스

[해설] 마케팅의 4P's에서 서비스 상품(Product)은 핵심서비스와 다양한 보조서비스로 구성됨

㉮ 핵심서비스란 고객의 본질적인 욕구를 충족시키기 위한 것을 말한다. 예를 들어 비행기를 타고 서울 → 뉴욕으로 가는 것 혹은 치과에서 충치로 인하여 치아를 뽑는 것 등이 핵심서비스이다.

㉯ 보조서비스란 핵심서비스의 이용을 편하게 하거나 그 내용을 확장시킨 것을 의미한다. 예를 들어 비행기로 목적지까지 가는 중 기내에서 음료를 제공하는 등의 기내 서비스를 보조 서비스라 한다.

【문 8】 서비스 상품의 분류 중 고객 관점에 의한 분류 기준으로 적당하지 <u>않은</u> 것은?

① 과거의 경험 ② 인식된 위험 ③ 구매 노력 ④ 고객의 관여도

[해설] 고객의 관점에 의한 분류기준 인식된 위험, 구매노력, 고객의 관여도

【문 9】 선매서비스 상품에 대한 고객이 상품을 구매하기까지 인지된 위험의 정도, 구매노력의 정도, 고객 관여의 정도를 옳게 나열한 것은?

① 높음, 중간, 높음 ② 높음, 높음, 매우 높음

③ 낮음, 낮음, 매우 낮음 ④ 낮음, 중간, 낮음

[해설] 구매시 서비스 상품별 고객관여의 정도 - 서비스 상품분류의 3가지

구 분	인식된 위험의 정도	구매 노력의 정도	고객 관여의 정도	예
편의서비스 상품	낮음	낮음	매우 낮음	우편, 편의점 등
선매서비스 상품	높음	중간	높음	피부관리실, 미용실 등
전문서비스 상품	높음	높음	매우 높음	법률사무소, 의료서비스 등

해답

6. ③ 7. ② 8. ① 9. ①

【문 10】 서비스 상품 성격에 따른 분류에서 사례가 올바르게 연결 된 것은?

① 선매서비스상품-피부미용실, 필름현상소, 미용실
② 편의서비스 상품-미용실, 편의점, 서점
③ 전문서비스 상품-의료서비스, 세무, 법률서비스
④ 편의서비스 상품- 관광서, 서점, 의료서비스

【문 11】 서비스 제공자와 고객이 거래를 하는 시점을 기준으로 나누었을 때 프로세스 단계가 아닌 것은?

① 사전 서비스 ② 제공시점 서비스
③ 사후 서비스 ④ 인사 서비스

【문 12】 전문서비스로서 의료서비스의 특성에 해당되지 않은 것은?

① 윤리적 법적제약성 ② 진료경험의 중요성
③ 제3자에 대한 책임성 ④ 낮은 진실성 품질

【문 13】 의료서비스의 특성 중 '가변성'을 극복하기 위한 방법으로 적절한 것은?

① 진료 예약 제도를 통해 고객 수요를 미리 어느 정도 알 수 있다.
② 병원홈페이지를 만들어 미리 서비스를 경험 할 수 있게 한다.
③ 고객 응대 매뉴얼을 만들어 직원들을 교육 훈련한다.
④ 환자가 병원에 와서 진료를 받아야만 서비스가 이루어진다.

【문 14】 임플란트 시술이 필요한 환자에게 치과의사는 비슷한 case의 성공적인 처치를 받았던 환자의 모습을 시각적 자료를 통해 보여줌으로써 환자에게 자신감을 주었다면 의료서비스 특성 중 무엇에 해당되는가?

① 동시성 ② 소멸성 ③ 무형성 ④ 가변성

【문 15】 의료서비스의 내용은 진찰이라고 하는 의료행위를 중심으로 소프트부분인 무형재와 하드부분인 유형재로 구성된다. 다음에서 유형재가 아닌 것은?

가. 약국	나. 투약	다. 간호	라. 검사

① 가 ② 가, 나 ③ 나, 다, 라 ④ 가, 나, 다, 라

해답

10. ③ 11. ④ 12. ④ 13. ③ 14. ③ 15. ③

【문 16】 서비스의 4가지 특성을 병원에 적용하였을 경우 올바르게 설명하지 않은 것은?

① 병원의 서비스는 무형적이다. 진료서비스라는 것이 형태를 가지고 있는 것은 아니다.

② 병원서비스는 저장성이 있다. 의료서비스는 저장이 가능하므로 서비스의 재고를 활용할 수 있다.

③ 병원의 서비스는 이질적이다. 의사의 진료태도, 간호사의 태도는 사람마다 다르다.

④ 병원서비스는 생산과 소비가 동시에 발생한다. 의료서비스는 의사와 환자가 동시에 참여한다.

【문 17】 검진센터, 응급의료센터, 특수클리닉 등의 의료적서비스의 구분을 무엇이라고 하는가?

① 환경적 서비스 ② 제도적 서비스
③ 인적 서비스 ④ 기본시설 서비스

[해설] 의료적 서비스와 의료외적 서비스

구 분	의료적 서비스	의료외적 서비스
기본시설 서비스	전문진료시설, 장비, 약품 수술기구, 앰뷸런스	주차시설, 안내시설, 실내구조, 대기 장소, 책자비치, 편의시설
접근 편의성 서비스	후송경로, 응급수술, 응급진료 응급검사, 응급방사선촬영	접수대기, 진료대기, 수납대기, 조제대기, 검사대기, 촬영대기, 시간의 단축, 교통의 편리
인적 서비스	의료지식, 능력, 경험, 기술(진찰, 수술, 간호, 방사선촬용, 검사능력, 기타)	친절한 응대, 다정한 용모, 인간적 대우
제도적 서비스	검진센터, 응급진료센터 특수클리닉	적정주차요금, 진료예약제, 적정진료수가, 편리한 진료절차, 퇴원예약제, 카드결제, 휴일진료, 사후환자관리
환경적 서비스	-	청결, 조명밝기, 조경시설
급식 서비스	-	재료의질, 영양식, 식기종류, 시간일정

【문 18】 다음 중 Garvin의 의료서비스 품질에 대한 정의로 포함되지 않은 것은?

① 경험 중심적 정의 ② 가치 중심적 정의
③ 제품 중심적 정의 ④ 사용자 중심적 정의

[해설] 품질개념(D. Garvin, 1988)

해답
16. ② 17. ② 18. ①

【문 19】 다음 중 서비스 전달 과정 중에 일어나는 서비스품질을 평가하는 차원이 아닌 것은?

① 신뢰성 ② 반응성 ③ 소멸성 ④ 유형성

[해설] 의료서비스의 품질 요소 : 유형성, 신뢰성, 반응성, 확신성, 공감성

【문 20】 SERVQUAL모델을 기초로 의료서비스 환경에 맞게 수정한 병원서비스의 품질의 구체적인 내용으로 올바른 것은?

① 유형성 : 최신 의료장비, 시설의 청결, 직원의 용모, 서비스 사용설명서
② 신뢰성 : 인간적 관심, 고객 지향적인 시간 배려, 진심 어린 서비스
③ 반응성 : 질병 설명 정도, 편안함 제공, 직원의 예의, 직원들의 충분한 지식
④ 확신성 : 신속한 제공시간 알림, 환자보호자의 도움, 요구의 응대성

【문 21】 의사의 질병에 대한 설명, 편안함 제공, 직원의 예의, 직원들의 충분한 지식의 의미를 제공하는 의료서비스의 품질은?

① 보장성 ② 반응성 ③ 신뢰성 ④ 공감성

[해설] 보장성(확신성)

【문 22】 다음 괄호( )안에 들어갈 적당한 말로 짝지어 진 것은?

일반적으로 의료서비스 품질을 정의하는 사람은 ( )이(가)이지만 그것을 인식하는 사람은 ( )이다.

① 소비자 - 의료기관 ② 의료기관 - 소비자
③ 직원 - 소비자 ④ 소비자 - 직원

【문 23】 의료서비스 품질 평가는 기대된 서비스에서 품질의 인식 그리고 지각된 서비스의 단계로 이루어진다. 다음 중 기대된 서비스에 해당되는 것으로 묶여진 것은?

가. 고객 담당 직원	나. 물리적, 기술적 자원
다. 참여고객들 간의 상호작용	라. 서비스마케팅 활동
마. 전통, 이념, 구전에 의한 외부 영향요인	

① 가, 나, 다 ② 가, 나, 라 ③ 다, 마 ④ 라, 마

[해설] 소비자의 관점에서 서비스 품질에 대한 인식을 측정하기 위해 개발되었기 때문에 서비스 제공자들이 소비자들에게 중요한 속성 관련 정보들을 광고를 통해 제공하는가를 알아보기 위한 측정도구로써의 의미가 크다.

해답

19. ③ 20. ① 21. ① 22. ② 23. ④

【문 24】 SERVQUAL모델에 의하면 서비스 품질에 대한 고객의 평가는 기대(P)와 지각(E)의 차이로 결정된다는 것이다. 만족에 해당되는 서비스품질(Q)의 값은 얼마인가?

① −1 ② 0 ③ +1 ④ +100

[해설] 품질(Quality) = 기대가치(P) − 지각가치(E)
계산결과점수가 (+)일 경우 서비스 품질 양호, (−)일 경우 서비스 품질 문제 심각

【문 25】 병원서비스의 개선이 어려운 이유에 대한 설명 중 잘못된 것은?

① 제조업보다 근로자의 수준이 낮다.
② 데이터 측정이 어렵다.
③ 종사자들이 각자 전문가(Expert)라는 생각이 강하다.
④ 서비스 프로세스는 눈에 잘 보이지 않는다.

해답

24. ② 25. ①

2장 병원 마케팅

1. 병원 마케팅의 개념

1) 마케팅(marketing)의 개념

마케팅의 사전적 의미는 '제품을 생산자로부터 소비자에게 원활하게 이전하기 위한 기획 활동, 시장 조사, 상품화 계획, 선전, 판매, 촉진 행위'로 풀이된다.

이러한 마케팅에 대한 개념은 1900년대 초 미국에서 처음 등장하였고, 1960년대 아메리칸 마케팅 협회(American Marketing Association, 1960)에서는 생산자로부터 소비자, 혹은 사용자에게 공급되는 제품 및 서비스의 흐름을 통제하는 '기업의 활동'이라고 하였다. 이후 1970년대에는 시장경제에서 재화 또는 용역의 공급자와 수요자 사이의 '교환개념'으로 발전되었다.

1985년 미국마케팅협회(AMA)에서는 마케팅이란 '개인 및 조직의 목표를 충족시키는 교환(자신의 욕구를 충족시키기 위해 바람직한 목적물을 획득하고 그 대신에 상대방에게 무엇인가를 제공하는 행위)을 창출하기 위해 제품, 서비스, 아이디어의 개발, 가격책정, 촉진, 유통 등을 계획하고 실행하는 과정'으로 마케팅의 정의하였다. 깨끗한 피부를 원하는 여성이 피부과를 방문하여 시술을 받고, 이에 대한 대가로 진료비를 지불하는 것, 이것이 일종의 교환행위가 되는 것이다.

마케팅에 관한 많은 학자들의 정의 중에서 코틀러(P.Kotler)의 정의가 가장 널리 사용되고 있다. 코틀러는 마케팅이란 "개인과 집단이 제품과 가치를 창조하고 타인과의 교환을 통하여 그들의 욕구와 욕망을 충족시키는 사회적 또는 관리적 과정이다."라고 정의하였다.

일반적으로 많은 사람들은 마케팅을 판매와 판매촉진 수단 정도로 생각하고 있다. 그러나 마케팅(Marketing)은 판매(Selling)와 엄연히 구분되는 것으로 그 이유는 다음과 같다.

첫째, 판매는 고객의 욕구와는 상관없이 판매량만을 늘리는 것을 말한다. 그러나 마케팅은 시장에서 고객의 욕구 파악을 우선시하며, 또한 그 욕구를 충족시킬 수 있는 상품을 생산하여 판매하는 것이다.

둘째, 마케팅은 상품의 판매가 이루어진 후 고객의 반응을 분석하여 그 결과를 상품계획에 반영함으로써 업데이트(up data) 상품을 개발하고 생산하는 과정이다.

따라서 마케팅은 고객의 요구(needs)와 욕구(wants)를 찾아내고, 만족시키는 체계적인 활동인 것이다. 병원에서도 고객의 욕구를 파악한 후 그것을 충족시킬 수 있는 의료서비스 개발 및 제공, 그리고 피드백(feed-back)함으로써 질 높은 고객만족을 추구할 수 있는 방법으로 활용된다.

> "누군가가 늘 우리에게 무언가를 팔려고 애쓰고 있다. 우리가 일생동안 피할 수 없는 세 가지가 있다면, 그것은 죽음과 세금과 판매(selling)이다." (Kotler, Marketing ; An introduction, 1993).

2) 병원 마케팅의 정의

의료기관은 기업과는 다른 방법의 경영을 추구하고 있다. 왜냐하면 법적으로 비영리기관이며, 의료서비스 또한 공공재적인 성격을 부여하고 있기 때문에 마케팅 활동에서도 일반기업과는 차별화가 불가피하다. 그러나 급변하는 의료 환경에 능동적으로 대처할 수 있는 대책이 요구되어지고 있으며 의료시장에서는 현실적이고 전략적인 마케팅이 요구되고 있다.

H.S.Rowland(1984)는 병원 마케팅의 개념을 "고객, 즉 환자가 필요로 하는 의료서비스를 파악하고 이에 부응하는 의료서비스를 제공함으로써 국민 건강의 유지, 향상에 기여함과 동시에 병원의 유지, 발전 및 병원 설립 목적을 달성하고 병원 모든 경영활동을 합리적으로 수행하는 과정"이라고 정의하였다.

3) 병원 마케팅의 필요성과 특성

의료계는 최근 병원의 급격한 증가로 경쟁은 더욱 심화되고 경영의 중요성은 더욱 높아지고 있다. 이러한 문제의 해법으로 마케팅 개념의 도입이 절실해 졌으며, 병원관점에서 마케팅 필요의 구체적인 이유는 다음과 같다.

첫째, 병원경영에 영향을 미치는 내, 외적 요인에 대한 파악 후 해결을 위한 대처를 통해 새로운 기회를 얻을 수 있다.

둘째, 고객의 욕구나 요구를 이해할 수 있다.
셋째, 고객과 직원간 유연성 있는 관계를 발전시킬 수 있다.
넷째, 병원의 이익창출에 직결될 수 있다.

그러나, 의료기관에 도입되는 마케팅의 개념은 일반 기업과는 구분되어져야 한다. 의료기관에서 고객에게 제공되는 의료서비스는 일반기업에서 제공되는 서비스 상품과는 엄연히 차이가 있기에 그에 따른 마케팅 개념 역시 다른 시각에서 접근할 필요가 있다. 따라서 병원마케팅의 특성을 이해하고 그에 따른 마케팅 개념의 도입이 필요하다.

병원 마케팅의 특성은 다음과 같다.

첫째, 의료기관은 법적으로 비영리이며 의료서비스는 공공재적인 성격을 갖는다.
둘째, 의료서비스는 고도로 전문적이고 노동집약적인 특성이 있다.
셋째, 의료기관의 목적은 다원적이다.
넷째, 의료기관에서 제공되는 의료서비스는 대인 서비스로써 대체가 불가능하며 기계화 또는 자동화가 어렵다.

2. 병원 마케팅 전략

1) 병원 마케팅의 삼각구조

마케팅은 외부마케팅(external marketing), 내부마케팅(internal marketing), 관계마케팅(relation marketing)이라는 세가지 구조를 갖는다.

외부마케팅(external marketing)은 의료기관 외부에서 새로운 환자를 유치하기 위한 마케팅 활동으로 전통적인 마케팅 기법이다. 이 기법은 고객의 만족을 통해 조직의 목표를 달성하고자 제품, 가격, 유통, 촉진이라는 마케팅 믹스를 활용하여 마케팅을 수행하게 한다.

내부마케팅(internal marketing)은 의료기관과 내부고객간의 마케팅으로써 이는 의료기관 내부에서 의료종사자들이 직무에 만족할 수 있는 환경을 조성해 줌으로써 의료의 최종소비자인 고객의 만족을 이끌어 내고 고객과의 신뢰형성을 구축하는 것을 목표로 직원의 역할 중요성을 강조한다.

의료서비스는 생산과 소비가 동시에 이루어지는 것으로 서비스가 제공되는 동안 고객이 지각하는 서비스의 질에 의하여 의료기관은 평가되어진다. 때문에 고객과 직원사이의 마케팅을 중요시하고 있으며 이 사이에서 작용되는 마케팅을 관계 마케팅이라고 한다.

관계마케팅은 최종일선에서는 고객에게 직접 서비스를 제공하고 있는 직원의 태도와 능력 개발을 강조하며, 생산과정에서는 고객이 적극적으로 참여할 수 있도록 하여야 한다. 그러므로, 관계 마케팅은 판매자와 구매자, 직원과 고객의 관계가 강조되며, 운영 시스템 및 시설과 장비 등의 물적 자원 역시도 관계 마케팅의 대상이 된다.

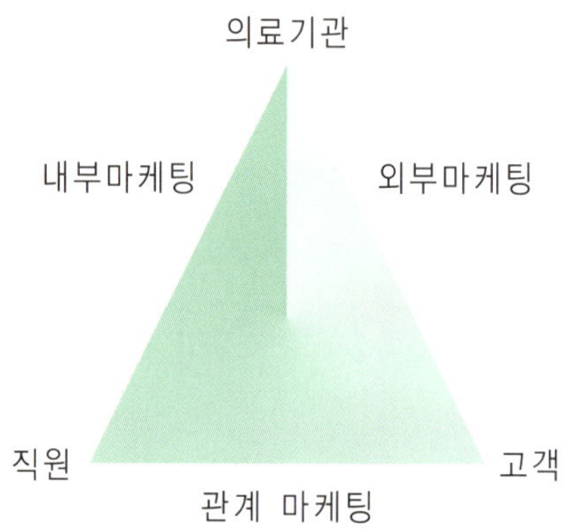

[의료서비스의 마케팅 기본틀]

2) 병원 마케팅 전략의 이해

시장에서 언급되는 일반적인 '전략'이라는 개념은 조직의 목표를 위해 활동을 계획하고 실행하기 위한 의사결정 수단으로 이해된다. 따라서 병원에서의 전략(strategy)이란 병원이 가진 자원과 능력, 환경적 기회와 위협을 결합시킴으로써 병원의 목적을 달성하기 위한 방안을 강구하는 것이다. 아울러 상황별 현실인식과 장래의 환경 변화에 대한 예측을 통하여 병원 조직의 빠른 적응(adaption), 병원이 처해있는 시장상황의 변화를 끊임없이 분석하고, 이에 맞게 마케팅 목표를 설정하여 활동을 계획, 수립하는 것이라 할 수 있다. 전략은 접근방식에 따라 다음 4가지 관점으로 설명된다.

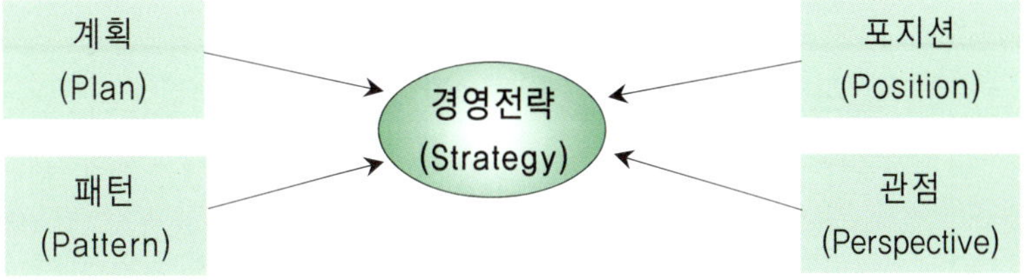

[병원경영전략의 4가지 접근관점]

(1) 계획(plan) 전략

Drucker(1974)는 '전략은 의도된 행동이다'라고 정의하면서 계획으로서 전략은 특정한 목적을 가지고 설계되는 것으로 그 의미를 부여하였다. 또한 병원에서 전략의 의미는 '병원의 기본목표를 위해서 설계된 전반적인 계획'으로 정의할 수 있다.

[계획으로서의 전략사례]

	목표	핵심전략
1단계	전국규모병원으로의 성장	· 전국규모병원으로의 성장을 위한 사업역량 강화전략 · 성과주의 경영체제 정착 전략
2단계	세계 속에 우뚝 선 의료기관으로의 성장	· 병원이미지 – 고객중심의 병원 – 특화분야전문병원 · 최첨단의료장비구축 · 고도의 의료 전문서비스 추진 · 내부역량의 경쟁우위 확보

〈출처 : 김동승. 실천 병원마케팅 전략. 2008. 재구성〉

(2) 패턴(pattern) 전략

전략은 계획한 당사자의 의도에 상관없이 사후에 관찰될 수 있는 일관적 행동(consitency in behavior)의 흐름, 즉 패턴이 있어야 한다. 하지만 때에 따라서는 일관적으로 실행되지 않을 수도 있지만, 패턴으로서의 전략은 경영자의 사전적 의도와 상관없이 특정 조직에게 일관성 있게 나타나는 행위결과의 흐름이라고 할 수 있다. 예를 들어 우리나라 대표적인 네트워크 병원인 'Ye치과'는 '인간중심'이라는 개원 철학을 강조하며, 이를 모든 Ye치과병원에 적용될 수 있도록 구조화하여 하나의 패턴으로 보여주고 있다.

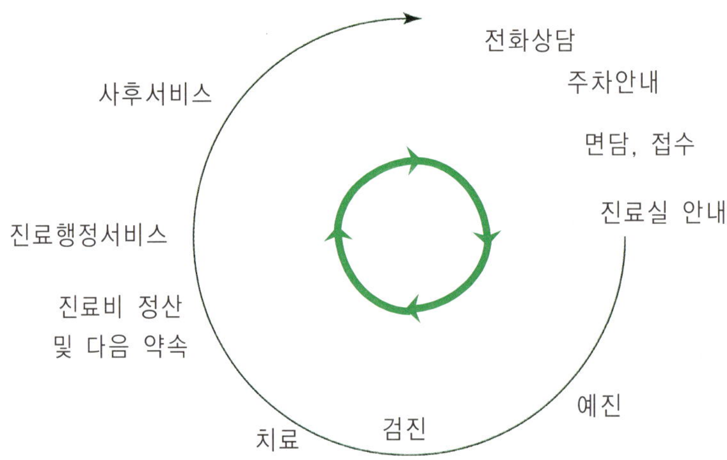

[Ye치과의 서비스 프로세스 SMILE MOT 코디네이터(100-1=0)]

(3) 포지션(position) 전략

포지션 전략은 서비스 제공자의 상품이나 서비스만을 고객에게 어떻게 각인시켜 줄 것인가에 대한 중요한 의미를 갖고 있으나 이러한 전략을 세우기에 앞서 몇 가지 생각할 점이 있다.

첫째, 우리의 진정한 고객은 누구인가? 자(自)병원의 상품이나 서비스가 전달 될 진정한 고객을 찾는 것이다.

둘째, 우리가 고객들에게 전달해야 할 차별화된 가치는 무엇인가? 병원이 처한 환경이나 고객의 욕구를 분석하여 이들에게 상품과 서비스로 자(自)병원만의 차별화된 가치를 전달해야 한다.

셋째, 우리는 어떠한 차별화된 방법으로 가치를 전달할 것인가? 병원간 경쟁이 치열해지고 진료의 속성과 기능의 모방가능성은 높아지고 있다. 그러므로 병원의 차별화된 경쟁력을 키울 수 있는 적극적인 R&D(Research and Development) 활동이 필요하다.

넷째, 이를 구체화하기 위한 전략은 무엇인가? 시장에서 경쟁병원 보다 우월한 위치를 선정할 수 있는 전략을 구사할 수 있어야 한다.

포지셔닝(positioning)의 의미는 '고객들의 마음속에 자리 잡기'이며 전략적인 측면에서 정의는 경쟁시장에서 외부적 환경을 분석하여 조직을 적절한 자리에 위치시키는 수단으로써 이 전략의 주요 기능은 조직과 환경 사이를 연결시켜주는 매개체 역할이다.

예를 들면 분야 전문병원으로서 명성을 얻고 있는 우리들 병원은 수술 부위를 가장 작게 절개해 신경, 인대, 근육, 뼈 등 정상조직의 손상을 최소화하는 '최소 침습적인 시술법'으로 유명한데, 기존의 15~20cm의 피부절개를 해왔던 척추수술을 최소침습법으로 8~10cm 정도의 절개로도 가능하게 하는 방법이다. 이러한 척추치료분야에서 '최소침습법'이라는 시술로 우리들 병원은 고객의 마음속에 각인되어 포지셔닝을 확고히 하고 있다.

(4) 관점(perspective) 전략

관점 전략은 병원 조직의 내부적인 성질에 기인하는 전략으로서 같은 환경 속에서 경쟁을 하는 병원일지라도 각 병원이 갖고 있는 특성에 따라서 병원을 보는 방식이나 경쟁하는 방식은 다를 수 있다.

예를 들어, 국내의 의료환경속에서 경쟁을 하는 대형 종합병원(▲서울아산병원 ▲신촌세브란스병원 ▲삼성서울병원 ▲서울대병원 ▲가천길병원 ▲여의도성모병원 ▲수원아주대병원 ▲고대안암병원 등)들은 미래의료산업을 조망하며, 특정 진료부분의 특성화보다는 전체 진료부분의 성장에 집중하는 반면, 전문병원(척추전문병원, 여성전문병원 등)의 경우에는 전문분야에서 차별화에 집중을 한다.

따라서 관점 전략은 자(自)병원이 어떠한 핵심역량을 보유하고 있고, 미래 의료산업에는 어떠한 분야가 유망한지 예측하여 조직구성원들과 상호작용함으로써 이 전략은 발전될 수 있다.

3. 병원 마케팅 전략의 요점

1) STP 전략

STP 전략이란 수많은 고객들이 있는 시장 내에서 그들 모두가 '우리의 진정한 고객'은 아니므로 몇 개의 기준으로 가치 있는 대상을 선정하여 시장을 세분화(Segmentation)하고, 자사능력, 경쟁 등을 고려하여 표적시장을 선정(Selection)한다. 그리고 선정된 표적시장은 '소비자들의 욕구를 보다 잘 충족시킬 수 있다'는 인식을 고객들에게 각인 시키는 포지셔닝(Positioning) 전략의 과정으로 설명할 수 있다.

현재 병원이 처한 환경, 특히 고객의 욕구를 분석하여 병원이 타겟으로 삼을 고객을 명확하게 규정하는 것이 STP전략의 시작이며, 이들에게 제품과 서비스로 차별화된 가치를 전달하는 것이 STP전략의 핵심이다.

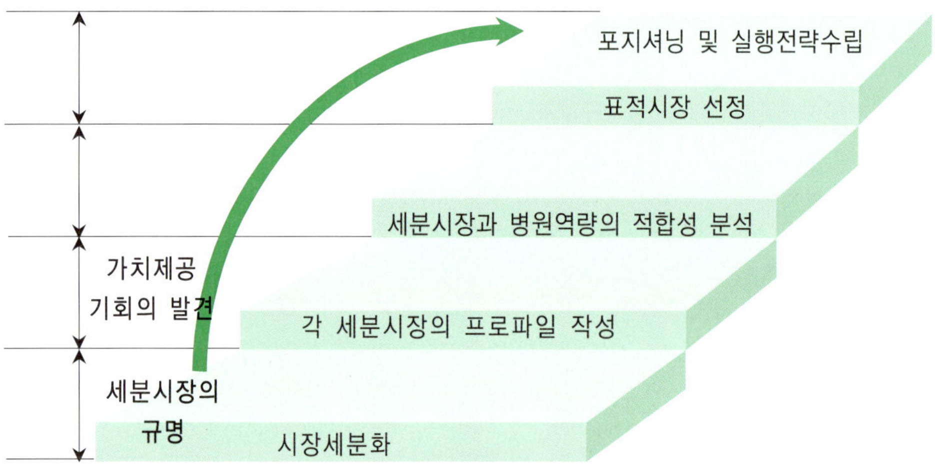

[STP 마케팅 전략 수립과정]

(1) 시장세분화

수많은 고객들을 비슷한 욕구를 가진 집단으로 묶어주어 시장 내에 어떤 고객집단이 우리를 필요로 하는 고객인지 그 적합성을 선정하는 과정으로 시장 세분화가 필요하다. 그러므로, 오늘날 병원 마케팅 전략을 개발하는데 있어서 다음과 같은 시장세분화에 대한 중요성이 강조된다.

첫째, 병원의 증가로 의료구매자 확보나 증가 둔화로 인하여 병원들의 시장점유율 획득과 브랜드 확대 등을 통해 성장을 추구하기 때문에 경쟁은 훨씬 격화되고 있다.

둘째, 의료구매자는 경제적, 지적수준 등이 향상됨에 따라 과거보다 다양하고 섬세한 욕구와 취향, 그리고 라이프스타일을 가지게 되었다.

셋째, 광고 매체 등의 정보기술의 발달은 매우 작은 규모의 세분화가 가능하게 되었다. 시장 세분화에는 지리적 기준, 인구통계학적 기준, 심리적 기준, 병원 이용에 관한 행동양식별 기준 등 여러 가지 기준이 있으나, 어느 것도 절대적이지는 않다. 시장세분화를 통하여 얻고자 하는 목적은 표정시장을 선정하고, 표적시장 내 고객의 요구를 충족시킬 수 있는 마케팅 믹스를 효과적으로 개발하는데 있다.

[시장세분화의 기준]

세분화 기준	변 수	특 징
① 지리적 변수	지역(도시 및 농촌 등), 행정구역	- 정확한 시장규모, 대상파악가능 - 비용이 적게 듦
② 인구통계학적 변수	연령, 성, 생활주기, 소득, 직업, 교육, 지역인구통계학적 특성	- 시장 세분화에 직접적 영향을 주는 변수
③ 심리적 변수	문화적 특징, 라이프스타일, 사회적 계층, 개성	- 고객 행동방식에 대한 이해를 얻고자 할 때 활용
④ 행동 분석적 변수	의료이용경험, 충성도, 고객욕구, 고객태도	- 특정병원에 대한 고객들의 성향을 알고자 할 때 활용

시장 세분화 과정의 마지막 단계에서는 세분시장의 유용성과 효과성을 위하여 다음과 같은 내용 검토가 필요하다.

첫째, 명확하게 다른 세분시장들과 구분 가능해야 한다.

둘째, 충분한 접근 가능성이 존재하여야 하며, 의료기관과 세분화된 조직에서 시장의 능동적 활동성이 보장되어야 한다.

셋째, 충분한 잠재고객들이 있을 정도의 규모여야 한다.

넷째, 변수들은 측정 가능해야 한다.

(2) 표적시장 선정(Target Market Selection)

표적시장은 조직의 목표를 달성하기 위한 병원의 마케팅 자원과 활동을 효과적으로 수행하기 위한 것이다. 또한, 표적시장에 대한 정의와 차별화된 포지셔닝 전략의 수립, 마케팅 관리는 표적이 되는 구매자와 자사에 편익을 주는 교환의 창조 및 개발, 유지를 위한 프로그램 분석 및 계획, 그리고 실행하는 활동이다.

병원은 마케팅 목표와 자원, 그리고 각 세분시장의 평가를 종합하여 시장 중의 하나 혹은 복수의 가장 가치 있는 세분시장을 마케팅 활동의 목표로 정하고, 이를 표적화(targeting)라고 하며, 표적시장은 대상시장을 선정하는 것으로 자사의 마케팅을 투입할 시장의 범위를 결정하는 것이다.

의료기관 세분화 사례 의료서비스

사례

	외 래	단기입원	장기입원
소아			
성인			
노인			

의료기관의 시장을 연령에 따라 세분화하여 소아, 성인, 노인으로 구분하고 의료기관이 제공하는 의료서비스를 외래 진료, 단기 입원, 장기 요양으로 구분한다면, 의료시장은 다음과 같이 9개의 시장으로 구분된다.

모든 세분시장에서 경쟁이 없거나 수요가 공급을 초과하는 경우에는 의료기관이 9개의 세분시장을 대상으로 의료서비스를 제공할 수 있을 것이다. 그러나 몇 개의 세분시장에서 경쟁이 치열하거나 경쟁 병원이 경쟁적 우위를 확보하고 있다면 의료기관은 세분시장 중 어떤 시장을 표적시장으로 선정하여 경쟁력을 키울 것인가를 검토하여야 한다. 이 경우 표적시장을 선정하는 방법을 위한 사례를 토대로 세분시장 선정 유형을 살펴보면 다음과 같다.

① 시장-서비스 집중화 : 성인 연령층을 외래 서비스만을 대상으로 외래서비스를 제공함
② 의료서비스 전문화 : 전 연령층을 대상으로 요양서비스를 제공함
③ 시장 전문화 : 노인 연령층을 대상으로 외래, 입원, 요양 서비스를 복합적으로 제공하는 노인병원
④ 선택적 전문화 : 한 의료기관에서 외래서비스 중심의 소아질환 클리닉, 성인 대상 검진 서비스, 노인 대상 서비스 센터를 함께 운영함
⑤ 비차별화 : 소아, 성인, 노인 계층 등 모든 연령층을 대상으로 외래, 입원, 요양서비스 모두를 제공함

<출처 : 조우현. 의료서비스 마케팅. 1999. 재구성>

표적시장을 선정하는 전략에는 시장의 특성을 바탕으로 접근하는 시장 중심의 표적시장 접근전략과 시장의 특성과 의료서비스의 특성을 결합하여 접근하는 시장-서비스 중심의 표적시장 접근전략으로 구분된다〈출처 : 의료경영학회. 병원경영개론. 2010〉.

그 중에서 시장-서비스 중심의 표적시장 접근전략은 다음과 같은 5가지 표적화 전략으로 설명된다.

① 한 개의 표적시장과 한 개의 제품만을 제공하는 서비스 집중화 전략
광범위한 영역에서 경쟁을 하는 다른 기업들과는 달리, 한정된 전략목표를 보다 효과적이고 능률적으로 달성할 수 있다는 전제하에 적소를 찾아 차별화된 집중적 공략으로 경쟁우위를 확보하고자 하는 전략이다.

② 모든 세분시장에 단일 제품을 제공하는 서비스 전문화 전략
전문화 전략이란 보다 차별화되고 보다 집중적인 전략이라 할 수 있다. 일반적으로 소규모 병원의 마케팅 전략으로 가장 쉽게 찾아볼 수 있는 전략이라고 할 수 있다.

③ 하나의 시장에 집중하여 여러 종류의 서비스를 제공하는 시장 전문화 전략
특정 시장만을 대상으로 하여 그들이 필요로 하는 모든 서비스를 제공하는 시장 포괄 전략이다.

④ 유망한 세분시장에 각 시장별 제품/시장전문화를 추구하는 전략
여러 가지 가치있는 세분시장을 표적으로 삼아 각각의 표적 시장에 대해 차별적인 제품을 제공하는 선택적 전문화 전략이다.

⑤ 단일 제품으로 모든 시장에서 마케팅 활동을 하는 비차별적 전략
고객들의 욕구나 특성이 비교적 동질적이어서 세분시장으로 나누는 것이 의미가 없는 경우, 해당시장 전체의 고객들을 대상으로 마케팅활동을 수행하는 전략이다.

(3) 포지셔닝(positioning)

포지셔닝(positioning)이란 마케팅 전략의 하나로 '위상정립'을 말하며, 자(自)병원의 제품이 경쟁사 제품과는 차별적인 특징(제품, 서비스, 병원 내·외적이미지 등)이 있고, 소비자들의 욕구를 보다 잘 충족시킬 수 있다는 것을 고객들에게 인식시켜주는 과정이다. 즉 타 병원과 차별화된 의료서비스를 위해서는 포지셔닝 전략이 필요하다.

또한, 포지셔닝은 시장표적(market target)내 '고객의 마음속에 어떻게 자리 잡을 것인가?'를 의미하므로 전략 실행을 위한 구체적인 마케팅 믹스 요소의 관리 및 배분 등의 방향을 제시하는 역할을 한다.

병원 포지셔닝(positioning) 사례

우리나라 십대 재벌 중에서 두 번째로 병원업계에 진출한 '삼성의료원'은 소비자들의 머릿속에 다른 병원들이 표어로만 내세우는 '친절하고 신뢰할 수 있는 병원'이라는 이미지를 구축하는데 성공한 것으로 보인다. 이를 위해 삼성이 실행한 운동 중에 대표적인 것은 촌지 안 받는 병원, 간병인 없는 병원, 환자를 000씨 대신에 000님으로 부른 것, 환자대기 시간의 혁신적인 단축 등을 들 수 있다. 이를 통하여 삼성은 다른 재벌 병원이 가지고 있는 최신 시설을 갖춘 병원이라는 이미지 외에 '친절하고, 신뢰할 수 있는 병원'으로 포지셔닝 하는데 성공한 것이다. 일반 제품과 달리 병원의 포지셔닝은 병원을 이용하는 여러 과정을 통해 고객들이 느끼게 되기 때문에 병원의 일반 운영 및 프로세스 개선, 그리고 직원과 스텝에 대한 지속적인 교육, 그리고 홍보 운동과 다각적인 실천 운동을 통해서 구축되는 것이다.

고객의 인식속에서 특정 위치를 점유하기 위해서는 고객이 인식할 수 있는 차이점을 만들어 내야 한다. 따라서 포지셔닝은 병원 및 제품, 서비스에 대한 고객의 지각을 기초로 하여 마케팅 전략을 구상하고 전체 시장을 대상으로 하기보다는 세분화된 표적시장을 상대로 차별성을 구상할 수 있는 전략을 세우는 것이 바람직하다.

병원에서의 대표적인 포지셔닝 전략은 다음과 같다

① 선점전략(Preemptive Strategy)으로 경쟁병원보다 먼저 예상하고, 먼저 영역을 장악하는 방법이다. 예를 들어 경희대학교 부속 동서신의학병원에서는 병원이 표방하는 신의학은 주고객이 네티즌이라는 것에 착안하여 온라인 광고를 통하여 네티즌 및 젊은 고객들을 타병원보다 먼저 선점하는 전략을 세웠다.

② '틈새시장' 공략으로 고객에게 충분한 가치가 있는 새로운 포지션을 탐구하여 그것을 차지하는 것이다.

③ 1등의 범위를 넓혀 1등이 아닌 몇 개의 병원이나 제품들을 동시에 포함시켜 1등 그룹으로 고객에게 인식시키는 방법으로 '1등 마케팅전략'이라고 한다. 예를 들어 1등, 즉 우리나라에서 최고는 아니지만 'Big 5'와 같이 최고를 포함한 그룹에 속한다는 것을 홍보하여 고객의 인식 속에 각인되는 것이다.

'틈새시장을 찾아라'

사례 현재 인제대학교 일산백병원은 경기 고양시의 약 100만 명의 인구와 의정부, 연천 등지에서 유입되고 있는 환자가 늘어나면서 지역 유일한 3차 병원으로서의 역할을 고민할 수밖에 없는 입장이다. 인근 대형병원과의 차별성을 강조하고 3차병원으로서 경쟁력 제고를 위해 여성암센터를 골자로 하는 특화작업에 돌입하였다. 특히 이를 위해 병원 측은 이른바 '빅5'병원과 근방의 국립암센터 사이의 틈새시장, 여성암 분야를 특화한다는 로드맵을 추진 중에 있다.

특화를 하더라도 "하드웨어쪽 강화보다도 소프트웨어에 집중할 것"이라고 밝혔다.

병원 측은 "내원한 당일 관련 검사가 다 이뤄지고 조직검사 결과까지 확인할 수 있도록 하는 원스톱 서비스를 생각하고 있다"면서 "이 밖에도 다각도로 소프트웨어 강화 방안을 검토 중에 있다"고 덧붙였다.

〈출처 : Dailymedi. 2010. 05. 13〉

2) 병원 마케팅 믹스(marketing mix)의 이해

(1) 병원마케팅 믹스(4P's)

병원은 제품을 개발하기 전에 내·외부 환경을 분석하고 예측해서 새로운 시장의 기회를 찾아야 한다. 시장의 기회가 발견되면 세분화를 통하여 목표시장을 정하고 마케팅 목적과 제품 컨셉을 설정한 뒤 고객이 자(自)병원의 제품을 이용할 수 있도록 마케팅 믹스(marketing mix)를 설계하게 된다.

가장 보편적인 마케팅 믹스는 제품(product), 촉진(promotion), 가격(price), 유통(place)의 네 가지 수단을 믹스하는 것으로 4P's믹스라 한다.

> 마케팅요소의 배합
>
> Mcarthy는 마케팅 목표를 효율적으로 달성하기 위한 경영활동의 종합으로 기업이 통제 가능한 요소로서 4P's를 들었다.

[Mcarthy의 마케팅 믹스(4P's)와 의료서비스 관계]

기업	4P's	병의원
품질, 상표, 제품분류, 포장, 제품계획, 서비스 등	제품(product)	의료행위, 의료의 질, 의료기능 등
광고, 인적판매, 판매촉진, 홍보 등	촉진(promotion)	의료광고, 홍보, 건강증진활동, 사회교육프로그램 등
기본가격, 가격정책, 신용조건 할인 등	가격(price)	진료수가, 감면기준 등
입지, 접근성, 시장범위	유통(place)	진료시스템, 네트워크병원, 협력병원, 경영형태, 경영주체 등

① 제품(product)

의료서비스를 제공하는 병원에서는 환자의 건강을 위해 서비스를 제공하게 된다. 소위 병원에서 고객에게 제공되는 서비스, 즉 병원제품이라고 일컫는 것은 진찰이나 다양한 의료 처치, 물리치료 등이다.

② 촉진(promotion)

고객을 대상으로 병원의 서비스를 알리고 타 병원과 비교하여 장점을 인식시키며, 궁극적으로 서비스를 이용하도록 하는 마케팅 활동을 촉진(promotion)이라고 한다.

일반적으로 마케팅에서 사용하는 촉진으로는 판매를 위한 광고, 인적판매, 홍보 등이었으나 점차 촉진의 개념들이 확장되면서 새로운 촉진 수단이 많이 대두되고 있다. 그러나 여러 가지 제약조건들이 있는 병원에서의 촉진은 직원들에 의한 촉진과 공식화된 홍보 방법이 주로 이루고 있다.

③ 가격(price)

의료수가는 의료공급자가 의료소비자에게 시행한 의료행위에 대한 보상으로서 바람직한 의료수가는 다양한 의료행위와 비용에 대한 적절한 보상이라 할 수 있다. 의료수가 중 건강보험수가는 국민건강보험공단과 의약계를 대표하는 요양급여비용 협의회 간의 계약으로 결정되며, 명확한 목적에 의거해서 합리적인 진료 수가를 결정해야 한다. 그리고 의료 공급자는 환자에게 진료비에 대한 부담이나 강요를 해서는 안된다. 비용(cost)보다는 치료의 가치(value)와 편익(benefit)을 강조해야 한다.

④ 유통(place)

유통이란 수요의 창조, 제품에 대한 정보의 전달, 제품을 공급자로부터 고객에게 이전하는 기능이라고 정의할 수 있다. 따라서 의료수요자는 의료를 제공받기 위해 의료기관을 내원하여 소정의 절차를 거쳐서 다양한 진료과정에 참여함으로써 자신의 이용 목적을 달성하게 된다. 유통은 어떠한 과정을 거쳐 고객에게 서비스를 제공할 것인가 하는 문제를 다루는 부분으로 물리적인 접근(위치, 접근성, 시설), 시각적인 접근, 정보에 의한 접근이 있으며, 환자의 의뢰체계, 프랜차이즈 시스템, 공동개원 등이 유통 경로이면서 영향을 주는 요소이다.

(2) 마케팅 믹스(7P's)

기존의 제품 마케팅 전략은 4가지 요소(4P's)로 이루어졌으나 의료서비스 마케팅은 고객과의 상호접촉을 통한 인적서비스가 중요한 변수로 작용하기 때문에 기존의 4P's에 3가지 요소(3P's)를 포함시켜 7P's를 완성하였다. 그 중 인적요소(Person)는 오늘날 가장 중요한 요소로 부각되고 있다.

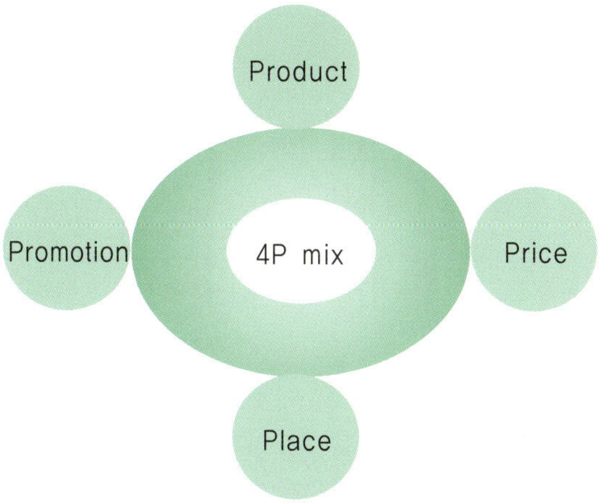

[확장된 마케팅 MIX]

Person	서비스 제공에 참여하는 모든 사람을 말한다.
Process	서비스가 제공되는 절차를 의미한다. 포괄적인 의미에서 서비스 제공 및 운영시스템 전체를 포함한다.
Physical Evidence	서비스를 제공하는 물리적 공간(점포시설)과 장비안내 책자, 팜플렛 그리고 장비의 디자인 등을 포함한다.

[병원 홍보의 기본 방침 7가지]

핵심사항 : 타병원과 차별성을 홍보하며 추진한다.

① 우수성 : 우수한 전문인력
② 전문성 : 특수종합검진
③ 친절성 : 직원이 친절한 병원
④ 청결성 : 깨끗하고 안락한 병원
⑤ 첨단성 : 첨단검사장비
⑥ 통일성 : 통일되고 산뜻한 유니폼
⑦ 정보제공 : 원내팜플렛, 게시판 활용

3) 병원의 SWOT 분석

SWOT 분석은 병원의 외부환경과 내부환경의 중요한 요인들을 바탕으로 개발된 상황분석기법이며, 전략수립을 가능케 하는 도구이다. 또한 주어진 상황을 전략적인 시각으로 분석하여 기회와 위협의 요인들을 도출하고, 이렇게 도출된 기회와 위협을 병원의 강점을 통하여 활용하고 병원의 약점을 보완하거나 회피할 수 있도록 전략의 방향과 세부전술을 수립하는 것을 목적으로 하고 있다.

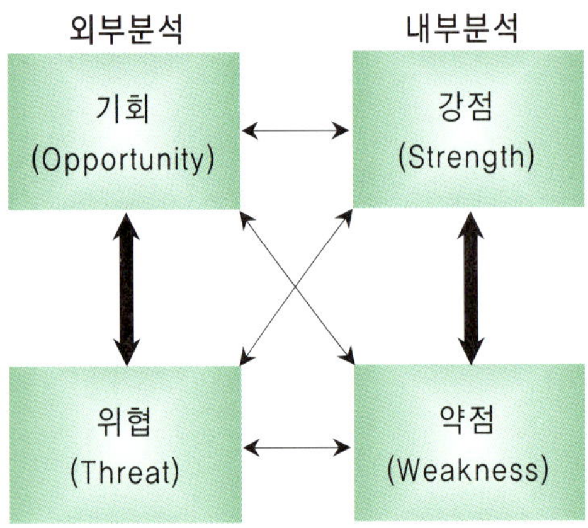

핵심성공요인(KSF)

- SO 전략(강점 – 기회 전략)
- ST 전략(강점 – 위협 전략)
- WO 전략(약점 – 기회 전략)
- WT 전략(약점 – 위협 전략)

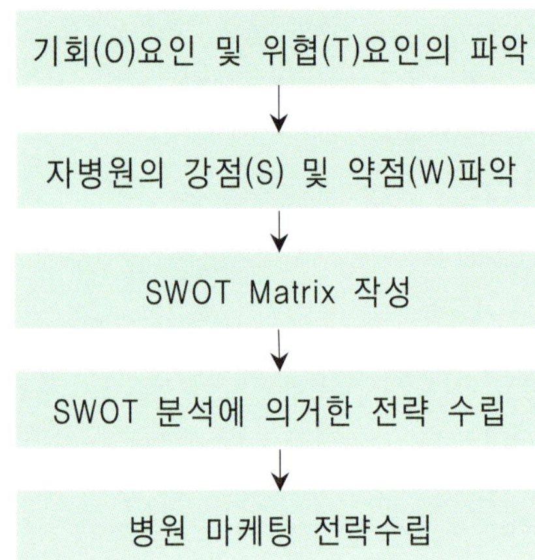

[SWOT 분석을 통한 전략]

외부환경과 내부환경을 바탕으로 SWOT 분석한 결과 도출시킬 수 있는 전략 대안은 다음과 같이 설명할 수 있다.

① SO전략 : 내부의 강점과 외부의 기회를 극대화하는 가장 성공적인 전략이다.
높은 기술 경쟁력을 갖춘 수도권의 병원들은 의료개방 추세에 맞춰 해외시장을 공략하고 진출하는 기회로 삼는다.

② ST전략 : 내부의 강점을 극대화하여 외부의 위협요소를 최소화한다.
병원 인지도가 높은 대학병원들이 경쟁적인 의료시장 상황에 대처하기 위하여 시설, 환자, 서비스, 마케팅 능력 등을 활용하는 다각화전략이 바람직하다.

③ WO전략 : 내부의 약점과 외부의 기회를 극대화한다.
외부의 기회를 극대화하기 위하여 내부의 약점을 보완하고 기술을 개발하거나 자원을 보충하는 등의 국면전환전략이 필요하다.

④ WT전략 : 내부의 약점과 외부의 위협을 최소화한다.
상황에 따라 규모의 축소나 공동개원, 폐업 등을 고려하는 방어적전략이 요구된다.

삼성서울병원의 SWOT 분석 사례

강점(strength)	약점(weakness)
· 국내 최고의 고객관리 · 환자 중심의 새로운 병원문화선도 · 최첨단 의료장비구축	· 고가의 의료비용 · 기업성향의 병원이미지 · 외적성장에 비해 약한 연구실적
기회(opportunity)	**위협요인(threat)**
· 고객들의 고급화 · 인터넷공급확산에 따른 이용자 급증 · KTX를 통한 교통망확충 · 협력병원네트워크활성화	· 의료시장개방 · 특성화된 전문병원의 증가 · 의료수요자의 의료지식향상 · 시민단체의 부정적 시각 및 영향력 증대

[SWOT 분석을 통한 전략]

구 분	자 신	경쟁자 1	경쟁자 2	전략도출
S(강점)				경쟁우위전략
W(약점)				극복전략
O(기회)				활용전략
T(위협)				축소전략

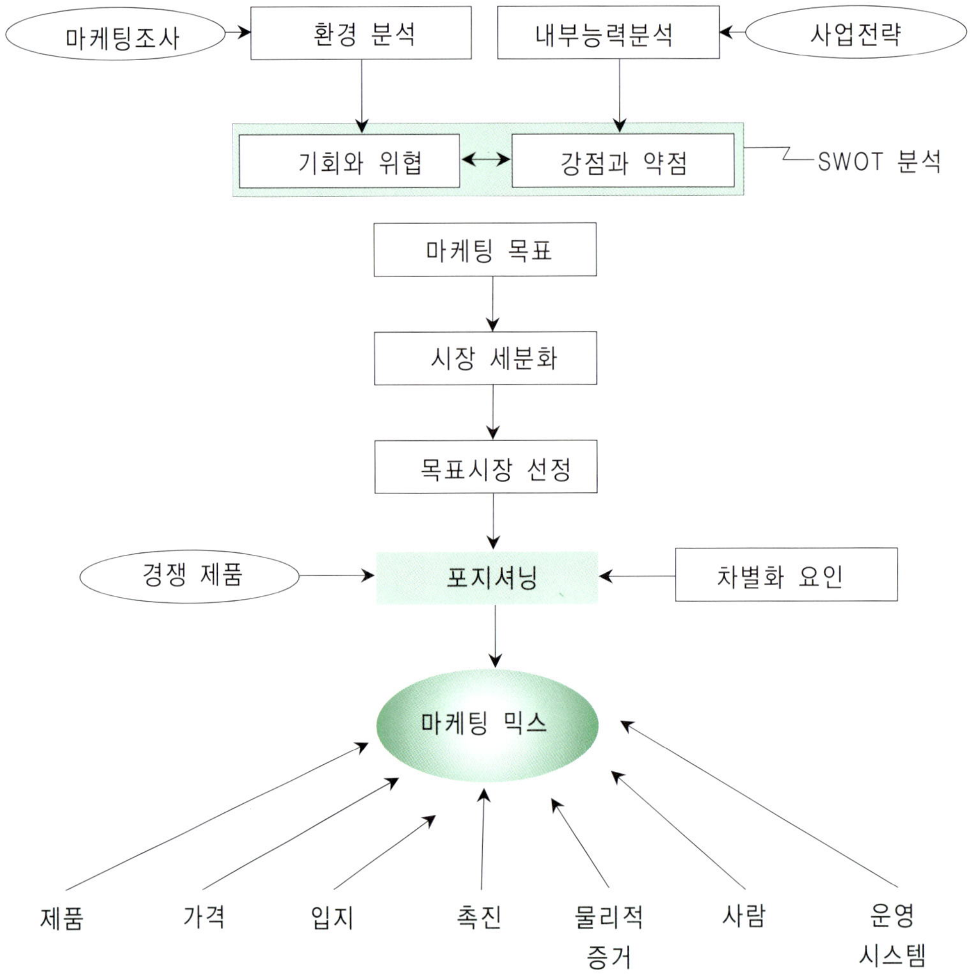

[마케팅 전략의 전반적인 체계]

종합문제

【문 1】 의료서비스 마케팅을 구성하고 있는 핵심적인 요소가 아닌 것은?

① 직원 ② 인간의 욕구

③ 교환 ④ 고객가치와 고객만족

【문 2】 다음에서 마케팅에 대한 설명이 가장 적합한 내용은?

① 마케팅은 마케팅 활동의 유효성을 저하시킨다.

② 마케팅은 소비자의 욕구를 충족시키려는 인간의 활동이다.

③ 마케팅은 광고이며, 판촉활동이다.

④ 마케팅은 의료기관간의 경쟁을 부축시킨다.

【문 3】 다음 중 의료서비스 마케팅에 있어서 의료기관의 특성이 잘못된 것은?

① 영리조직의 공공재적 의료서비스 ② 노동집약적 의료서비스

③ 다원적 목적 수행의 의료기관 ④ 대인서비스 자동화의 어려움

[해설] 마케팅 개념 도입에 따른 의료기관의 특성

㉮ 비영리 공공재적 의료서비스 ㉯ 노동집약적 의료서비스

㉰ 다원적 목적 수행의 의료기관 ㉱ 대인서비스의 자동화

【문 4】 의료서비스 마케팅 활동에 있어서 장점이 아닌 것은?

① 표적시장을 만족시킨다.

② 마케팅은 의료기관들의 경쟁을 유발시킨다.

③ 마케팅은 자원의 활용을 증대시킬 수 있다.

④ 마케팅 활동의 유효성을 증대시킨다.

[해설] 의료서비스 마케팅의 단점

㉮ 의료서비스 질을 저하시킨다.

㉯ 불필요한 수요를 조장시킨다.

㉰ 의료기관들의 경쟁을 유발시킨다.

해답

1. ① 2. ② 3. ① 4. ②

【문 5】 오늘날 의료서비스 분야에서 볼 수 있는 경쟁개념의 변화양상이라고 보기 어려운 것은?

① 소비자 주권을 반영한 고객 지향적 경쟁심화
② 의료서비스의 상업주의화로 인한 경쟁심화
③ 병원경영의 환자중심으로 이전되는 과정에서의 경쟁심화
④ 공급자간 협력관계의 증진으로 인한 경쟁심화

【문 6】 의료서비스 마케팅의 유형은 병원, 직원, 고객의 삼위일체로 이루어진다. 다음에 설명하는 내용에 해당되는 의료서비스 마케팅의 유형은?

> 직원이 고객들에게 했던 약속들을 지킬 수 있도록 병원이 직원을 교육시키고, 동기부여하고, 보상하는 활동 등을 말한다. 직원만족이 고객만족과 밀접하게 연결되어 있다는 가정 아래 그 중요성이 강조되고 있다.

① 외부마케팅 ② 상호작용적 마케팅
③ 내부마케팅 ④ 관계 마케팅

【문 7】 의료 마케팅의 삼각구조 중 다음 내용에 해당되는 의료서비스 마케팅의 유형은?

> 병원이 고객의 기대를 설정하고 고객에게 제공되어야 하는 것과 관련된 약속을 의미하며, 서비스가 제공되기 전에 고객에게 의사전달 하는 것은 무엇이든지 이것의 일부로 간주될 수 있다. 예를 들어 광고, 촉진, 판매, 홍보와 병원의 물리적 설비 등이 있다.

① 외부마케팅 ② 상호작용적 마케팅
③ 내부마케팅 ④ 관계 마케팅

【문 8】 의료서비스는 생산과 소비가 동시에 이루어지기 때문에 고객과 직원사이의 마케팅을 중요시하고 있다. 이 사이에 작용되는 마케팅의 유형은?

① 외부 마케팅 ② 상호작용적 마케팅
③ 내부 마케팅 ④ 매스 마케팅

[해설] 종업원, 고객에게 이루어지는 마케팅 : 상호작용적 마케팅 = 고객접점 마케팅 = 리얼타임 마케팅

해답

5. ④ 6. ③ 7. ① 8. ②

【문 9】 다음 중 의료서비스 마케팅에 관한 용어 정의로서 옳은 것은?

① 의료기관의 초점이 의료서비스 소비자에서 제공자로 전환하면서 대두된 마케팅 활동을 말한다.

② 의료서비스 자체에 중점을 두면서 의료소비자에 대한 고려는 그 다음단계에서 이루어진다.

③ 의료서비스는 생산자위주의 마케팅활동을 말하면 기업이나 서비스제공자의 관점에서 보는 것이다.

④ 의료서비스 마케팅은 교환을 통하여 의료 소비자의 필요와 욕구를 충족시키는 동시에 보건의료 조직의 생존과 성장을 달성하기 위한 경영활동을 말한다.

【문 10】 다음 내용은 무엇에 대한 설명인가?

조직의 목표를 위해 활동을 계획하고, 실행하는 의사결정을 말하는 것으로 병원이 처해있는 시장상황의 변화를 끊임없이 분석하고, 이에 맞게 마케팅 목표를 설정하여 목표에 맞는 활동계획을 수립하는 것

① 계획(Plan) ② 전략(Strategy) ③ 패턴(Pattern) ④ 포지션(Position)

【문 11】 의료마케팅 전략에서 내부 환경 분석 단계에 해당되지 않은 것은?

① 의료설비의 사용정도 ② 소비자의 병원선택요인

③ 환자의 의료 이용 정도와 만족도 ④ 변화하는 의료기술의 대응 노력

【문 12】 다음에서 진료의 가격 결정 방법으로 적절하지 못한 것은?

① 목표중심의 가격결정 ② 경쟁중심의 가격 결정

③ 원가중심의 가격결정 ④ 가치 중심의 가격결정

【문 13】 다음 중 라이프스타일과 소비자행동의 변화에 따른 올바른 설명은?

가. 소비구조의 양극화 진전	나. 소비 공간의 확대
다. 합리적 소비자의 확대	라. 외재적 속성의 상대적 중요성 증대

① 가, 나, 다 ② 가, 다, 라 ③ 나, 다, 라 ④ 가, 나, 다, 라

해답

9. ④ 10. ② 11. ③ 12. ② 13. ④

【문 14】 자사의 서비스가 타사의 서비스와 비교해서 어떤 면이 다른지를 고객들의 머릿속에 심어주는 마케팅 작업을 무엇이라고 하는가?

① 서비스 세분화 전략 ② 서비스 포지셔닝 전략
③ 서비스 마케팅전략 ④ 서비스 혁신전략

【문 15】 "다양한 고객들의 욕구와 취향에 따라 비교적 비슷한 성질의 집단으로 분류하고 그 집단에 적합한 서비스를 제공함으로써 고객의 만족을 높인다." 위 내용에 가장 적합한 마케팅 전략은 무엇인가?

① 선점전략(Preemptive Strategy)
② 정위화(Positioning)
③ 표적시장 선정(Target Market Selection)
④ 시장세분화(Market Segmentation)

【문 16】 다음에서 STP마케팅 전략수립과정 단계인 것은?

① 표적세분시장 선정 → 세분시장의 분석과 확정 → 포지션 설정
② 포지션 설정 → 세분시장의 분석과 확정 → 표적세분시장 선정
③ 세분시장의 분석과 확정 → 표적세분시장 선정 → 포지션 설정
④ 세분시장의 분석과 확정 → 포지션 설정 → 표적세분시장 선정

[해설] 세분시장의 분석과 확정 → 표적세분시장 선정 → 바람직한 포지션 설정 → 마케팅 계획 수립

【문 17】 다음에서 리포지셔닝(repositioning)의 의미에 대한 설명이 올바른 것은?

① 의료기관이 고객들에게 어떤 모습으로 인식되고 자리잡게 하는 서비스 컨셉이다.
② 현재의 포지셔닝 전략을 수정 보완하여 새롭게 포지셔닝을 조정하는 것이다.
③ 타사서비스 상품이 자리 잡고 있는 위치를 확인하여 최초의 포지션 전략을 설정한다.
④ 소비자의 지각변화를 목적으로 하는 포지셔닝을 개발하기 위한 것이다.

【문 18】 의료 마케팅에서 시장세분화의 기준과 거리가 먼 것은?

① 인구통계학적 변수 ② 의료기관 특성에 대한 분석
③ 행동 분석적 변수 ④ 지리적 변수

[해설] 시장 세분화의 기준

㉮ 지리적 변수 ㉯ 인구통계학적 변수
㉰ 심리적 변수 ㉱ 행동분석적 변수

해답

14. ② 15. ④ 16. ③ 17. ② 18. ②

【문 19】 시장세분화 과정의 마지막 단계에서 세분시장의 유효성과 효과성을 위한 내용이 아닌 것은?

① 명확하게 다른 세분시장들과 구분이 가능해야 한다.
② 접근가능성이 존재해야 한다.
③ 충분한 시장규모를 가져야 한다.
④ 변수의 측정 가능성 보다 시장의 규모가 더 중요하다.

【문 20】 표적시장은 대상시장 범위를 결정하기 위한 '표적화 전략'을 세운다. 이에 해당하는 전략이 아닌 것은?

① 서비스 집중화 전략　② 서비스 전문화 전략
③ 시장 전문화 전략　④ 차별화 전략

【문 21】 소수의 다양한 욕구는 무시하고 다수의 공통적인 욕구만을 주목하여 실시하는 마케팅 전략은 다음 중 어느 것인가?

① 비차별적 마케팅전략　② 차별적 마케팅전략
③ 집중적 마케팅전략　④ 세분시장의 특성에 맞는 마케팅전략

[해설] ㉮ 비차별적 마케팅 전략 : 소수의 다양한 욕구는 무시하고 다수의 공통적인 욕구만을 주목하여 실시한 마케팅 전략
㉯ 차별적 마케팅전략 : 세분시장의 특성에 맞는 마케팅전략
㉰ 집중적 마케팅전략 : 자원이 한정되어 있을 때, 하나의 특정시장에 마케팅 노력을 집중하는 마케팅전략

【문 22】 다음 중 확장된 의료서비스 마케팅 3P's에 속하는 것으로 옳게 짝지어진 것은?

가. 제품(Product)	나. 사람(People)
다. 서비스 프로세스(Process)	라. 유통(Place)
마. 물리적 증거(Physical evidence)	

① 가, 나, 다　② 가, 다, 라　③ 나, 다, 마　④ 나, 라, 마

해답
19. ④　20. ④　21. ①　22. ③

【문 23】 다음 중 기본적인 의료서비스 마케팅 믹스에 대한 설명으로 맞게 연결된 것은?

① 제품(product) : 병원의 입지, 접근성
② 가격(price) : 병원이 고객이 이용하기 쉬운 곳이나 왕래가 많은 곳에 위치
③ 촉진(promotion) : 광고, 홍보, 인적 접촉을 통한 판매
④ 유통(Place) : 병원을 이용하기 위해 소비자가 지불하는 비용

【문 24】 다음은 의료서비스 마케팅 믹스에 관한 설명이다. 해당되는 내용은?

> 가. 서비스가 전달되어지는 절차나 메커니즘 또는 활동흐름들의 의미
> 나. 병원을 찾는 고객의 입장이 되어 보이는 것이 필요
> 다. 암행서비스 점검업(Mystery shopping)을 활용하는 것도 한 방법

① 유통(place) ② 서비스 프로세스(process)
③ 촉진(promotion) ④ 제품(product)

【문 25】 의료기관의 환경변화에 대처하기위해 사용되는 SWOT분석 설명이 <u>잘못된</u> 것은?

① SO전략 - 해외시장 진출 ② ST전략 - 서비스 마케팅 강화
③ WO전략 - 브랜드 마케팅 전개 ④ WT전략 - 병원규모 확대나 증설

[해설] WT전략 : 규모의 축소나 공동개업, 폐업 등을 들 수 있다.

【문 26】 연대별 관리마케팅의 진화에서 다음 설명에 해당하는 연대의 특징을 잘 표현한 마케팅 용어는?

> 고객을 능동적 파트너로서 인식하고 개별고객과 쌍방향 의사소통을 중요시 여김

① MASS Marketing ② Segment Marketing
③ Macro Marketing ④ Niche Marketing

[해설] ㉮ MASS Marketing이란 불특정 다수를 대상으로 한 마케팅을 말한다. 개개인의 욕구를 충족시키기 보다는 다수를 목표시장으로 한 마케팅 방법이라고 할 수 있다.
㉯ 마케팅에 관한 연구는 두 가지의 방법에 의하여 접근될 수 있다. 하나는 미시 마케팅적 접근이고 다른 하나는 거시 마케팅적 접근이다. 거시 마케팅(Macro-Marketing)은 어떻게 마케팅 활동이 사회에 영향을 미치는가, 어떻게 사회가 미시 마케팅 활동에 영향을 미치는가, 그리고 어떻게 마케팅 활동이 전체로서 가능한가에 대해 관심을 두고 있다. 즉, 미시마케팅은 개별기업 수준에서의 활동에 관련되는 반면 거시 마케팅은 기업들의 총체적인 행동에서 나타나는 인과관계의 동태적인면에 관련된다.
㉰ Niche Marketing(니체 마케팅)은 '틈새시장'이라는 뜻을 가진 말로서 시장의 빈틈을 공략하는 새로운 상품을 잇달아 시장에 내놓음으로써 다른 특별한 제품 없이도 share를 유지시켜 가는 판매전략

해답
23. ③ 24. ② 25. ④ 26. ②

Ⅳ. 의료서비스의 실무

제1장 고객 만족 경영
제2장 리셉션 실무
제3장 진료상담
제4장 의료기관의 교육훈련

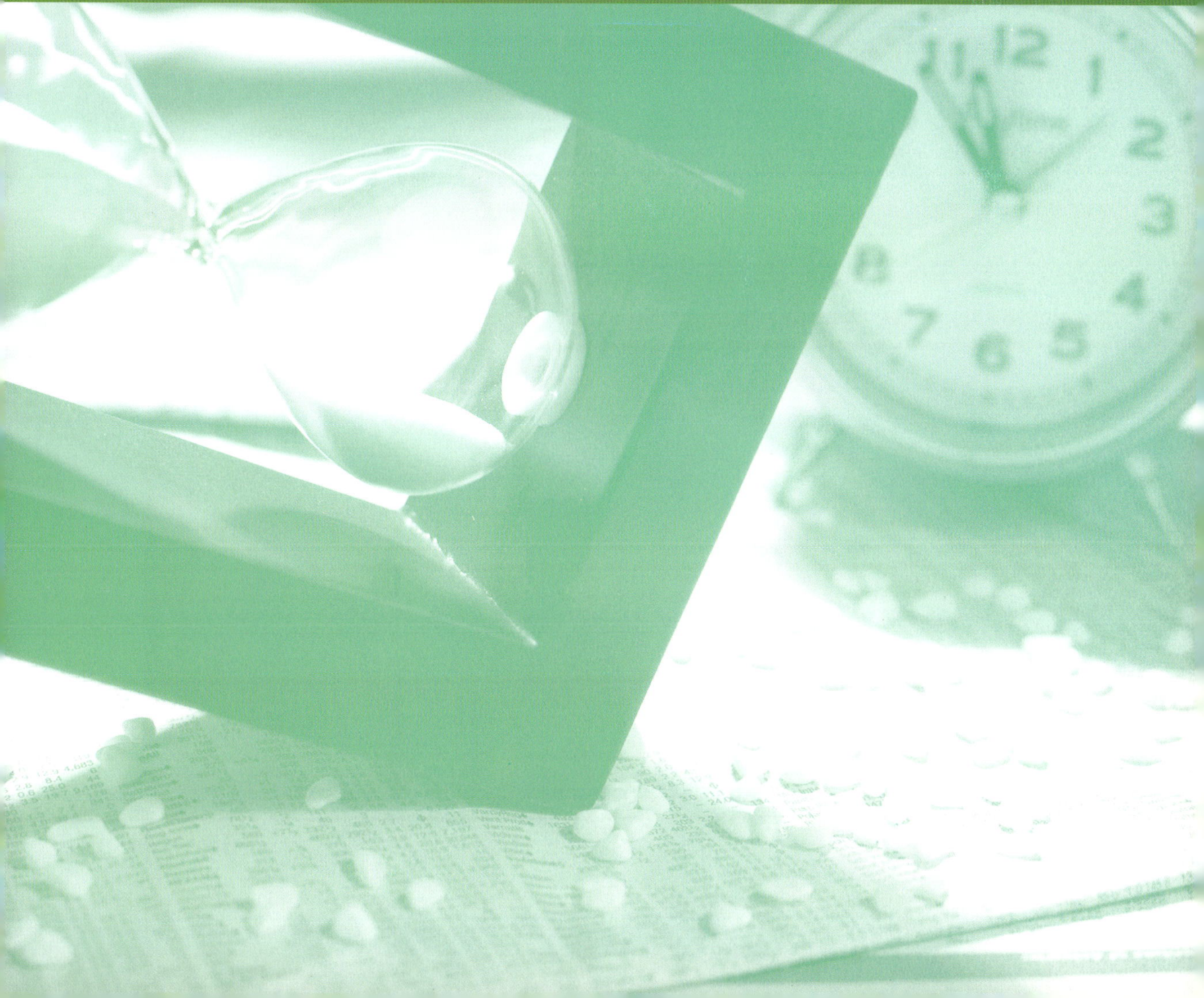

1장 고객 만족 경영 (Customer Satisfaction Management)

1. 고객만족(CS)의 이해

1) 고객의 의미

우리에게 "누군가가 고객이 누구인가?"라고 묻는 다면 아마 대부분 '상품이나 서비스를 구매하는 자' 혹은 '가치를 소비하는 자'인 최종 소비자(환자)만을 떠올릴 것이다. 그러나 이는 고객의 범주에 있어 가장 좁은 의미에 속한다.

병원에서는 아픈사람, 즉 환자를 고객으로 인식하였던 예전 개념에서 건강한 사람, 혹은 건강을 오래 유지하고 싶은 사람까지 고객의 범위는 확대되었고, 뿐만아니라 또한 내부고객인 직원과 지원업체를 포함하여 이제는 광의의 개념으로 인식되고 있다. 결국 고객이란 우리가 존재하는 기반이며 그들에게 제품과 서비스를 제공하는 것이 아니라 우리로 하여금 제공할 수 있는 기회를 주는 혜택의 제공자라 할 수 있다.

고객의 의미
1. 우리가 하는 일의 목적이다. 2. 우리가 그들에게 의존한다. 3. 우리에게 기회를 주는 사람이다.
※우리가 해야 할 일은 고객과 우리 모두에게 유익하도록 노력하는 것이다.

2) 고객만족(Customer Satisfaction)경영

(1) 고객만족의 개요

전 세계의 어린이들의 꿈과 환상을 심어주는 디즈니 공연에서는 3가지의 슬로건(slogan)이 있다. "환상을 깨지 마라!"가 그중 하나로 공연을 끝내고도 출연진은 가면을 벗지 않는다. 이러한 이미지 전략의 핵심은 진짜 미키마우스처럼 보여 어린이들의 환상을 깨뜨리지 않는다는 전략이다.

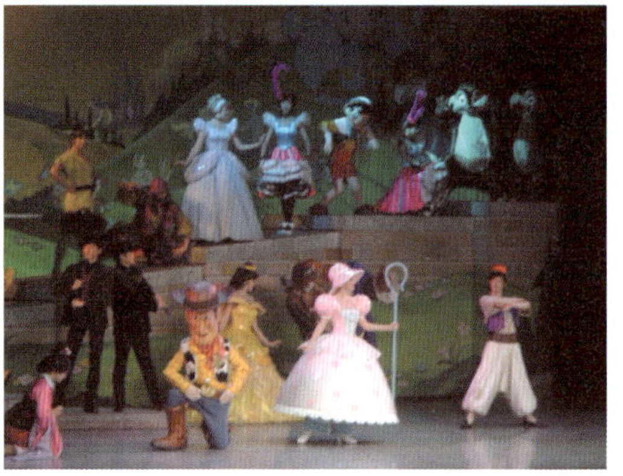

결과적으로 디즈니 공연이 오늘날까지도 사랑받고 있는 것은 관람대상인 고객의 욕구를 파악하고 이에 따른 서비스 제공이 만족을 이끌어 냈기 때문일 것이다.

이와 같이 고객만족은 고객이 제공받는 제품이나 서비스가 고객의 욕구 및 기대를 최대한 충족하는 것을 의미한다. 예를 들어 최고급 호텔 레스토랑에서 식사할 때와 평범한 식당에서 식사할 때 사람들이 기대하는 서비스는 다르다. 최고급 호텔레스토랑에서 식사를 하는 고객의 기대는 매우 높기 때문에 호텔직원의 최고 서비스를 기대할 것이고, 최고라고 생각하는 서비스를 제공하지 못한다면 아마도 고객은 만족하지 않을 것이다.

만족이란 사전적 의미를 살펴보면 'satis(충분) + facere(만들다)'라는 라틴어에서 유래되어 '성취하거나 무엇을 채우다'란 뜻으로 해석 할 수 있다.

우리나라는 1992년부터 '고객만족'을 기업의 새로운 경영 이념으로 도입하기 시작하였고, 그 해 LG는 '고객을 위한 가치 창조와 인간존중 경영으로 고객을 최우선'으로 섬기는 기업이미지로 고객에게 다가갔으며, 삼성은 지금까지도 '최고의 고객서비스'라는 이미지를 고착시키기 위해 다양한 전략을 제시하고 있다. 또한 SK는 '고객이 OK 할 때까지'라는 이미지광고를 실시하여 고객을 제일로 여기는 기업의 이미지를 위해 노력하고 있다.

(2) 고객만족경영

미국의 굿맨(J.A. Goodman)박사는 "고객만족경영이란 고객의 기대와 요구에 부응하여 그 결과로서 상품, 서비스의 재구입이 이루어지고 그 기업에 대한 고객의 신뢰감이 연속되는 상태이다"라고 하였다.

고객만족을 위해서는 다음과 같은 요소가 필요하다.

[고객만족 요소]

Hardware적 요소	Software적 요소	Humanware적 요소
병원건물, 진료장비, 주차장, 부대시설 등	진료절차, 예약, 대기시간, 병원정보, 사회공헌정도 등	직원들의 복장, 언행, 친절, 업무처리능력 등

기 대	≪	체 험	감동
기 대	〈	체 험	만족
기 대	=	체 험	보통
기 대	〉	체 험	불만족

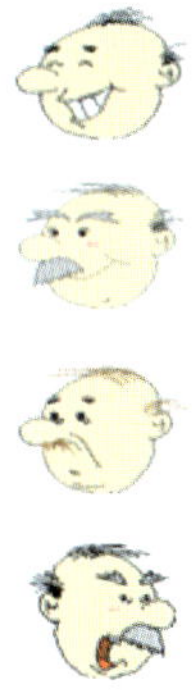

[고객의 기대와 실제 체험과의 관계]

이처럼 고객만족을 위한 경영이 기업의 중요한 이념으로 도입되면서 기업은 최우선적으로 고객서비스를 핵심요소로 고려하게 되었고, 기업의 목표 또한 고객 지향적인 제품 생산으로 방향이 바뀌게 되었다.

우리나라의 의료서비스는 현대나 삼성과 같은 대기업들이 병원 경영에 기업의 고객만족경영을 도입하면서 질적으로 많이 향상되었으며 또한 고객들의 의식변화가 의료환경의 질적 변화를 가져오게 만든 중요한 요소로 작용하게 되었다. 고객의 수준과 소득이 높아지면서 의료서비스에 대한 기대 수준과 의료서비스에 대한 요구 수준이 과거에 비해 상당히 높아졌다.

존스 홉킨스 진료부 데이비스 헬만 박사는 "환자 없이 세계 최고의 기술이 존재하지 않으며, 의사들이 기술에 자만할 때 세계 최고는 물거품이 된다."라고 강조하면서 의료서비스의 중심은 고객(환자)임을 전하고 있다.

고객만족 경영의 의미

경영의 모든 부분을 사업자측 입장이 아닌 고객의 입장에서 생각하고, 고객의 경험 만족도를 통해 기업의 성장을 도모하는 경영

Customer Centric Thinking

회사관점 In-Side Out View

고객관점 Out-Side In View

2. 고객관계관리 (Customer Relationship Management, CRM)

1) 고객관계관리(CRM)의 개요

(1) CRM 정의

과거의 마케팅은 기업이 상품을 만들어 특별한 고객 정보나 분석 없이 상품에 대한 홍보 및 광고가 주류를 이루었다. 하지만 상품에만 국한된 마케팅 활동으로는 기업의 수익 향상에 한계가 있었고, 새로운 접근 방식의 마케팅 활동의 필요성이 제기 되었다. 그래서 오늘날은 고객에 대한 이해를 바탕으로 한 마케팅 활동이 필수적이 된 것이다.

이러한 고객에 대한 이해를 바탕으로 영업, 마케팅, 고객 서비스 프로세스를 재구성하는 일련의 활동을 고객 관계 관리(顧客關係管理), 즉 CRM(Customer Relationship Management)이라고 한다.

고객관계관리(CRM)는 사전적으로 소비자들을 자신의 고객으로 만들어, 이를 유지하고자 하는 경영기법이며, 기업들이 고객과의 관계를 관리, 고객 확보, 그리고 고객, 판매인, 협력자의 내부 정보를 분석하고 저장하는데 사용하는 광대한 분야를 아우르는 방법이다.

즉, 고객과의 관계를 지속하면서 기업의 경쟁력을 높이는 고객관리시스템이다. 따라서 CRM의 가장 기본은 고객에 대한 정보의 수집이다. 다시 말해 CRM은 고객과 관련된 자료를 분석해 고객특성에 기초한 마케팅활동을 계획하고, 지원하며, 평가하는 관리체계다. 한편 기업 전체 데이터를 총괄하여 통합시스템으로 구축하고 이러한 기반 하에서 기업에 필수적인 고객 정보를 데이터 마이닝(data mining)과 함께 분석하면서 기업의 신속한 의사결정을 할 수 있도록 정보를 제공하는 역할도 한다. 즉 CRM의 궁극적 목표는 고객 충성심 향상을 통한 고객의 평생 가치(LTV : Life Time Value) 증대에 있다고 할 것이다.

(2) CRM 분류

CRM에 대한 분류는 주로 메타그룹의 CRM 산업 보고서(The Customer Relationship Management Ecosystem, 1999)에 따른다. 메타그룹의 분류에 의하면 CRM은 프로세스 관점에 따라 분류할 수 있다.

[CRM에 대한 기본적인 분류]

분 석 (Analytical) CRM	영업/마케팅/서비스 측면에서 고객정보를 활용하기 위해 고객 데이터를 추출, 분석하는 시스템이다. 이를 통해 사업에 필요한 고객 시장 세분화, 고객 프로파일링, 제품 컨셉 결정, 캠페인 관리, 이벤트 계획, 프로모션 계획 등의 기획 및 방법에 대한 아이디어가 도출될 수 있다. 고객 데이터의 과학적인 분석을 위하여 데이터 마이닝 기술이 매우 중요한 이슈로 부각되며, CRM의 다른 구성 요소인 Operational CRM, Collaborative CRM과 밀접하게 연관 되도록 Closed-Loop을 구성하여야 한다.
운 영 (Operational) CRM	CRM의 구체적인 실행을 지원하는 시스템이다. 기존의 ERP (Enterprise Resouce Planning)시스템이 조직 내부의 관리 효율화를 담당하는 시스템(Back-end)임에 반하여, Operational CRM 은 조직과 고객간의 관계 향상, 즉 조직의 전 방위 업무를 지원하는 시스템(Front-end)이다. 이것은 주로 영업과 서비스를 위한 시스템이다.
협 업 (Collaborative) CRM	1990년대 후반부터 인터넷을 기반으로 한 비즈니스의 성장 및 오프라인 기업의 온라인화가 가속화되면서 인터넷에 대응하는 신 개념의 CRM이다. 협업은 분석과 운영 시스템의 통합을 의미한다. e-비즈니스 환경에서 각 고객별로 차별화된 서비스를 제공하는 웹 개인화 서비스 시스템이 대표적인 예이다.

(3) 기업의 고객관계관리

기업은 병원보다 더 일찍 고객관리의 중요성과 필요성을 인식하여 시스템을 구축해 왔다. 1980년대 이후 글로벌화 개념에 입각하여 다국적 기업들의 등장으로 인해 공급자 중심의 경영개념에서 고객중심, 고객 지향적 개념으로의 변화가 시작되었다.

리엔지니어링 전문가이자 1990년대 4대 경영이론가 중 한 사람인 마이클 해머(Michael Hammer)는 고객(Customer)과 변화(Change), 그리고 경쟁(Competition)의 '3C'가 우리들을 위협하고 있다고 하였다. 이는 기업이 고객을 바라보는 관점의 변화를 가져오게 하였고 고객의 요구 파악을 통한 마케팅이 기업의 성장을 약속할 수 있다는 것으로 말해 주고 있다. 즉 명확한 전략의 수립과 전사적인 지원 그리고 CRM 추진주체를 적절하게 조정하고 통합하는 활동이 필요하게 되었다.

통계에 따르면 고객 이탈률(Defection Rate)을 줄일수록 기업의 수익은 늘어난다고 하였다. 즉 고객이탈이 5% 감소하면 은행 수익은 85%, 보험은 50%, 자동차서비스는 30% 수익이 늘어나는 것으로 나타났다. 그리고 이탈률을 2% 줄이는 것은 원가를

10% 절감하는 효과가 있고, 절반으로 줄이면 기업의 성장률은 2배가 된다고 하였다.

기업의 경우 신규고객 획득에 소요되는 비용이 기존고객 유지비용의 5~6배 정도로 예상된다. 즉 합리적인 고객관리는 신규 고객 창출을 위해 노력하는 것보다 기존고객 관리에 투자하는 것이 훨씬 더 효율적이라 할 수 있다.

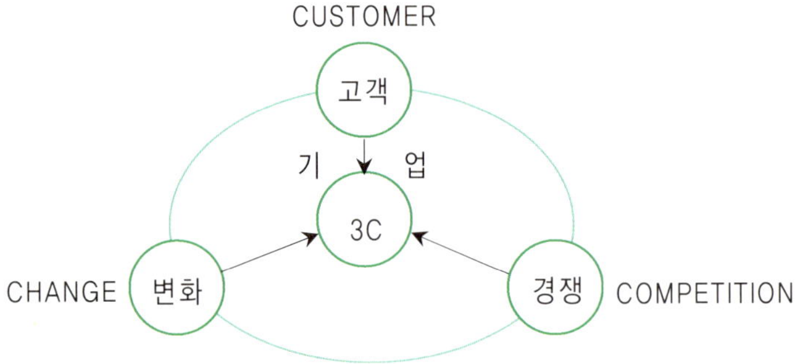

[새로운 패러다임 : 3C 시대]

(4) 병원의 고객관계관리

오늘날, 병원경영개념은 과거의 전통적인 경영 개념에서 벗어나 고객과의 장기적 관계형성을 중시하는 쪽으로 그 방향이 변화하고 있다.

신규고객을 만드는 일보다 기존고객을 잘 관리해서 충성고객으로 만들고 그 고객으로 인해 또 다른 신규고객이 창출되도록 하는 것이 경제적인 경영 전략이다.

CRM의 성공적인 도입을 위해서는 병원은 병원산업 특성에 맞는 다양한 채널로 고객과의 의사소통을 하고 고객의 기호, 가치, 요구사항, 문제점 등에 대해 적절한 서비스제공으로 고객이 병원에 평생가치로 보답하도록 유도해 내야 한다.

CRM에서 가장 중요한 것은 역시 고객이다. 고객의 요구에 부합하지 않는 병원은 시장에서 그 존재의 필요성을 가지지 않는다. 고객은 눈높이가 맞지 않은 병원은 CRM은 병원의 선택사항이 아니라 생존을 위해 취해야 하는 필수적인 경영방식인 것이다.

성공한 병원이 되기 위해서는 고객과의 관계를 통합적으로 관리하는 CRM시스템을 구축하는데 지원을 아끼지 않아야만 한다.

CRM의 효과

첫째, 신규 고객과 기존 고객을 유지시켜 매출의 증가와 이익을 창출한다.
둘째, CRM 전략의 매력은 비용에 대한 절감 효과이다.
셋째, 구전 효과를 통한 무료 광고효과가 높다.
넷째, 최우량 고객인 애호 고객(loyal customer)을 세분화하여 확보할 수 있다.
다섯째, CRM 전략의 성공은 종업원의 유지 효과가 가능하다.

3. 고객접점(Moment of Truth, MOT)의 이해

1) 고객접점(MOT)의 개요

MOT란 용어는 스칸디나비아항공 사장이었던 얀 칼슨(Jan Carlzon)이 1987년 'Moments of Truth'란 책에서 처음 사용한 이후, 마케팅 분야에서 널리 보급되기 시작했다. 스칸디나비아항공이 일 년 동안 약 1천만 명의 고객들이 약 5명의 직원들과 접촉했는데, 그 접촉한 순간은 대략 평균 15초였다고 한다. 결국, 이 15초 라는 짧은 순간이 스칸디나비아항공 전체 이미지, 나아가 사업의 성패를 좌우한다는 결론이다. 얀 칼슨은 15초를 잘 관리함으로써 연 800만 달러의 적자 회사를 7,100만 달러의 흑자회사로 전환, 성공시켰다.

2) 고객접점(MOT)의 중요성

고객접점 공식

100 - 1 = 0

고객의 만족은 서비스를 접하는 첫 순간은 물론, 서비스가 제공되는 과정과 서비스를 제공받고 자리를 뜨는 그 순간까지 고객이 접하게 되는 그 접점에서 형성된다고 할 수 있다.

고객은 현장에서 제공받는 서비스를 가장 중요한 접점으로 생각한다. 왜냐하면 서비스 현장은 병원의 고객가치를 창출하는 장소이며, 전달되는 곳이다. 따라서 MOT가 중요한 이유는 사전의 기대치보다 경험치가 훨씬 중요하며, 이 경험치는(서비스 품질, 만족도) '곱셈의 법칙'이 적용된다. 즉 아무리 잘 하더라도 어느 하나의 순간이 나쁘면 고객을 잃어버릴 수 있다는 것이다. 병원에서 고객이 접하는 100가지 접점 중 1가지가 불만족스러우면 99가지는 만족이 아니라, 그 병원의 의료서비스 전체가 불만족이 되는 것이다.

서비스현장의 중요성

① 고객의 가치가 창출되는 곳이다.
② 본원적 사업영역이다.
③ 고객에게 보이는 가장 중요한 현장접점이다.

MOT란

스페인의 투우 용어인 'Moment De La Verdad'를 영어로 옮긴 것으로 투우사가 소의 급소를 찌르는 순간이라 하여 스웨덴의 마케팅 학자인 리차드 노만(R. Norman)이 서비스품질관리에 처음으로 사용하였다고 한다.

'피하려 해도 피할 수 없는 순간', '실패가 허용되지 않는 매우 중요한 순간'을 의미하는 것으로 리차드 노만은 고객의 결정적 순간을 "고객이 광고를 볼 때, 주차장에 차를 세울 때, 회사 로비에 들어설 때, 우편으로 받은 청구서를 처음 읽을 때"가 바로 결정적 순간들이라고 했다.

3) 고객접점(MOT)의 Cycle과 고객접점의 종류

현장에서 고객과 접하는 과정은 하나의 Cycle을 이룬다. 고객이 경험하게 되는 다양한 접점들은 고객만족에 직접적인 영향력을 가지면서 각 접점에서의 고객만족은 서로 다르게 나타난다. 따라서 고객접점 사이클이란 고객이 병원과 처음 접촉해서 떠날 때까지의 서비스 행동 전체 과정을 고객의 입장에서 그려본 것이다.

고객 만족은 하나의 접점에 의하여 결정될 수도 있지만, 다양한 서비스를 경험한 후 모든 접점들의 결과에 의해서 결정될 수도 있기 때문에 고객접점 관리는 어느 한 접점에 대한 중요성을 말하기 보다는 전체적인 Cycle내에서 세부항목들에 대한 관리를 강조하고 있다.

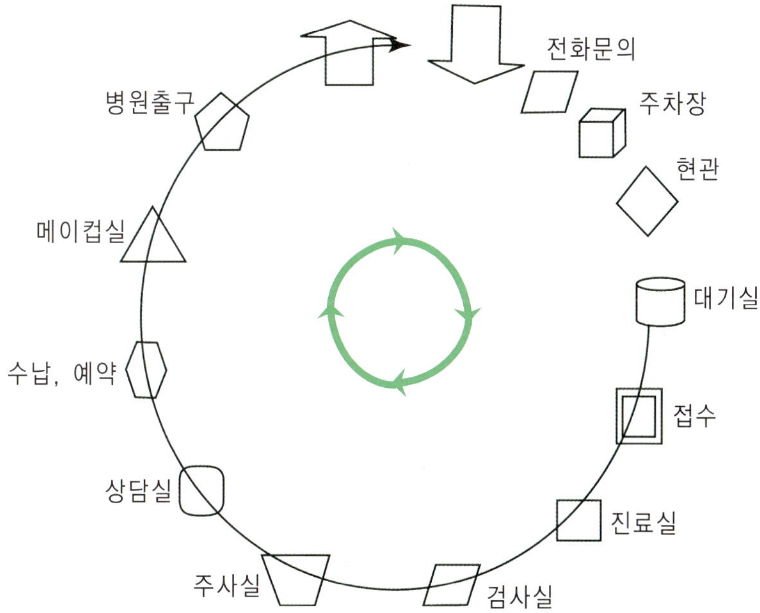

[병원서비스 MOT Cycle]

고객접점의 설계는 현장에서 고객에게 제공되는 서비스 동선을 따라서 고객 중심으로 설계되어진다. 즉, 고객이 서비스 받는 시점부터 서비스 완료시점까지 설계할 수 있다. 이 과정은 발생될 수 있는 문제점을 파악하여 정리, 분석하고 각 부서별에서 더 나은 서비스가 전달될 수 있도록 시스템을 재구축하는 것이 고객접점 설계의 핵심이 된다.

[고객접점 설계]

1단계	- 고객입장에서 걸어본다. - 고객의 관점에서 우리 병원을 대하게 되는 처음부터 끝까지의 접점을 찾아본다.
2단계	- 고객접점 단위(unit)를 설계한다. - 병원 내 각 부서별 고객접점 특징을 파악하여 고객접점 단위를 구분하고, 고객접점 단위를 정의한다.
3단계	- 병원내 팀별 고객접점 시나리오를 만든다. - 고객관점에서 만나지는 팀별 고객 접점 사이클을 정의한다.
4단계	- 나의 고객접점 시나리오를 만든다. - 고객 접점 사이클 중에서 나의 고객접점 사이클을 찾아서 고객접점 시나리오를 만든다.
5단계	- 새로운 표준안대로 행동한다. - 각 접점 단위 별로 고객접점 표준안을 만들고 팀 별로 표준안대로 훈련하고 행동한다.

〈출처 : 병원서비스 프로세스설계, 작성자 DRAMATIST〉

고객 접점은 크게 3가지 범주로 나눌 수 있다.

- 시설/ 설비에 의한 접점(Product and Service) : 주차장, 병원건물, 의료기기 / 의료장비 등
- 사람에 의한 접점(People) : 주차요원, 리셉션코디네이트, 간호사, 의사, 안내요원 등
- 정보에 의한 접점(Communication) : 광고매체, 병원의 명성, 홈페이지, 게시판 등

고객 접점의 세 가지 중 '사람'은 인간적 접점이고 '시설 / 설비'와 '정보'는 인간 외적인 접점이다. 이를 기준으로 하여 고객접점의 외래진료서비스에 대한 만족사례를 살펴보면 다음과 같다.

[고객접점의 외래진료서비스 만족사례]

인간적 접점	접점 구분	인간외적 접점
- 문의 전화를 받는 직원은 친절하게 응대하고 대답한다.	진료문의 전화	- 전화가 즉시 연결된다.
- 주장장관리요원이 친절하다. - 안내 데스크에서 진료안내를 친절히 도와준다.	병원방문	- 주차장 이용이 편리하다. - 병원 입구가 찾기 용이하며, 넓고 깨끗하다. - 주차장에서 병원까지의 이동이 편리하다. - 진료문의서 작성 테이블은 기록하기 편하게 되어있다. - 진료문의서는 작성하기 용이하게 구성되어 있다.
- 접수, 수납 청구 직원이 친절하다. - 진료비 내역에 대한 설명은 즉시 상세하게 이루어진다.	접수 / 수납	- 접수, 수납을 위해 오래 기다리지 않는다. - 이동하기 편한 동선이며 one-stop으로 처리된다. - 지불해야 할 금액은 알아보기 쉽도록 크게 표시되어 있다.
- 담당의사는 질문에 친절하고 성실하게 답한다. - 간호사는 검사 및 예약절차에 대해 자세하게 설명한다.	진 찰	- 진찰대기 시간이 짧다. - 진찰대기 동안 자가 건강검진 코너나 읽을 것이 있어 지루하지 않다. - 대기실 의자가 편안하다. - 검사접수, 검사실 등이 찾기 쉬운 위치에 있다.
- 약사는 처방된 약의 복용방법과 부작용 등에 대해 상세하게 설명해 준다.	약 국	- 약이 나오기까지 오래 기다리지 않는다. - 약이 나오는 예상 시간을 알 수 있다. - 약이 나왔는지 여부를 즉시 확인할 수 있다.

〈출처 : 조우현외 의료서비스 마케팅, 1997 재구성〉

4) 고객접점 서비스 평가 및 관리

고객접점에서 서비스 제공 후 다음과 같은 3가지 방법으로 평가가능하다.

첫째, 고객만족도 조사이다.

이 조사는 제3자의 객관적인 시각을 반영하기 위하여 고객에게 제공 받은 서비스에 대하여 얼마나 만족하는가를 알아보는 것이다. 조사 방법은 외부기관을 활용하여 실시하는 방법과 자체 조사하는 방법으로 나뉜다. 그 중 외부기관을 활용하여 조사하는 방법은 결과에 대한 신뢰도와 공정성 측면이 우수하며, 자체 조사하는 방법은 의료기관의 업무프로세스 상에서 고객접점분석(MOT)을 통해서 1차 항목 → 2차 항목 → 3차 항목의 순, 즉 대분류 → 중분류 → 소분류로 주요 변수(고객만족도지수)를 추출하여 설문에 반영할 수 있다.

병원에서 고객만족도를 조사하는 목적은 정기적으로 만족도를 조사하고 분석하여 서비스 품질을 개선하기 위한 자료로 활용하기 위해서이다. 고객만족도 조사는 다음과 같은 3가지가 지켜져야 한다.

[고객만족도 조사 3원칙]

계속성의 원칙	- 고객의 만족도를 시간대 별로 비교 가능해야 한다(과거, 현재, 미래를 비교할 수 있어야 한다). - 고객의 요구는 주변 환경에 따라 항상 변하고 만족도 또한 제품의 향상, 애프터서비스 향상 등에 따라 달라지기 때문이다.
정량성의 원칙	- 항목간 비교가 가능하도록 정량적인 조사가 이루어져야 한다. - "성능은 좋은데 디자인이 맘에 들지 않는다.", "애프터서비스 요원의 서비스가 불만족스럽다." 등등 문자열로 된 데이타로는 항목간 비교가 불가능하다. 따라서 고객의 의견을 수량적 데이타로 점수화 시키는게 필요하다. 예를 들면 3점척도, 5점척도(매우그렇다, 그렇다, 보통이다, 그렇지않다, 전혀그렇지않다)
정확성의 원칙	- 정확한 조사와 정확한 해석이 필요하다. - 설문조사의 경우 조사 목적에 맞춰서 정확한 답변이 나올 수 있도록 신중하게 설계해야할 필요성이 있고, 해석에 있어서도 가급적 주관적인 생각을 배제할 수 있도록 해야 한다.

둘째, 모니터링이란 서비스의 품질을 직접 관찰하여 평가하는 것으로 미스터리 쇼핑과 전화 모니터링 방법이 있다. 미스터리 쇼핑(mystery shopping)은 교육을 받은 모니터 요원이 일반 고객으로 가장해 대상 매장이나 업체를 방문 고객입장이 되어 관찰하는 방법으로 질문지에 나와 있는 내용을 중심으로 전반적인 서비스 수준을 평가하는 것을 말한다. 즉, 매장의 현재 상태를 '고객의 입장'에서 파악하는 일종의 암행조사인 것이다.

전화모니터링은 고객을 가장하여 대상매장이나 업체에 전화를 걸어 전화접점에서의 고객응대태도, 진료에 대한 정확하고 친절한 설명, 불평고객 응대 기술 등을 정검하고 평가하여 이를 개선하기 위한 방안을 마련하는 방법이다.

[전화 모니터링 전단지]

항 목		매우 우수	우 수	노력을 요함
음성	목소리가 밝고 부드럽다.			
	발음이 정확하다.			
	말의 속도가 적당하다.			
	목소리가 듣기에 편하다.			
통화예절	전화 벨 소리가 두세 번 울렸을 때 받는다.			
	소속과 이름을 밝힌다.			
	전화 내용을 정확히 메모하면서 듣는다.			
	필요한 대화내용은 재확인한다.			
	관심과 열정을 느끼게 한다.			
	정중하게 감사 인사를 한다.			
통화예절	기다리게 한 경우, 양해를 구한다.			
	기다리는 시간이 5초를 넘지 않는다.			
	전화를 돌려야 할 때, 받을 직원과 번호를 알려준다.			
	전화를 끊을 때, 마무리 인사를 한다.			
	메시지를 해당자에게 정확하게 전달한다.			
	회신이 필요한 경우, 빠른 시간내에 해준다.			

〈출처 : 임혜경 외 병원서비스코디네이트 길라잡이, 2003 재구성〉

셋째, 고객의견카드, 홈페이지 게시판, 상담실 운영이 있다. 그 중 고객의견카드는 고객만족을 파악하는 방법 중 가장 쉽게 접근할 수 있는 방법이다. 이것은 제작이 쉽다는 특징을 갖고 있으며, 자세한 정보를 고객에게 제공하지는 않으나 고객으로부터 즉각적인 피드백을 얻을 수도 있다는 장점이 있다. 하지만, 고객은 고객으로서의 경험하고 있는 기간에만 이 카드를 작성 할 수 있다는 한계가 있다.

4. 고객의 소리(Voice of Customer, VOC)

1) 병원에서 '고객의 소리(VOC)'의 의미

미국의 기상학자 에드워드 로렌츠(E. Lorentz)는 1961년 기상관측을 하다가 브라질에 있는 나비의 날갯짓이 미국 텍사스에 토네이도를 발생시킬 수도 있다는 과학이론 즉, 나비효과(butterfly effect)이론을 발표했다. 나비효과는 기상현상에서 시작된 용어이지만, 서비스 현장에서도 많이 적용된다. 예를들어 일상에서 아무렇지도 않게 가볍게 행한 직원의 행동이 고객에게는 다른 의미로 전달되어 때로는 나비효과가 되어 엄청난 불만으로 나타날 수 있다.

미국의 TARP(Technical Assistance Research Program) 조사에서 고객의 불만에 대한 영향을 다음과 같이 4가지로 정량화시켰다.

첫째, 고객의 충성도가 낮아지면 반복구매는 단절될 수 있다.

둘째, 불만이 있는 고객 중 50%는 불만을 토로하지 않는다.

셋째, 불만을 토로하는 50%의 고객 중 45%는 현장에서 담당자 등 직원에게 마음에 있는 불만을 드러내어서 말한다.

넷째, 나머지 5%, 즉 불만을 가진 고객 100명중 5명 사례만이 항의나, 강한 방법의 불만표출로 경영층까지 인지하게 만든다.

즉 불만을 드러내지 않는 고객과 어디에 불만을 말해야 해결되는지 잘 모르는 고객이 95%인 반면에, 5%는 기업 측에 불만을 직접적으로 표현한다.

하지만 불만을 표현하지 못한 고객(환자)은 주변 사람들에게 불만을 토로하면서 병원이나 기업의 이미지를 손상시키는 역할을 하게 된다. 고객이 직접적으로 병원에 불만을 표현하지 않으면 불만을 가진 고객들이 많지 않을 것이라고 판단하기 때문에 장기적으로 볼 때 이런 현상이 지속되면 병원 이미지는 손상 받을 것이고, 고객은 모래알처럼 빠져나갈 것이다. 그러므로 표현하지 않은 고객의 불만을 빨리 인지하여 병원 이미지에 부정적 영향이 가해질 수 있는 고객의 불만을 적극적이고 능동적으로 대처할 수 있어야 한다.

2) 고객의 소리(VOC) 이해와 활용

고객의 소리(VOC)란 다양한 채널을 통하여 유입되는 고객의 불만을 포함한 의견으로 병원이나 기업에 유용한 정보가 된다. 따라서 고객의 소리 시스템은 관련정보와 업무를 통합 제공하여 업무 프로세스, 마케팅 등의 효율성을 극대화 할 수 있는 시스템인 것이다.

16개국의 고객들을 대상으로 진행한 설문조사에서 소비자의 90%가 기업의 다양한 커뮤니케이션 채널을 통해 고객센터에 문의해 본 경험이 있었고, 고객의 요청사항에 반응이 느리거나 없을 경우, 고객의 불만은 증가하는 것으로 나타났다. 또한 음성, 문자, 이메일, 실시간 채팅, 웹 기반 셀프서비스, 트위터와 같은 소셜미디어 등을 통한 커뮤니케이션이 증가하고 있으나 역시 상담원의 직접 응대가 가장 좋은 방법이라고 밝혀졌다.

대부분의 소비자는 인터넷을 통한 정보 검색 후, 고객 센터의 상담원에게 연락한다. 이러한 소비자 행동 패턴을 고려해볼 때 고객 서비스 채널 중 전화를 통한 상담이 고객에게 가장 높은 만족도를 제공할 수 있다는 것이다.

병원에서는 병원 홈페이지의 게시판, 전화, 고객 의견카드, 편지 등 다양한 커뮤니케이션 채널을 통해 고객의 소리를 접할 수 있다. 이를 통해 고객이 가장 선호하는 행동 패턴유형을 이해하고 담당자의 교육을 통해서 고객의 소리에 성의껏 응대하고 불만사항을 적극적인 자세로 해결해 주어야 한다. 또한 접수된 고객의 소리를 잘 정리하고 분류하여 고객의 소리가 활용되지 않고 사장되지 않도록 해야 하며, 고객의 소리를 효과적으로 관리하고 다양한 활용을 통하여 다시 고객에게 피드백 해야한다.

즉, VOC 관리시스템 구축과 활용으로 고객요구의 적극적인 대처와 고객중심의 경영이 실현될 수 있다.

종합문제

【문 1】 다음 중 고객의 기대와 요구(Needs)의 차이에 대한 설명 중 옳지 않은 것은?

① 기대는 고객이 인식하고, 세부적이면서 표면적으로 요구되는 것이다.
② 고객의 요구를 만족시키지 못할지라도 회복할 수 있는 기회는 있다.
③ 기대는 서비스 접점에서 결과적 산출물이나 전달과정에서 만족된다.
④ 기대는 주로 단기간에 형성되며 요구는 장기간에 걸쳐 형성된다.

【문 2】 다음 중 고객만족의 정의에 대한 설명이 올바르지 못한 것은?

① 고객만족은 사용실감이나 사전기대가 높을수록 좋다.
② 고객만족은 곧 제품이나 서비스에 대한 연속적인 소비를 일으킨다.
③ 제품과 서비스가 존속할 수 있는 계기가 된다.
④ 기업으로 하여금 경쟁우위에 설 수 있도록 기회를 제공해 준다.

【문 3】 다음 중 고객만족에 대한 설명 중 잘못 설명한 것은?

① 그레고리스톤은 기업의 목적이 이윤추구에 있는 것이 아니라 고객 창조에 있으며 기업의 이익이란 고객만족을 통해 얻는 부산물이라고 강조하였다.
② 고객만족은 고객의 욕구와 기대에 최대한 부응하여 그 결과로서 상품과 서비스의 재구매가 이루어지고 아울러 고객의 신뢰감이 연속적으로 이어지는 상태를 말한다.
③ 고객의 기대는 고객 개개인의 경험에 의해 형성된다. 지역, 문화, 성별, 나이, 체격 등 여러 요소에 따라 다를 수 있다.
④ 고객의 기대를 파악하는 출발점은 고객의 소리에 귀를 기울이는 것에서 시작된다.

[해설] 피터 드러커 교수는 자신의 저서인 '경영의 실제' 기업의 목적은 '고객의 창조'에 있다.

해답

1. ② 2. ① 3. ①

【문 4】 다음 중 고객만족(CS)요소에 대한 내용 중 서로 의미가 잘못 연결된 것은?

① Hardware적 요소 : 병원시설, 진료장비, 진료환경, 주차장 등

② Humanware적 요소 : 부대환경, 명성, 사회적 공헌도 등

③ Software적 요소 : 병원정보, 무료진료, 진료과 안내 등

④ Humanware적 요소 : 직원의 복장, 태도, 말투, 업무처리 능력 등

【문 5】 병원에서 고객만족 서비스 품질을 결정하는 요소가 아닌 것은?

① 환자와의 약속된 서비스를 지키고자 하는 신뢰성

② 전문적인 서비스를 수행하고자 하는 숙련성

③ 환자의 병만 고치면 된다는 획일적인 생각

④ 고객이 만족하게 정중하게 하는 서비스

【문 6】 다음 중 고객만족경영을 해야 하는 이유가 아닌 것은?

① 고객을 만족시키면 고객의 애호도와 유지율이 증가한다.

② 만족한 고객은 병원의 매출증가에 기여한다.

③ 단골고객이 증가하면 병원의 수익성이 높아진다.

④ 고객이 만족하면 모든 직원들에게 요구하는 사항이 많아진다.

【문 7】 기업경영이 기업중심의 경영방침에서 고객만족경영으로 변화함으로써 역 피라미드형의 기업구조를 가져오게 되었다. 역 피라미드 구조의 최상위층을 차지하는 대상자는?

① 시스템 ② 고객 ③ CEO ④ 경영진

[해설] 노드스트롬(Nordstrm)의 기업구조

㉮ 고객
㉯ 판매 및 지원 사원
㉰ 매장지배인, 상점지배인
㉱ 총지배인
㉲ 이사회

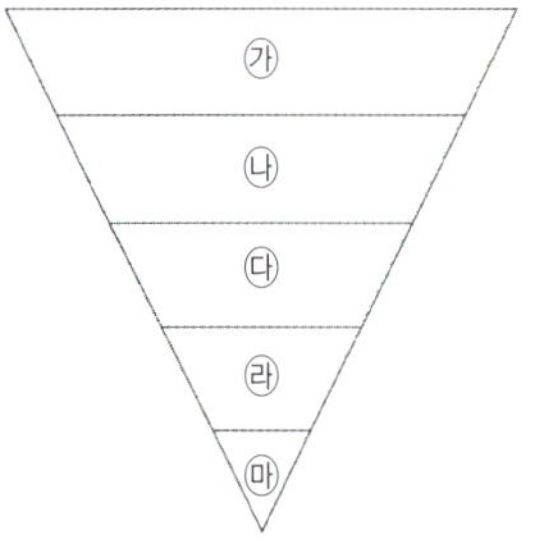

해답

4. ② 5. ③ 6. ④ 7. ②

【문 8】 다음 중 CRM의 효과에 대한 설명으로 잘못된 것은?

① 구전효과를 통한 무료 광고효과가 높다.
② 최우량 고객인 Loyal Customer을 세분화하여 확보할 수 있다.
③ 신규고객과 기존고객을 유지시켜 매출의 증가와 이익을 창출할 수 있다.
④ CRM전략의 성공과 직원의 유시효과와는 무관하다.

【문 9】 서비스 기업에서 최일선에 있는 직원들에게 권한과 재량권을 부여하는 시스템을 의미하는 용어는?

① Empowerment ② Internal marketing
③ Customer-oriented ④ service amalgam

[해설] Empowerment : 사전적으로 파워 또는 권한을 주다.
Customer-oriented : 고객지향

【문 10】 병원에서 고객을 만족시키는 직접적 요소와 간접적 요소가 있다. 다음 중 이에 해당하지 않는 것은 무엇인가?

① 직접적 요소 - 의료서비스(의료행위)
② 직접적 요소 - 의료외적 서비스(의료진의 태도)
③ 간접적 요소 - 병원 이미지(사회적 공헌 활동)
④ 간접적 요소 - 병원인테리어(분위기, 환경)

【문 11】 고객만족경영(CSM)에서 만족(Satisfaction)의 개념은 고객(환자)의 사전기대와 경험에 대한 인지의 차이에 따라 달라진다. '만족=사회경험/ 사전기대'이라고 한다. 다음 중 만족에 대한 잘못된 설명은 어느 것인가?

① 고객의 사전기대보다 실제경험이 크면 고객은 만족하게 되어, 재구매를 하거나 긍정적 구전을 한다.
② 고객이 사전에 기대하였던 것과 실제 의료서비스가 같다면 고객이 만족하였는지는 확실히 알 수 없다.
③ 고객의 사전기대를 낮추면 상대적으로 만족도가 높아진다. 왜냐하면 사전기대보다 실제 경험이 좋으면 고객들이 만족하기 때문이다
④ 고객의 기대사항을 파악하여 이를 병원경영에 반영할 때 고객이 만족할 수 있다.

[해설] 고객만족경영은 고객과 접촉을 갖는 어느 특정부서의 노력뿐만이 아닌 기업 구성원 및 경영자 모두의 동참과 노력이 필요하다.

해답

8. ④ 9. ① 10. ④ 11. ①

【문 12】 고객만족은 의식 있는 몇 사람의 일시적 대응으로 이뤄지는 것이 아니며, 기업전체차원에서의 노력이 필요하다. 다음 중 고객만족경영의 추진방안과 가장 거리가 먼 것은 무엇인가?

① 고객접점 부서의 집중 교육 강화 ② 내부마케팅의 강화
③ 고객욕구의 파악과 반영 ④ 다양한 고객서비스의 제공

【문 13】 다음중 고객관계관리(Customer relationship management)에 대한 정의로 설명이 적절하지 않은 것은?

① 고객에 대한 심층적이고 광범위한 분석과 관계를 바탕으로 한다.
② 고객과의 관계를 지속하면서 기업의 경쟁력을 높이는 고객관리시스템이다.
③ 영업, 마케팅, 비즈니스의 고객관리 프로세스를 모두 포괄하고 있다.
④ 고객관계 관리의 목적은 고객 유치에 있다.

【문 14】 다음 중 고객관계관리(CRM) 프로세스(Process)를 순서대로 나열한 것은?

가. 고객활용	나. 고객유치	다. 고객선별	라. 고객유지

① 가 - 나 - 다 - 라 ② 나 - 가 - 라 - 다
③ 나 - 다 - 가 - 라 ④ 나 - 다 - 라 - 가

【문 15】 고객과 상호작용을 통하여 관계를 지속, 강화시키는 과정은 CRM의 어떤 단계인가?

① 고객유지 단계 ② 고객창출 단계
③ 동반자 단계 ④ 전략적 고객관리 단계

[해설] 전략적 고객관리 단계 : 세분화된 고객에게 맞는 맞춤 서비스나 마케팅을 시행하는 단계

【문 16】 스페인의 투우에서 나온 말로써 투우사가 소의 급소를 찌르는 순간을 뜻하는 의미로 피하려 해도 피할 수없는 순간 또는 실패가 허용되지 않는 중요한 순간을 의미하는 말은?

① CS ② CRM ③ MOT ④ MTP

해답
12. ③ 13. ④ 14. ③ 15. ① 16. ③

【문 17】 고객관계관리(CRM)에서 고객단계가 올바르게 나열된 것은?

① 고객단계 → 단골단계 → 신규예상고객단계 → 옹호자 단계 → 동반자 단계
② 예상고객 → 고객단계 → 단골단계 → 옹호자 단계 → 동반자 단계
③ 옹호자 단계 → 예상고객 단계 → 고객단계 → 단골단계 → 동반자 단계
④ 고객단계 → 예상고객 단계 → 단골단계 → 옹호자 단계 → 동반자 단계

[해설] 고객관계관리의 단계

㉮ 고객 획득 단계 : 고객과의 관계가 처음으로 성립되는 단계
㉯ 고객 강화 단계 : 고객이 스스로 기업에 대해 알고자 하며 기업으로부터 스스로의 정보 만족으로 위해 요청을 하게 되는 단계가 고객 강화 단계
㉰ 고객 유지 단계 : 고객이 해당 기업과 지속적으로 관계를 유지하는 단계
㉱ 고객 성장 단계 : 기업에서 고객으로 하여금 현재의 수준보다 보다 강화된 기업과의 관계를 형성시키는 단계가 고객 성장 단계

【문 18】 다음은 MOT에 대한 설명 중 잘못 설명한 것은?

① 서비스를 제공하는 제공자의 자원과 고객이 접하는 접점이다.
② MOT는 서비스의 시작과 끝에서 일어난다.
③ 고객과 접하는 순간을 의미하며 진실의 순간, 결정적 순간을 뜻한다.
④ MOT는 하드웨어적, 소프트웨어적, 휴먼웨어적 요소로 나누어 볼 수 있다.

【문 19】 다음 중 고객접점(MOT) Cycle에 대해 올바르게 설명한 것은?

① 고객과의 접점은 사람, 시설, 정보 등에 의한 모든 접점들이며 접점의 총체로서 하나의 Cycle을 이룬다.
② 고객접점에서의 고객만족은 모두 동일하게 나타난다.
③ 고객이 접하는 접점들은 일정하다.
④ 고객접점의 관리는 전체적으로 관리가 이루어지는 것이 효과적이다.

【문 20】 다음 중 고객접점(MOT)의 유형에 대한 설명으로 올바르지 않은 것은?

① 광고매체, 명성, 게시판, 홍보책자들은 시설/ 설비에 의한 접점이다.
② 사회적 공헌도, 홈페이지, 진료과목 등은 정보에 의한 접점이다.
③ 휴게실, 주차장, 대기실 등은 시설/ 설비에 의한 접점이다.
④ 고객이 접하는 모든 직원에 의한 접점은 사람에 의한 접점이다.

해답

17. ② 18. ② 19. ① 20. ①

【문 21】 다음 중 고객접점(MOT)의 관리 시 고려해야 할 사항이 아닌 것은?

① 고객의 시선에서 바라본다.
② 고객 전체 기준에 맞춘 서비스를 생각한다.
③ 고객접점의 과정(Process)을 이해한다.
④ 전사적인 노력과 대처가 필요하다.

【문 22】 다음 중 고객접점의 설계단계 의미로 올바르게 묶인 것은?

가. 고객입장에서 서비스를 받아본다.	나. 고객접점 단위를 설계한다.
다. 고객접점 개선방법을 이해한다.	라. 새로운 표준안대로 행동한다.

① 가, 나, 다　② 가, 다　③ 나, 라　④ 가, 나, 다, 라

【문 23】 다음 중 MOT에서 고객개념의 중요성으로 가장 올바른 것은?

① 100+1=101　② 100×0=0　③ 100−1=0　④ 100−1=99

【문 24】 다음 내용은 CRM에 대한 기본적인 분류 기준에서 무엇에 해당하는가?

> 여러 가지의 방법으로 세분화된 고객에게 그에 맞는 맞춤 서비스나 마케팅을 시행하는 단계이다. 이때 우리 병원에 수익을 가져다주는 우량 고객을 파악하는 것은 매우 중요한 활동이며 우량고객을 집중 관리하는 프로그램을 만들어야 한다. 우량고객은 파레토법칙(80/20의 법칙)에 의하여 나누어 볼 수 있다.

① 분석 CRM　② 운영 CRM　③ 협업 CRM　④ 기존 CRM

【문 25】 고객접점의 서비스 설계 단계가 바르게 짝지어지지 않은 것은?

① 단계 1 : 고객입장에서 서비스를 바라본다.
② 단계 2 : 새로운 표준안대로 행동한다.
③ 단계 3 : 고객접점 사이클을 찾는다.
④ 단계 4 : 나의 고객접점 시나리오를 만든다.

[해설] 2단계 고객접점 단위를 설계한다.

해답
21. ② 22. ④ 23. ③ 24. ① 25. ②

【문 26】 '병원에서의 고객접점(MOT)은 다양하고 많은 형태로 나타난다. 병원에 대한 정보로부터 진료가 끝나고 귀가하는 순간까지 병원 내에서 고객과 병원이 만나는 접점에서 고객이 병원에 대한 가치 평가를 내릴 수 있다.' 위 문장에서 고객접점(MOT)서비스 사이클(Service Cycle)상 고객이 가장 먼저 만나는 접점은?

① 홍보물 ② 리셉션(접수) ③ 진료수가계산 ④ 진료실

[해설] 고객접점순서 : 전화문의 → 홍보물 → 방문접수 순이다.

【문 27】 고객접점 영역을 크게 3가지로 나눌 수 있다. 3가지 중 거리가 먼 것은?

① 통계분석을 위한 표본설계에 의한 접점
② 시설, 설비 등 하드웨어적 요인에 의한 접점
③ 서비스 시스템 등 소프트웨어적 요인에 의한 접점
④ 직원의 고객 지향적 요인에 의한 접점

【문 28】 고객의 입장에서 병원 고객접점 진단 방법 중 다른 것은?

① 고객의 관점에서 우리 병원을 만나는 시점에서부터 끝까지 각 단계를 생각하여 작성해 본다.
② 고객접점은 우리병원을 접촉한 이후 단계에서부터 시작되며, 진료가 이루어지는 서비스 단계와 사후 서비스단계를 구분해서 생각해 본다.
③ 접점 진행 요소시간을 체크하여 오래 걸리는 시간은 개선해 나간다.
④ 고객접점 요소 상으로는 하드적, 휴먼적, 소프트적인 요소를 구분해서 고려해 본다.

【문 29】 다음은 고객 로열티(Royalty), 즉 충성고객관리를 설명한 것이다. 아닌 것은?

① 의료기관 방문고객의 진료와 질병, 방문횟수 및 기타 건강관련을 중심으로 고객명단 수집
② 관련정보의 생성
③ 고객관계구축을 위해 경영방식을 병원중심으로 개선
④ 생성된 정보의 조합, 고객중심으로 정리, 통합

[해설] 고객관계 구축을 위해 병원의 경영성과를 개선하기 위한 새로운 경영방식이나 고객중심 경영 방식이다.

해답

26. ① 27. ① 28. ② 29. ③

【문 30】 고객접점에서 문제가 발생하였을 때 재발생을 방지하기 위하여 취하는 방식으로 가장 적당한 것은?

① 회의 및 교육
② 자체평가시험
③ 재조사
④ 고객의 소리를 수집한다.

[해설] 회의와 교육을 통하여 문제점을 찾고 재발방지를 위하여 전 직원을 교육한다.

【문 31】 고객만족을 위해 가장 일차적으로 파악해야 하는 요소는?

① 고객 정보 획득
② 고객 만족도 조사
③ 고객의 성향 파악
④ 고객의 기대수준 파악

[해설] 고객만족의 첫 단계는 고객이 누구인가를 파악하고 고객의 소리에 귀를 기울이는 것이다. 우리 병원의 서비스에 대하여 어떻게 생각하고 있는지, 어느 정도의 서비스 수준을 요구하는지에 대해 파악하고 있어야 한다.

【문 32】 다음 중 고객만족도 조사의 3원칙이 아닌 것은?

① 가변성의 원칙
② 정확성의 원칙
③ 지속성의 원칙
④ 정량성의 원칙

【문 33】 다음에서 병원 모니터링 수행 단계를 올바르게 나열한 것은?

가. 표본추출	나. 평가시트 확정	다. 요원 선정
라. 요원 훈련	마. 모니터링 실시	바. 평가분석
사. 보고서 작성		

① 가 → 나 → 다 → 라 → 마 → 바 → 사
② 다 → 라 → 가 → 나 → 마 → 바 → 사
③ 다 → 가 → 라 → 나 → 마 → 바 → 사
④ 나 → 가 → 다 → 라 → 마 → 바 → 사

【문 34】 다음에서 병원 모니터링의 대상을 모두 고르시오.

가. 병원시설	나. 운영시설
다. 인적시스템	라. 의료정책

① 가 ② 가, 나 ③ 가, 나 ,다 ④ 가, 나, 다, 라

해답

30. ① 31. ① 32. ① 33. ④ 34. ③

【문 35】 대부분 병원에서 서비스 만족도를 조사하기 위해 설문지를 작성하는 조사방법을 선택한다. 설문지의 기본정보인 개인인적사항을 분석할때 사용되는 척도는?

① 비율척도 ② 서열척도 ③ 등간척도 ④ 명목척도

[해설] 서열척도는 집단 구분 외에 측정대상들 간의 순서 개념을 측정하기 위해서 사용되는 수를 말한다. 명목척도는 조사대상의 소속여부나 대상의 분류를 위해 사용된 수를 말한다. 등간척도는 측정 대상들 간의 속성의 차이 비교를 가능하게 해주며 서열척도에 포함된 정보를 말한다. 비율척도는 등간 척도의 모든 정보를 포함하여 절대적 기준점인 절대 0점이 존재하는 척도이다.

【문 36】 인터넷 조사에 대한 장점과 단점을 설명한 것이다. 적절하지 않은 것은?

① 표본수와 비용은 비례한다.
② 인터넷 사용자로 표본이 편중됨에 따라 조사에 능동적으로 응하는 사람만이 조사가 가능하여 대표성이 상실될 수 있다.
③ 설문의 빠른 회수와 실시간 분석이 가능하다.
④ 설문의 빠른 회수와 실시간 분석도 가능하나 응답자를 정확하게 통제. 확인하기는 어렵다.

[해설]

인터넷 조사의 장점	인터넷 조사의 단점
· 표본수가 많아져도 추가되는 비용이 적음 · 원격지, 특수층, 전문가에 대한 접근이 용이함 · 양방향 커뮤니케이션이 가능함 · 설문의 빠른 회수와 실시간 분석이 가능함 · 24시간 조사를 수행할 수 있음 · 다양한 멀티미디어 기술을 활용할 수 있음	· 인터넷 사용자로 표본인 편중됨 · 조사에 능동적으로 응하는 사람만 조사가 가능하여 대표성이 상실될 수 있음 · 응답자를 정확하게 통제, 확인할 수 없음 · 설문조사 시스템 설치와 관리를 위한 투자가 필요함 · 허락 없이 SPAM메일을 보내는 경우 프라이버시를 침해할 가능성이 있음

【문 37】 '고객의소리'란 고객들이 자신의 병원에서 들려주는 소리라 할 수 있다. 코디네이트는 다양한 방법을 통해 이러한 고객으로부터의 정보를 모으고 분석하고자 하는 노력이 필요하다. 다음 중 가장 적절하지 못한 것은?

① 고객의 소리를 한곳으로 모아 정리한다.
② 고객 의견카드, 홈페이지 게시판, 상담실 운영
③ 고객들이 제기한 내용의 유출을 피한다.
④ 정리된 고객의 소리를 토대로 새로운 서비스를 기획하거나 발전시키기 위한 정보로 활용한다.

[해설] 정리한 고객이 소리를 검토하고 내용별로 분류하여 그 결과를 병원 전체 직원에게 알린다. 나아가 고객들이 제기하는 내용에 대해 대응자료를 표준화하고 이를 병원서비스 매뉴얼에 반영한다.

해답

35. ④ 36. ① 37. ③

【문 38】 고객의 소리(VOC) 청취는 주로 병원의 무엇을 개선하는데 필요한 정보로 활용되고 있는가?

① 병원 조직개편 ② 병원 서비스 질

③ 병원 이미지 ④ 병원 홍보

[해설] 병원에서는 다양한 채널을 통해 고객의 소리를 들을 수 있으며, 병원 서비스의 질 개선에 필요한 정보로 활용된다.

【문 39】 '고객의 소리(VOC)'에 대한 자료 수집 방법과 가장 거리가 먼 것은?

① 병원 홈페이지 ② 전화 ③ 고객 의견카드 ④ 신문광고

[해설] '고객의 소리(VOC)'에 대한 자료 수집 방법은 병원홈페이지, 전화, 고객 의견카드, 편지 등이다.

해답

38. ② 39. ④

2장 리셉션 실무

1. 리셉션 실무 개요

요즘은 '병원'하면 많은 사람들이 떠올리는 이미지가 문을 들어서면 "어서 오십시오. 고객님" 하는 반가운 인사말과 깔끔하고 편안한 인테리어일 것이다. 또한 "보험증 갖고 오셨어요?"라는 상투적인 말 대신 "어디가 불편하신가요?", "오시는데 불편한 점은 없으셨습니까?"라는 친절한 인사말과 순서를 기다리는 동안 제공되는 음료, 읽을 거리, 원하면 의사를 만나기 전 진료에 대한 간단한 설명도 들을 수 있다.

리셉션코디네이터는 긴장될 수 있는 병원 대기실을 밝은 분위기로 만들어 주고 차별화된 고객 서비스를 제공해 병원에 대한 친밀감을 높이고 신뢰를 높일 수 있게 한다.

리셉션(Reception)은 '응접, 접대, 환영'이라는 사전적 의미를 가지고 있으며 이와 관련된 업무를 수행하는 자를 '리셉셔니스트(Receptionist)'라고 한다. 말 그대로 해석하면(호텔, 회사 등의) 응접원, 접수원이라는 뜻이다.

> **리셉션 코디네이터(Reception Coordinate)의 역할**
>
> 접수 및 고객응대, 대기실 분위기 조성, 병원고객관리 관련 행정업무 등을 포함하여 리셉션에 관계된 모든 것(전화응대, 불만고객응대, 예약, CRM, 해피콜, 리콜 등)을 총괄적으로 수행하는 역할을 한다.

병원에서 고객이 접하는 접점은 크게 세가지로 구분하며 다음과 같이 설명된다.

첫번째 접점은 병원 내·외관의 시설 및 인테리어 등 환자가 병원의 환경 등과 만나는 환경 접점(Environment Encounter)

두번째 접점은 직접 진료를 받으면서 만나는 진료 접점(Treatment Encounter)

세번째 접점은 진료와 무관한 응대로 만나는 비진료 접점(Non-Treatment Encounter).〈출처 : 정기춘. 정기춘의 팀 매니지먼트 스토리. 2006 재구성〉

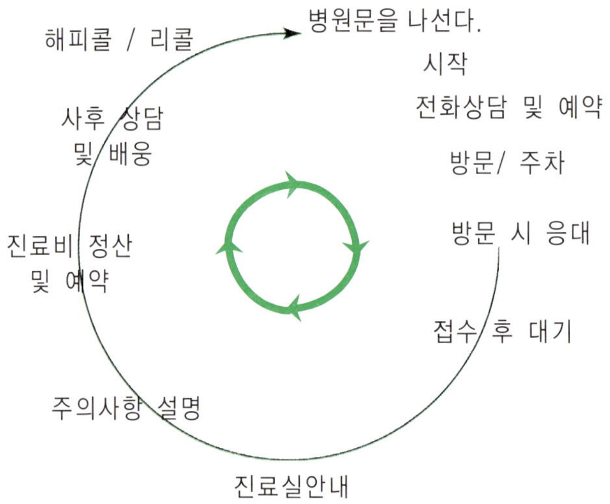

〈출처: 임혜경 외 병원서비스코디네이트 길라잡이, 2003 재구성〉

[리셉션에서의 고객접점 사이클]

리셉션 코디네이터는 크게 첫 번째와 세 번째 접점에서 고객과 만난다고 할 수 있다. 물론 리셉션 코디네이터와 고객과의 만남을 좀 더 세분화한다면 더 많은 접점으로 분류할 수 있으며, 고객과 만나는 접점을 분석하는 것은 매우 중요하다. 그리고 분석 후 고객을 접점별 어떻게 응대할 것인가에 대한 태도 역시 매우 중요하다.

요즘은 병원을 찾은 환자를 단지 '환자(Patient)'라는 소비자(Consumer), 고객(Customer), 의뢰인(Client)이라는 표현을 사용한다. 또한 고객이 원하는 것을 표현하기 전에 파악하고 서비스를 제공하는 것이 선택사항이 아니라 필수적인 사항이 되었다.

2. 리셉션 실무 이해

1) 병원의 첫인상 리셉션 코디네이터의 이미지 관리

미소는 호감을 살 수 있는 만국공통 언어이면서, 병원의 첫 접점이 되는 리셉션에서 코디네이터에게 제1광고수단이 된다. 그리고 웃는다는 것은 고객을 응대하는 사람의 기본적인 의무이면서 자기관리를 위한 올바른 자세와 용모를 갖추는 것의 기본이다.

사람은 자신의 옷차림에 따라서 행동이 달라질 수 있으므로 리셉션코디네이터는 옷차림에도 각별한 주의가 요구된다. 예를들어 드레스를 입으면 조신하게 행동하고 고상해지려 노력하고, 캐주얼을 입으면 활동적일 수는 있으나 조심성이 다소 줄어들 수도 있다.

> 2009년 6월 취업포털 〈커리어〉에서 직장인 1,254명을 대상으로 '직장 내에서 가장 꼴불견인 옷차림' 이라는 주제로 설문조사를 한 바 있다. 그 결과 74.4%가 '동료의 옷차림 때문에 짜증이나 불편을 느낀 적이 있다' 고 답했으며, 가장 짜증나고 불편하게 했던 옷은 '너무 노출이 심하거나 화려한 옷' 이라는 결과가 나왔다.

이미지는 다른 사람들의 시선을 통해 완성되는 것이다. 그러므로 자기개성보다는 항상 다른 사람들의 눈에 비친 모습을 고려하는 것으로 리셉션 코디네이터 의상은 병원의 이미지를 대변할 수 있기 때문에 TPO에 맞는 옷차림도 전략이 될 수 있다.

리셉션 코디네이터는 오전, 오후 진료시작전, 하루 2회 이상 자신의 이미지를 점검해야 한다. 또한 대기실 환경과 음료선반 주변을 수시로 점검하여 고객들로부터 병원이 청결하고 편안한 곳으로 각인되도록 노력해야 한다.

[리셉션 코디네이터 업무를 위한 환경 점검리스트]

구분	항목	확인사항
데스크	데스크 상단	- 고객과의 커뮤니케이션이 시작되는 곳으로 항상 청결하고 정돈된 상태를 유지한다. - 가급적 아무 것도 올려놓지 않는다.
	약속노트	- 당일 예약된 고객을 구분하여 약속노트에 정리한다. 예) 신환 / 구환, 의사별, 진료과목별, 진료내용별, 기타 - 일자별로 예약된 고객의 진료내용 및 시간을 고려하여 관리한다. 예) 수술환자, 일반 환자, 간단시술환자, 기타 - 예비고객명단리스트를 확보하여 따로 정리한다.
	진료기록부	- 해당 일자별로 구분하여 예약고객 진료기록부를 관리한다. - 진료가 끝난 고객의 진료기록부를 제자리에 정리한다.
	컴퓨터 & 프린트	- 인터넷, 보험청구프로그램의 작동에 이상이 없는지 수시로 확인한다. - 컴퓨터와 프린터 연결상태, 용지를 확인한다.
	전화, 팩스 신용카드단말기	- 연결 상태를 확인한다. - 자동응답기작동시 메시지를 확인하고, 가급적 빠른 시간내에 처리하도록 한다.
대기실	읽을거리	- 오늘 신문이 도착했는지 확인한다. - 표지상태를 확인한다. - 월간지는 발행월을 확인한다. (날짜가 많이 지난 잡지들은 환자와의 커뮤니케이션 실패로 전달될 수 있기에 주의한다.)
	소파	- 소파상단의 이물질이 묻었는지, 소파표면이 뜯어지지 않았는지 확인한다.
	음료대	- 차 종류는 최소 3~5종 정도로 다양하게 준비한다. - 음료대 주변 환경은 항상 점검한다. (커피얼룩이 음료대 주변으로 묻어있는 경우가 많다.)
	음악	- 진료 시간내, 시간대에 맞는 음악을 선정하여 준비한다. - 오전 경쾌한 음악(피아노 음악) - 오후 세미클래식(피곤하고, 예민할 수 있으므로 심신을 편안하게 해 줄 수 있는 음악)
	게시판	- 한 달에 한번, 또는 매 주마다 정검한다. - 진료안내 및 치료증례 등을 게시한다(진료에 대한 간접적인 정보접촉을 통하여 고객 이해에 도움을 줄 수 있다). - 신규고객 환영 안내문을 마련한다. - 진료 일정표는 매일 바꿔서 게시한다.

옷차림 이미지 메이킹

미국의 버락오바마(Barack Hussein Obama) 대통령 역시 후보 시절부터 철저한 패션 전략으로 이목을 집중시켰다. 그가 내세운 이미지는 '소탈함과 심플함'이었다. 그래서 단순한 라인이 돋보이지만 깔끔하게 떨어지는 디자인의 슈트를 골랐다. 그리고 똑같은 제품을 5벌이나 장만하여 대선 캠페인 내내 번갈아 입고 나타났다. 또한 유세장에서는 캐주얼한 반팔 셔츠를 입기도 했고, 청바지를 착용한 채 거리 유세에 나서기도 했다. 그것은 젊고 파격적인 그의 등장을 이미지화 한 것으로 그의 전략은 패션 전문가들에게 좋은 평을 받았다. 반대로 상대측 후보였던 힐러리 클린턴은 깔끔한 바지 정장에 화사한 색상의 상의를 선보였다. 밝은 인상을 자신의 이미지로 꾀했던 것이다. 그러나 그녀와 어울리지 않는 노란색 재킷은 기자들의 비웃음을 샀으며, 유명 여성복업체 리즈 클레이본의 팀 건 제작팀장은 "마치 남자가 되려고 하는 것 같다"며 그녀의 바지 정장 차림을 혹평했다. 결과적으로 힐러리 후보가 낙선하고 오바마가 당선된 것을 생각해볼 때, 옷차림을 통한 이미지의 위력을 간과할 수는 없을 것이다.

〈출처 : 세계일보, 2010년 3월 10일〉

2) 진료예약제도

(1) 진료예약제도의 필요성과 활용

'예약'의 사전적 의미는 '앞으로 일정한 관계를 맺을 것을 미리 약속하여 두는 계약'이다. 병원에서 활용되고 있는 진료예약제도는 고객과 병원 모두의 시간을 절약하고 시간 계획 하에 원활한 진료를 하기 위해 도입된 선진적인 제도라고 할 수 있다.

진료예약제도의 필요는 '고객의 시간을 소중하게 관리해 준다'는 것에 제일 큰 의미가 있고, 병원의 입장에서는 방문하는 환자에게 양질의 의료서비스를 제공하기 위해 진료능력을 고려하여 방문고객수를 조정할 수 있다는 장점이 있다. 진료예약제도 시행의 필요성을 그림으로 표시하면 다음과 같다.

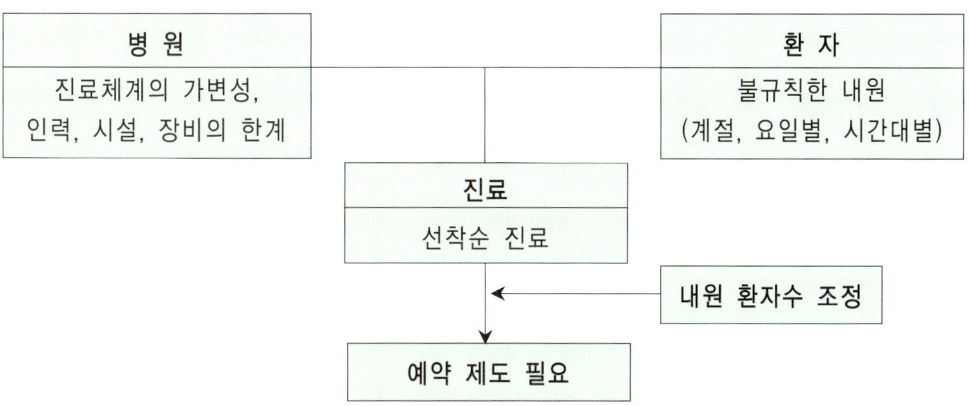

〈출처 : 김기훈 외. 원무관리. 2005〉

[진료예약의 필요성]

처음 코디네이터 제도를 도입한 치과나 성형외과, 피부과 등 진료 집중력과 고가의 장비를 요하는 의료기관에서는 진료 예약 제도의 장점을 최대한 활용하고 있다. 그러나 예약제를 운영하고 있음에도 불구하고 예약이 필요한 때에 고객과 예약을 잡지도 않거나 시간안내를 제대로 하지 못하는 경우도 있다.

다음과 같은 사례를 통하여 다시 예약제도의 의미와 활용법을 익혀보도록 하자.

① 예약제도의 의미와 활용법 상황 1

000의원은 매주 화요일 오전 '원장님 세미나 참석' 으로 오전 진료가 없다.

그런데, 사실을 모르는 고객 분이 병원을 내원한 상황이다.

코디네이터 : 안녕하세요? 진료 받으시려고요? 죄송하게도 저희 병원은 매주 화요일 오전에는 '원장님 세미나참석' 으로 진료를 하지 않고 있습니다.

고　　객 : 그럼, 오후진료는 합니까?

코디네이터 : 네. 오후 진료는 정상적으로 하고 있습니다.

고　　객 : 그럼 몇 시 쯤 오면 될까요?

코디네이터 : 2시 이후부터 오후진료를 하고 있습니다. 아무 때나 오십시오.

고　　객 : ?????

'아무 때나'라는 말은 시간의 어떤 순간이나 부분을 특별히 정하지 않고 이를 때 쓰는 말이다. 고객의 방문에 대한 적극성이 보이지 않을 뿐더러 고객이 어느 시간대에 오든 안 오든 상관없다는 것으로 무책임하게 느껴질 수도 있다. 더 나아가 진료시스템의 체계도 없고, 아주 한가한 병원으로 인식될 수 있다.

② 예약제도의 의미와 활용법 상황 2

000의원은 매주 화요일 오전 '원장님 세미나 참석' 으로 오전 진료가 없다.

그런데, 사실을 모르는 고객 분이 병원을 내원한 상황이다.

코디네이터 : 안녕하세요? 진료 받으시려고요? 죄송하게도 저희 병원은 매주 화요일 오전에는 '원장님 세미나참석' 으로 진료를 하지 않고 있습니다. 혹시 괜찮으시다면 오후에 다시 방문하실 수 있을까요? 오후 2시 이후에 진료를 시작하고 있습니다. 괜찮으시다면 기다리지 않으시도록 예약을 잡아드리겠습니다.

고　　객 : 그럼, 몇 시에 예약이 가능할까요?

코디네이터 : 2시 30분 어떠세요? 그 시간에 오시면 편안하게 진료 받으실 수 있습니다.

고　　객 : 혹시 3시쯤은 안될까요?

코디네이터 : 네. 죄송하지만 3시에는 이미 다른 고객 예약이 되어있어 대기시간이 필요할 듯 합니다. 괜찮으시겠습니까?

코디네이터는 병원 진료내용에 따른 예약의 의미를 이해하고 고객이 진료받기 원하는 시간과 병원 측의 진료추천시간을 잘 조정하여 고객과 병원의 시간을 최대한 활용할 수 있도록 하여야 한다.

제도가 정착되기까지는 많은 시간과 노력이 필요하다. 하지만 무엇보다도 중요한 것은 예약담당자의 제도에 대한 이해와 올바른 활용이다. 그러므로, 예약 담당자는 정확한 예약제의 활용을 통해 의료서비스의 효율을 높이고 고객의 시간을 중요하게 지켜드려 효과적인 환자관리와 병원관리가 이루어지도록 해야 할 것이다.

(2) 고객과의 약속원칙 및 예약시간관리

> 컴퓨터 백신 전문가 안철수씨는 약속을 100% 정확하게 지키는 걸로 유명하다. 그에게 약속을 정확하게 지키는 비결을 물었더니 "지키지 못할 약속이라면 아예 처음부터 약속을 안 했습니다. 대신 지킬 수 있는 약속만 한 것입니다." 라고 말했다. '약속의 왕' 인 안철수의 비결은 간단했다. 그의 '약속의 원칙' 은 99% 지킬 수 있는 약속만 한다는 것이다.

병원에 진료예약제도가 도입되고 난 뒤 어느 병원에서나 쉽게 볼 수 있는 것이 약속노트이다. 약속노트는 고객과의 약속을 정리하는 공간이다. 이런 약속노트 작성에는 몇 가지 원칙이 있다.

① 하루 내원 고객 수는 병원시설 및 장비와 인력을 고려하여 정한다.

병원수입만 생각하여 적정 고객 수를 초과하게 되면 양질의 의료서비스를 제공하지 못하는 것은 물론이고, 고객과의 약속시간을 엄수하지 못해 고객으로부터 신뢰성을 잃을 수도 있다.

② 대기시간(waiting time)을 관리하자.

> 예약한 고객이 병원에 도착하면 늦어도 10분 안에 진료실로 들어갈 수 있어야 한다.

서비스를 받기 위해 기다리는 것은 모든 서비스 영역에서 일반화된 현상이다. 하지만, 고객의 대기시간을 어떻게 효율적으로 관리하느냐에 따라서 고객의 만족도는 크게 달라지게 된다. 특히, 병원에서 기다리는 시간은 매우 긴장된 시간이기에 고객의 긴장감과 아울러 불편함을 최소한으로 할 수 있도록 노력해야 한다.

그래서 병원은 대기시간을 최소화할 수 있는 시스템을 구축하여야하며 만약 불가피하게 약속시간이 지연된다면 이유와 예상 대기시간을 고객에게 설명함으로써 고객이 시간을 활용할 수 있도록 해주어야 한다.

예를 들면, "먼저 예약하신 고객의 시술이 다소 지연되어 예약시간보다 약 10분 정도 늦게 진료실로 안내드리겠습니다. 죄송합니다."라고 고객에게 구체적인 사유와 시간을 알려드리면 막연한 기다림에서 발생되는 불평을 최소화 할 수 있을 것이다.

기다리는 고객을 배려한 길병원이야기

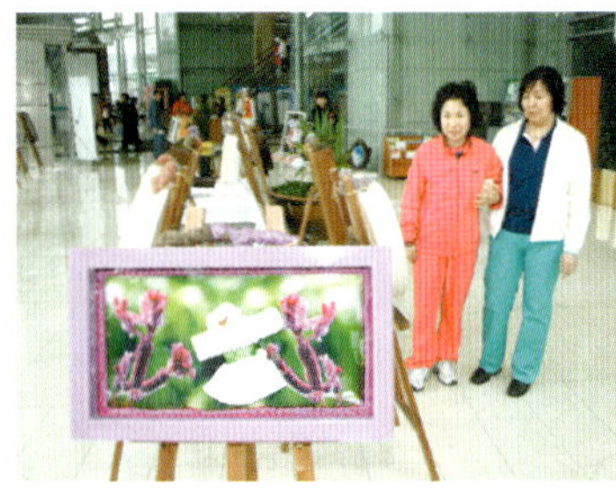

길병원, 배냇저고리 작품 전시 - 개원 50주년을 맞은 가천의대 길병원이 '배냇저고리' 작품전을 열어 호응을 얻고 있다.

이번 작품전은 작은 산부인과로 시작한 길병원이 개원 50주년을 맞아 생명에 대한 소중함과 가치를 선사하기 위해 마련한 것으로 본관 내 홍보관에서 21일부터 26일까지 1주일간 진행된다.

작품전에 선보인 40여점의 배냇저고리는 지난 2007년 2월부터 인사동 토마토 갤러리전을 비롯한 전시회와 드라마 소품 협찬 등의 기회로 대중을 찾았던 이수복 작가의 작품으로 갓난아이가 태어나 처음으로 입는 배냇저고리를 다양한 형태의 액자를 통해 표현했다.

이번에 전시된 배냇저고리는 지난 1948년부터 실제로 태아가 입었던 배냇저고리들을 모아 만든 작품으로 갓 태어난 태아의 생명에 대한 신비로움을 표현해 관심을 끌었다. 외래진료를 위해 병원을 방문했다가 이번 작품을 관람한 한 고객은 '병원을 찾았다가 기다리는 시간을 의미 있게 보낼 수도 있었는데, 평소 잘 접하지 못했던 작품을 보게 되어서 좋다'고 말했다.

〈출처 : 메디팜스투데이. 2008. 04. 23〉

대기시간 초과 고객에 대한 서비스 회복 방법의 예

1. 예약대기 고객의 시간을 수시로 체크한다.
2. 10분 이상 초과한 고객에게 초과 이유를 설명하고, 사과하도록 한다.
3. 3번의 사과가 필요하다
   - 대기실에서 진료실로 안내할 때 1번,
   - 진료실 스텝직원이 1번,
   - 진료 전 예고 받은 담당의가 1번
4. 고객이 예약시간으로부터 얼마나 초과하여 대기하고 있다는 점을 구체적으로 정중히 사과하도록 한다.
5. 다음 내원 때는 오늘의 기다림을 만회할 수 있는 최고의 예약서비스를 하도록 한다.
   - 다음 예약 시 고객을 최대한 배려해 드리겠다는 약속을 한다.
   - 진료기록부에 별도의 기록을 남겨서 다음 진료예약에서 담당의와 스텝직원도 이 사실을 공유하도록 한다.
6. 서비스 회복에 대한 내용을 확인해야 한다.
   - 내원시 진료기록부의 메모를 보고 지난 상황을 파악하고 바로 진료실로 안내하도록 한다. "000님 지난 번 많이 기다리시게 해서 죄송합니다. 오늘은 바로 진료실로 안내해 드리겠습니다."

〈출처 : 정기춘. 정기춘의 팀 매니지먼트 스토리 2006. 재구성〉

③ 신규 고객 예약에 주의하라.

병원의 성장력을 높이기 위한 불변의 두 가지 법칙은 신규 고객을 확보하고 기존 고객을 유지·성장 시키는 것이다.

고객의 진화단계는 '잠재·가망 고객'의 단계를 거쳐 '고객, 단골 고객, 평생 고객', 그리고 대를 이을 정도의 '충성(loyalty) 고객'단계로 이어진다. 처음 병원을 내원한 후 최소 3회 이상 재방문하면 단골고객, 본인의 재내원은 물론, 다른 사람에게 좋은 입소문을 내는 고객은 충성고객이라고 한다.

즉, 충성고객도 처음에는 신규고객으로 병원을 방문한다. 그러나 병원의 진료 일정이 빠듯하다는 이유로 신규고객의 예약을 소홀히 하거나 방문일로부터 먼 날로 예약을 잡아주면 신규고객은 물론, 단골, 충성고객의 수도 줄어들 것이다.

예를 들어서 "다음 주까지 진료예약이 다 잡혀있습니다. 2주 후라면 예약이 가능할 것 같은데 괜찮으시겠습니까?"라고 리셉션코디네이터가 고객예약응대를 한다면, 고객은 그 병원의 신규고객으로서 명단을 올리기도 전에 다른 병원으로 옮겨갈 것이다.

처음부터 본격적인 치료를 할 수 있는 시간을 찾기 보다는 간단한 치료부터 고객이 받을 수 있도록 하는 것이 예약의 원칙이다.

④ 예약고객 구분에 따른 예약시간의 관리

일반적으로 예약업무시 처음 방문예정인 고객 예약, 기존고객 예약, 예약약속을 어긴 고객 예약, 치료를 중단한 고객 예약, 리콜(recall)고객 예약 등으로 구분하여 업무를 하는 것이 필요하다.

3) 전화 업무의 이해

리셉션 코디네이터의 업무 시작은 전화 상담부터 시작한다고 하여도 과언이 아닐 것이다. 고객이 리셉션에 전화할 때는 주로 병원위치 및 예약 그리고 간단한 상담을 하기 위함이다.

이러한 경우 각각의 상황에 맞게 주로 문의하는 항목을 미리 설정하고, 응대법을 표준화하여 매뉴얼을 만들고 대비한다면 업무의 효율성(Efficiency)과 효과(Effectiveness)를 높일 수 있다.

[예약고객 구분에 따른 예약노트 관리]

구분	항목	예약 적응요령 및 주의사항
데스크	처음 방문예정인 고객	- 고객이 치료받고자 하는 주된 불편내용을 먼저 확인한다. - 응급내용에 따른 당일 내원, 3일 이내 내원, 1주일 이내 내원으로 구분하다. 예) ① 치아파절로 인한 동통호소 – 당일 예약 ② 구강내 충전물이 탈락되어 다소 불편하다 : 3일 이내 ③ 입안에 충치가 있는 것 같아서 검사를 원한다. : 1주일 이내
	기존고객	- 치료 받고 있는 시술 내용을 이해하고, 시간 예약관리를 한다. 예) ① 수술 고객은 소독(dressing)관계, 혹은 경과확인을 위한 2~3일 후 치료진행상황 확인을 위해 예약을 한다. ② 수술 예약은 되도록 시술자의 집중력이 높은 오전으로 예약한다. ③ 평일 오전은 노인계층, 주부계층 그리고 오후시간은 학생, 직장인 등 라이프 스타일과 직업을 고려하여 예약을 한다.
	예약약속을 어긴 고객	- 이전에 시술 받았던 내용을 확인하고 예약을 한다. - 빈번하게 약속 불이행고객은 별도 표시하여 예약시간에 대한 중요성을 고객에게 주지시키고 지속적인 관심을 가지고 치료가 마무리될 수 있도록 한다.
	치료 중단한 고객	- 과거 치료받았던 내용을 진료기록부를 통하여 확인한다. - 일반적으로 시간이 경과된 이후 재내원하는 경우에는 이전의 치료계획에 따라 치료를 지속하기 힘듦을 이해시키고, 다시 고객의 주소(C/C, Chief Complain: 환자가 병원에 내원하게 된 주된 증상을 기록하는 것)부터 치료계획을 세울 수 있도록 간단 예약을 하도록 한다.
	리콜(Recall) 고객 예약	- 병원에 등록된 리콜(Recall)관리 고객시스템을 통하여 예약 관리한다. - 고객의 내원동기부여가 부족하여 예약성공률이 저조할 수 있음에 주의한다.

전화서비스는 다음과 같은 특성이 있다.

첫째, 대면(對面)으로가 아닌 전화라는 연결매개체를 통하여 만남을 가지는 즉, 보이지 않는 만남이라는 것이다. 보통의 대화는 의사전달의 부족한 점을 비언어적인 요소(표정, 태도 등)들이 보충을 해 줄 수 있지만, 전화는 목소리가 표현의 유일한 수단이므로 많은 주의를 요한다. 비록 고객이 보이지는 않지만 눈앞에 있다는 생각으로 밝은 미소와 명랑한 음성, 그리고 정성을 다하는 적극적인 자세가 상대방에게 전달되도록 하여야 한다.

둘째, 짧고 많은 만남이라는 것이다. 업무가 아무리 바빠도 고객의 전화를 외면할 수는 없다. 고객은 결코 기다리지도 않으며, 직원의 업무능력과 내부적으로 바쁜 업무를 이해하려고 하지도 않는다. 그래서 짧고 어긋난 통화, 즉 서비스로 병원 전반적인 서비스에 오해를 하는 경우도 발생할 수 있다.

셋째, 전화는 고객이 직접 내원하기 전에 병원을 만날 수 있는 사전적인 수단이며 치료가 종료된 후에도 병원으로부터 지속적인 서비스를 받을 수 있는 사후적인 수단으로 활용될 수 있다. 그러므로 전화업무관리시스템을 내부적으로 정착되지 못한 경우는 문제가 발생하여도 원인을 알기 힘든 경우도 있다.

[전화서비스의 3가지 특성]

특 성	내 용
보이지 않는 만남	의사전달에 한계가 있다. 감정 전달이 어렵다. 문제 발생 시 대처가 어렵다
짧고 많은 만남	문제 발생 소지가 비교적 많다. 전문성 부족 시 비효율성이 초래된다. 병원의 전반적 이미지를 좌우한다.
사전, 사후적 만남	다른 서비스에 연쇄적인 영향을 준다. 전화서비스에 대한 직원들의 책임감이 다소 낮다. 문제 발생 원인을 찾기 어렵다.

4) 방문고객 응대

(1) '증공소건대' 프로세스

대부분의 병원들은 고객이 처음 방문하면 리셉션에서 가장 먼저 하는 말은 무엇일까? 아마도 고객의 이름과 주소, 생년월일 등을 기록하기 위한 행정적인(administrative) 질문일 것이다.

그렇다면 고객의 입장은 어떨까? 아닐 것이다. 고객이 가장 먼저 듣고 싶어 하는 것은 '어디가 불편하여 내원하셨습니까?'라는 관심어린 질문일 것이다. 즉, 자신의 증상, 통증 등에 대하여 토로하기를 원할 것이다.

Ye치과에서는 이런 업무프로세스를 고객 가치 중심의 서비스가 아니라는 판단에 '증공소건대' 서비스, 즉 새로운 신규고객진료 프로세스를 시행하고 있다.

'증공소건대'란 증상-공포-소개-건강보험(의료보험에서 2000년 7월 건강보험으로 전환)-대기시간을 말하는 것으로 각 단계의 첫 단어의 조합으로 만든 고객응대 5단계 프로세스를 말한다.

다음은 '증공소건대'의 5단계 프로세스에 대한 설명이다.

1단계 증상 고객에게서 증상(symptom)에 대한 설명을 듣는다.

고객이 병원을 방문하는 목적은 치료할 것이 있기 때문이다. 즉 불편한 증상으로 병원을 찾은 고객에게 무엇보다 먼저 증상에 대해 리셉션코디네이터가 질문하여 확인한다. 고객의 입장에서는 일단 증상을 얘기하고 나면 주관심사 가운데 하나를 해소했기 때문에 어느 정도 마음의 위안을 얻을 것이다.

2단계 공포 진료에 대한 공포심(fear)이 있는지 묻는다.

고객이 병원방문을 망설이는 이유는 여러 가지가 있다. 그 중 진료에 대한 두려움과 공포심이 가장 큰 이유일 것이다. 이러한 공포심을 최소화하기 위해서 고객을 안심시켜드리는 것이 중요하고, 또한 병원 측이 어떻게 배려하고 있는지 설명해 주는 것도 필요하다. 그리고 이러한 정보를 리셉션코디네이터가 진료기록부에 꼼꼼하게 적어두고 관리한다면 고객은 병원에 대하여 신뢰감이 높아지고, 안정감을 얻게 될 것이다.

3단계 소개 소개자(introducer)에 대하여 묻는다.

고객이 서비스에 대한 기대를 형성하는데 있어서 강력한 원천이 되는 것은 바로 구전 커뮤니케이션이다. 고객들은 보통 어떤 서비스를 구매하기 전에 다른 사람들에게 물어보거나 조언을 구하는 경우가 많다. 따라서 고객이 병원을 어떻게 알고 찾아오셨는지 물어보면, 병원에 대한 기대치를 어느 정도 예측할 수 있다.

예를 들면 '000시술을 너무 잘한다고, 친절하다고, 또는 그다지 비싸지 않다고' 등 소개내용을 들어보면, 고객의 기대치를 알 수 있어서 만족도 높은 시술을 할 수 있다. 또한 고객입장에서는 소개자에 대하여 얘기함으로써 병원과 일정부분 공감대 형성으로 친밀감이 높아지기도 한다.

4단계 건강보험 건강보험(health insurance) 진료내용에 대해 알려준다.

고객은 자신의 증상과 소개자까지 말을 했기 때문에 더 이상 행정적인 절차에 따른 건강보험증을 받고, 이름, 주소 등을 물어보는 것에 불편해 하지 않는다. 이 단계에서 보험급여가 적용되는 치료에 대해 자세히 설명할 필요가 있고, 앞으로 진행될 진료과정에서 건강보험급여에 해당되는 진료는 자동으로 보험 처리될 것이라는 사실을 미리 알려주어 고객의 궁금증을 해소해 주어야 한다. 일반적으로 치과나 안과 등 비보험진료와 보험진료가 혼합되어 있는 의료분야에서는 치료비에 대한 좀 더 자세한 설명이 필요하다.

5단계 대기시간 대기시간(waiting time)에 대해 알려준다.

접수를 마치고 바로 진료실로 안내되는 경우보다 대기를 해야 하는 상황일 때가 훨씬 많다. 아픈 상태에서 기다리는 시간은 힘들 뿐만 아니라 언제까지 기다려야 할지 모르는 대기시간 10분은 1시간처럼 느껴질 수 있다. 따라서 정확한 대기 시간에 대한 정보는 고객의 심리적인 기다림을 줄여줄 수도 있다는 것을 명심해야 한다.

(2) 리셉션데스크에서 고객 맞이하기

[1단계 방문 시 응대]

프로세스	응대요령
고객이 문을 열고 들어오면 인사한다.	들어서는 순간 앉은 자리에서 일어서면서 "어서 오십시오"(큰소리로) 한다.
고객이 가까이 다가왔을 때 정중하게 눈을 맞추며 상황에 맞는 인사말과 함께 인사한다.	"안녕하십니까? 무엇을 도와드릴까요?" 주의) 어떻게 오셨습니까?는 주의하여야할 질문이다. 예를 들어 치아가 불편해서 치과에 내원한 고객에게 '어떻게'라는 질문은 적절하지 못한 응대표현이다.
방문 목적을 확인하고 목적에 따라 응대한다.	**예약된 고객인 경우** "혹시 000님 되십니까? (예약노트를 확인하며) 오늘 3시 10분에 예약되어 있습니다. 병원을 찾는데 어려움은 없었습니까? 아, 네……." **예약없이 내방한 고객인 경우** → 접수 전 고객의 증상부터 확인한다. "예~ 지금 특별히 많이 불편한 데가 있으신가요? 아, 네. 많이 힘드셨겠네요. 실례지만 성함이 어떻게 되시죠? 네, 000님, 잘 알겠습니다. 바로 진료 받을 수 있는지 확인하고 말씀드리겠습니다." (알아본 후) "0분 후에 진료 받으실 수 있습니다. 조금만 기다려 주시겠습니까?"
고객을 기다리게 하는 경우, 양해를 구하고 대기실로 안내한다.	**고객을 안내하거나 방향을 가리킬 경우, 손가락을 사용하지 않고 손바닥을 사용하여야 한다.** "이전 진료가 조금 지연되서 예약시간보다 조금 늦어질 것 같습니다. 죄송합니다만, 잠시만 기다려 주시겠습니까?" "차 한 잔 드릴까요?"

[2단계 접수 시 응대]

프로세스	응대요령
인사를 하고 분위기를 조성한다.	**먼저 인사를 하고 고객이 부담 없이 상담할 수 있는 분위기를 조성한다.** "안녕하십니까? 저는 접수를 담당하고 있는 000입니다. 언제부터 증상이 있었습니까? "네, 어느 정도(혹은 어떻게)인지 구체적으로 말씀해 주시겠습니까?" (증상 설명을 들은 후) "많이 불편하셨겠네요." "지금 담당선생님이 진료 중이신데 얼마나 기다려야 하는지 알아보고 말씀드리겠습니다. 그 전에 진료에 도움이 되는 몇 가지 내용을 확인하겠습니다."
고객의 말을 진심으로 경청하며 적절히 반응한다.	**경청하기** - 고객의 말에 반응하며 맞장구를 친다. "아~네, 그러셨군요. 많이 힘드셨겠습니다." - 메모를 하며 상대방의 말을 성의 있게 듣고 있다는 표현을 하고, 필요할 때는 내용을 한번 더 되짚어준다. - 시선은 '상대의 눈 → 손이나 서류 → 다시 눈 맞춤' 순으로 자연스럽게 옮긴다. - 고객의 이야기를 중간에 중단시키지 않는다. **확인하기** - 중요한 부분은 다시 질문하여 내용을 정확하게 확인한다. "그러니까, 00부터 ~했다는 말씀이시죠?" - 고객의 말을 다 듣고 난 후, 고객의 요구사항과 불편사항을 요약하여 고객에게 다시 확인한다.

[3단계 진료 종료하고 고객배웅하기]

프로세스	응대요령
고객의 만족 여부를 확인하다.	"오늘 우리 병원을 방문하셔서 진료받으시면서 불편하신 점은 없으셨습니까?"
재방문을 할 경우를 대비하여 연락처를 안내한다.	**치료가 종료된 고객인 경우** "다시 불편한 곳이 생기시면, 명함에 적힌 전화번호로 전화주시기 바랍니다."
고객에게 끝인사를 한 후, 친절히 출구 또는 엘리베이터까지 안내한다.	"감사합니다. 또 불편한 곳이 생기면 언제든지 찾아주십시오." "정성을 다하겠습니다. 안녕히 가십시오." 고객이 먼저 돌아설 때까지 기다렸다가 돌아선다.

3. 진료비 관리

1) 진료비 개요

진료비는 발생주의(Accrual basis) 원칙에 입각하여 진료행위와 동시에 진료수입으로 인식되고 진료비의 수납이 이루어진다. 병원에서는 고객의 진료비가 수입(Income)이 된다.

그리고 수익(Profit)은 환자에게 제공한 재료와 용역의 대가로 받을 권리가 생긴 진료비 전체를 의미하며, '현금수입+외상매출금+미수금=수익'을 말한다. 비용은 수익을 위해 소요되는 재화와 용역의 원가를 말한다.

(1) 진료비 수납

진료비 수납은 고객의 진료비 흐름을 관리하는 수납활동 처리업무로서 리셉션코디네이터의 핵심적인 회계업무이다. 고객에 대한 진료행위가 이루어짐과 동시에 병원의 정책에 따라서 미수금이 생기지 않도록 계속 확인해야 한다.

(2) 진료 미수금

발생주의 원칙에 의하여 진료행위를 하였을 경우 진료비가 발생하면서 진료수입으로 인식된다. 그러나 인식된 수입이 즉시 수납 처리되지 못하고 후납 처리가 되는 경우에 진료미수금이 발생한다.

일반적으로 미수금은 '선진료 후수납' 방식의 진료과정에서 '설명부족'과 '업무특성에 따른 불가피성' 등으로 발생된다. 한번, 체납된 진료비는 쉽게 받기 어렵기 때문에 담당자는 진료 미수금 예방을 적극적으로 하여야 한다.

진료비를 청구할 때는 친근하지만 단호한 자세가 필요하며, 또한 체계적이고 다양한 수납방법을 제시하여 미수금이 발생되지 않도록 하여야 한다.

미수금 상황 발생시 행동요령

첫째, 고객에게 최근 진료비 수납 내역 및 미수납 내역을 알린다.
둘째, 다양한 진료비 지불방식에 대해 충분히 설명을 한다.
셋째, 의사나 병원관리자에게 미수금 내용을 알린다.

〈출처 : Glenys Bridges. Dental Reception and Practice Management. 2006〉

2) 미수관리

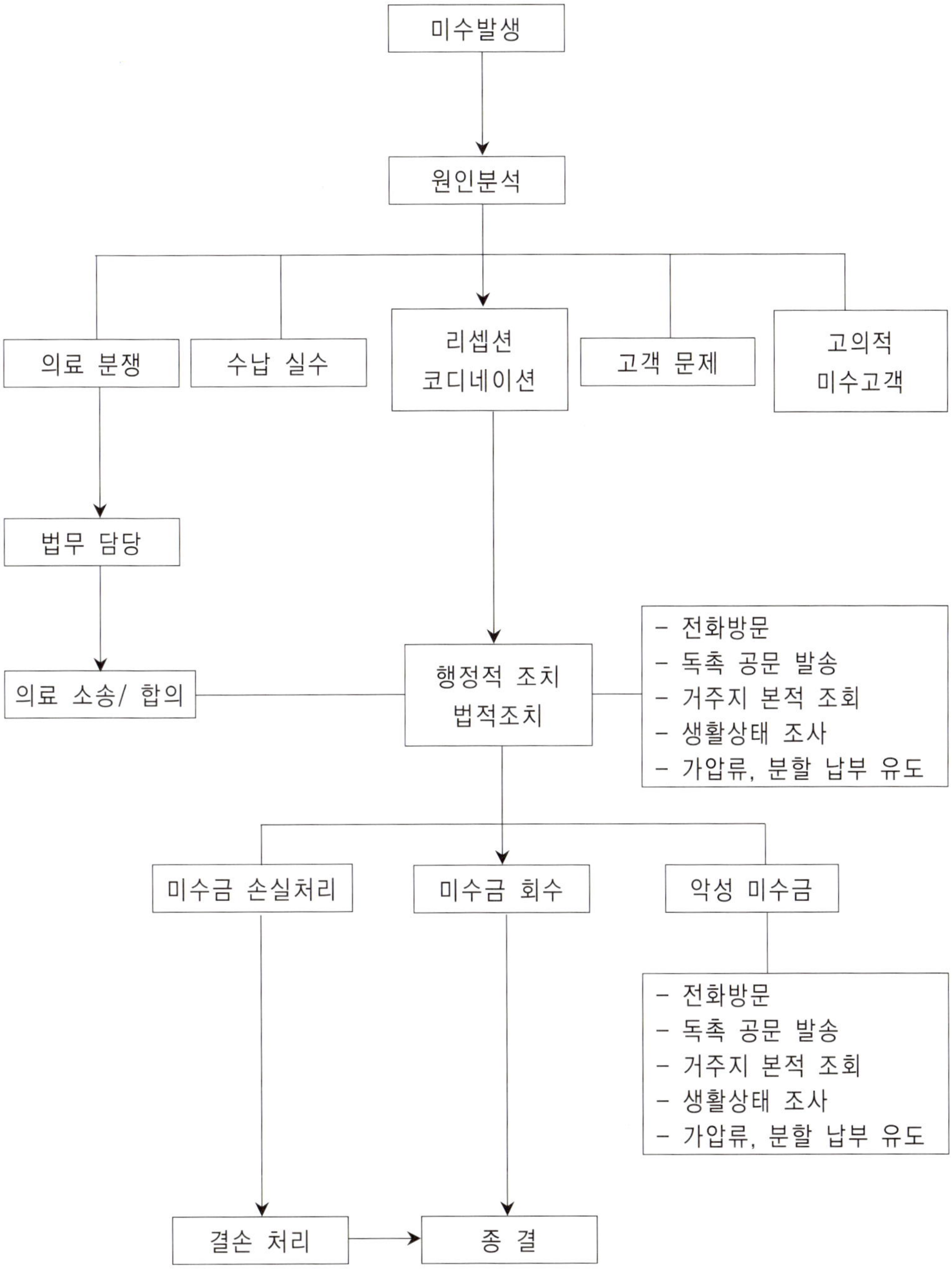

〈출처 : 김창렬 외. 원무관리. 2009. 재구성〉

[미수금 관리 업무 흐름도]

(1) 미수금 관리의 중요성

병원 진료 중 고객에게 진료비를 2회 이상 청구하였으나 미납하거나 미수금이 일정 금액을 초과한 고객은 미납 고객으로 간주하고 별도의 관리가 필요하다.

미납고객 관리의 중요성을 담당자나 병원관계자 모두가 이해하고 미수금 관리에 적극적으로 대처하는 자세가 필요하다.

치료비 미수금이 병원에 미치는 피해

첫째, 직접적인 금전적 손해를 보게 된다. '선진료, 후수납' 제도로 이미 치료가 종결된 상황에서 받아야 할 비용을 받지 못하면 병원 진료행위를 위하여 사용된 재화와 용역의 비용을 병원이 안게 된다. 결국 병원의 이익이 사라질 수도 있고, 손실이 발생할 수도 있다.

둘째, 고객을 잃게된다. 고의적인 미수금이 아닐지라도 시간이 흐를수록 비용을 지불해야겠다는 생각은 점점 희미해지기 마련이다. 고객이 다시 오지 않을 때 병원은 미래에 창출될 수 있는 가치를 상실하게 된다.

셋째, 미수금으로 인하여 소개 고객을 기대하기 어렵다. 왜냐하면, 일반적으로 고객이 타인에게 소개를 할 때는 병원에 대한 만족과 좋은 관계가 유지되었을 때 가능하기 때문이다.

넷째, 주변에 평판이 나빠질 우려가 있다. 고객과의 커뮤니케이션이 단절된 상황에서 발생될 수 있는 오해로 인하여 이미지가 나빠질 우려가 있다.

다섯째, 미수금 관리를 위한 시간과 경비가 지출된다. 일반적으로 미수금이 발생되면 가장 먼저 접근하는 방법은 전화방문이다. 이에 부가되는 업무량과 비용이 곧 병원의 지출이 된다.

〈출처 : 박상섭. 잘되는 병원, 안 되는 병원. 2006. 재구성〉

(2) 미수금 발생에 따른 리셉션 코디네이터의 실천 단계

진료행위 후 수납에서 담당자의 노력에도 불구하고 미수금이 발생된다면 병원과 고객을 위해서 적극적인 자세로 문제를 해결해야 한다.

그 실천 단계를 알아보면 다음과 같다.

1단계 가능한 빨리 고객이 미수금을 해결할 수 있도록 지불 방법을 제시하여야 한다.

시간흐름에 따른 미수금 회수율은 지불해야 하는 날짜로부터 30일이 경과하면 회수율 93.8%, 90일이 지나면 73.6%, 189일이 지나면 57.8%, 1년이 지나면 26.6% 정도이다. 미수금이 발생한지 1개월 내에 회수하는 것이 1년이 지난 다음에 회수하는 것보다 약 3.5배 정도 높다. 따라서 발생된 시점에서 가급적 빨리 해결할 수 있도록 해야 한다.

지불 방법

1. 즉각 지불하는 방법 : 7일 이내 미수금을 지불하는 방법이다.
2. 30일 이내 지불하는 방법
   미수 금액의 일부는 지불하고 나머지는 한 달 이내로 지불하는 방법으로 다음 내원하는 날짜를 정하여 정확한 시간과 약속내용을 제시하고, 별도의 미수고객 관리노트를 고객이 있는 자리에서 작성하여 고객으로부터 내용을 확인받도록 한다.
3. 분할 상환하는 방법
   미수금 총액의 절반을 지불하고, 나머지는 몇 달에 걸쳐서 분할 지불하는 방법이다. 이 방법은 시간 흐름에 따른 회수율 내용과 같이 악성미수금으로 발전될 수 있기에 고객에 따라 여러 가지 방법을 제시할 필요가 있다. 또한 고객미수관리노트를 작성하여 관계서류와 함께 보관하며, 전화를 통해 진료비 납부기일이 임박했음을 고지하고 그 결과를 기록한다.

2단계 전화와 편지로 요구하라.

고객이 약속한 날짜에 지키지 못한 경우에는 다시 전화로 새로운 지불날짜를 약속하고, 또 다시 지불하지 못하였다면 그 다음 단계는 편지를 이용하여 진료비가 완불되지 않고 있음을 알려야 한다. 이때 반드시 전화로 고객의 수납상황을 먼저 확인한 후 발송하여야 한다.

진료비 독촉에 따른 편지발송은 지불하지 못하는 고객의 상황에 따라서 편지와 내용증명을 이용하여 발송하고 일반적으로 최대 90일이 경과하여도 지불하지 못한 고객에게는 담당 의사의 최종 동의를 얻어서 법적인 대응을 포함한 내용을 첨부하거나 미수금회수 노력에 대한 보충자료로 활용한다.

미수금은 예방만큼 중요한 것이 없다. 직접적인 진료행위가 이루어지기 전 단계에서 고객과의 정확한 커뮤니케이션, 치료계획 상담시 비용에 따른 설명, 그리고 보험절차 등을 주의하여 처음부터 미수금이 발생되지 않도록 담당자와 병원 전 직원이 최선을 다하여야 한다.

미수금 지불약속을 1차 어긴 고객에게 전화하는 요청 상황

코디네이터 : 안녕하세요. 000병원의 000코디네이터입니다. 요즘 어떻게 지내십니까? 일전에 치료받으신 곳이 불편하지는 않으십니까?

고 객 : 네..

코디네이터 : 네~, 많이 힘드셨겠네요(일반적으로 전화를 하면 고객은 먼저 본인의 사정부터 먼저 얘기를 한다). 000님께서 지불 약속하신 날짜가 지났습니다. 여러 가지로 힘든 점이 많으시겠지만 빠른 시간 내에 지불하여 주시면 감사하겠습니다.

고 객 : 네,..

코디네이터 : 저희 사정을 이해해 주셔서 감사합니다. 000님 0월 0일까지 지불하여 주셨음 합니다(간혹 다시 분할 상환을 고객이 먼저 얘기하는 경우도 있다. 고객 측에서 지불하는 방법을 먼저 제시한다면 의지가 있는 경우이기에 재검토할 필요가 있다. 물론 담당의와 병원 관리자에게 보고하도록 한다). 감사합니다.

미수금 지불약속을 90일 어긴 고객에게 보내는 편지내용

사례

000님 귀하

안녕하십니까? 000병원의 000코디네이터입니다.

000님의 진료미수금이 0년 0월 0일부터 현재 0,000,000원이 미납되어 있습니다. 미납된 일로부터 저희 병원에서 0차례 유선통화와 0번째 편지를 보냈음에도 불구하고 000님께서는 진료비를 완불하지 않으셨습니다.

진료비가 미납된 일로부터 90일이라는 시간이 지났습니다. 이제 더 이상의 전화와 편지는 없을 것을 말씀드리며 앞으로는 법적인 조치가 뒤따르게 될 수도 있다는 것을 알려 드립니다.

이번이 000님께서 마지막으로 미수금을 지불할 수 있는 기회임을 알려드리오며 병원의 입장을 이해해 주시길 부탁드립니다.

000병원

담당 코디네이터 000드림

직통전화 000-0000

미수금 고민, 서울아산병원 아이디어 '반짝'

사례

적극적 진료비 납부 설명에 결제방식 다양화 등 효과 '톡톡'

2006년부터 신 · 구환 구분없이 모든 환자들을 대상으로 선진료 후수납 제도를 시행해 온 서울아산병원은 최근 환자 수 증가에 따른 미수 건수도 덩달아 늘자 미수건 감소 방안 및 회수 체계 강화에 나섰다.

아산병원은 "기존의 선수납 제도에서 선진료 방식으로 전환한 뒤 고객 동선과 수납창구 대기 감소 등 서비스측면에서 질적 향상이 있었다."면서 "다만 요양급여 의뢰서 가운데 보험 미적용 부분과 선택 진료비 발생 등과 같은 민원 사례가 발생하고 있으며, 미수 금액 또한 증가한 점이 단점으로 작용했다"고 밝혔다.

아산병원이 공개한 자료에 따르면, 2008년도 일평균 외래환자 9,000명을 기준으로 81건(0.9%)이 미납되고 있으며, 모두 2만 141건, 2억 2천여만 원이 미수금으로 발생했다. 이 가운데 아산병원은 94.1%를 회수했으나 나머지 금액 1,300여만원은 거두어들이지 못한 것으로 밝혀졌다. 더군다나 제도 시행 이후 전체 회수율은 2008년 12월 31일 기준으로 89.2%에 불과했다.

아산병원은 지난 6월부터 도입한 '전화결과 시행동의서' 작성에 따라 검사 결과를 전화로 환자에게 알릴 시 발생하는 진찰료에 대해 문자메시지를 통해 다시 한 번 환자들에게 상기시키고 있다. 또한, 지난 7월부터 진료 진행 상황 안내문에 진료 목적 미납 환자와 진단서 및 진료기록 복사 목적 환자에게도 마찬가지로 진료비 수납에 대해 적극적으로 알리고 있다. 이와 함께 납부방법 또한 다양화시켰다고 아산병원측은 전했다.

아산병원 원무부 관계자는 "소극적이고 수동적인 수납 방법에서 탈피해 고객이 원하는 결제방식의 선택 기회를 제공함으로써 편의를 도모했다"며 "이를 통해 창구수납 대기시간 감소 등으로 고객 만족도가 향상됐다"고 설명했다.

현재 아산병원이 시행 중인 진료비 납부 방식은 ▲ 일대일 방식의 가상계좌 활용 ▲ 미리 지정한 신용카드로 결제하는 오픈카드 수납 ▲ 소액결제시 휴대폰을 이용한 납부 등이 있다.

이로 인해 아산병원에서 올 들어 발생한 미수금 현황을 살펴보면, 지난해 평균 0.9%에 비해 올해 1월부터 9월까지는 0.79%로 감소하는 등 성과를 보이기 시작했다. 특히 9월의 경우 지난해 같은 기간 보다 외래환자가 14.4% 증가했으나 미수 발생 건수는 14.6%가 줄어들었다.

<출처 : 데일리메디. 2009. 11. 14>

4. 해피콜(Happy Call)제도와 리콜제도의 이해

1) 해피콜(Happy Call)제도

고객만족도조사를 흔히 해피콜(Happy Call)제도라고도 한다. 해피콜은 고객이 내방하여 직접 체험한 병원 서비스에 대한 만족도를 확인하는 일종의 커뮤니케이션 방법이다. 이 제도는 혹시 발생할 수 있는 고객의 불만을 자체 내에서 흡수하고 시정해 나감으로써 좀 더 나은 고객만족도를 이끌어내겠다는 의도를 가지고 있다. 또한 해피콜은 한 걸음 더 나아가는 고객관리로 고객의 진료상담이나 예약사항 뿐 아니라, 고객의 인적 사항이나 성격, 직업, 취미생활 등을 파악하여 고객과의 유대관계(fellowship)를 좀 더 돈독하게 할 수 있다.

2) 리콜(Recall)제도

(1) 리콜(Recall)제도의 의미

리콜(Recall)제도란 자동차회사 등 산업분야에서는 제품의 결함이나 문제가 발생했을 때 제조회사가 이를 인정하고 제품을 다시 환수/교환/보상 등의 조치를 해주는 제도를 말한다. 하지만 의료분야에서 리콜제도란 진료가 끝난 후에도 계속해서 정기적인 검진 등을 통하여 장기 예후를 좋게 하는 시도, 노력을 의미하는 것으로 활용하고 있다. 따라서 의료에서의 리콜 제도는 이미 치료받았던 진료의 연장이라고 할 수 있다.

병원에서 리콜(Recall)제도 시행은 다음가 같은 장점이 있다.

첫째, 먼저 치료의 문제점 등을 조기에 발견할 수 있다. 예를 들어 치과에서는 고객의 구강검진을 통해 충치나 잇몸병 등의 질환을 적기에 발견함으로써 예후를 좋게 할 수 있다.

둘째, 치료가 종결된 이후 다시 내방까지의 '나 혼자 스스로 관리'에 대한 평가를 할 수 있다. 이를 통해 병원의 도움 없이는 치료의 질(quality)을 높일 수 없다는 것을 고객에게 상기시킬 수 있다.

(2) 리콜의 주기와 방법(period and method)

장·단기 치료기간과 상관없이 일반적으로 치료가 종결되기 전 정기적인 검진에 대한 내용과 필요성을 설명하여 고객이 동참할 수 있도록 한다. 진료내용에 따라 혹은 고객에 따라서 리콜의 주기는 달라질 수 있지만 보편적으로 성인의 경우는 6개월에서

1년, 어린이의 경우는 3개월에서 6개월 정도를 리콜의 주기로 정한다. 특히 치과의 경우는 성인 6개월, 충치 발병률(incidence)이 높은 어린이는 3개월로 성인보다 자주 관리가 필요하다.

리콜고객명단은 별도 관리하도록 하며 전화, 엽서, 문자발송, 전자 우편 등 다양한 방법의 연락방법을 활용한다.

또한 문구선택, 리콜제도 의미전달도 진지하게 고심하여야 할 사안이다. 예를 들어 엽서 리콜연락방법을 사용할 때, 엽서에 사용된 문구가 불특정다수를 대상으로 작성되는 일상적인 글귀라면 아마도 고객은 병원 리콜제도의 필요성을 크게 공감하기는 어려울 수도 있다. 리콜제도가 고객에게 전하는 진정한 의미와 병원의 마음이 전달될 수 있는 차별화된 방법으로 접근하여 고객의 정기적인 방문(검진)이 될 수 있도록 하여야 한다.

5. 건강보험 청구 업무

1) 건강보험의 개요

우리나라 국민의료보험(2000년 이후 국민건강보험으로 용어변경)은 1977년 7월 직장의료보험을 시작으로 1989년 전 국민의료보험으로 정착되었으며, 2003년 7월 1일부터 국민건강보험공단의 조직통합(2000년 7월)이 이루어지면서 재정의 완전 통합시스템으로 관리되고 있다. 이러한 일련의 과정을 거쳐서 변화된 국민건강보험은 소득수준 또는 사회적 신분과 상관없이 모든 국민을 강제가입 대상으로 하고 있다.

건강보험(Health Insurance)이란 질병, 부상, 분만, 사망 등으로 인한 경제적 위험에 대비하기 위하여 재정적 준비를 필요로 하는 다수인의 자원을 결합하여 의료수요를 충족시켜 주는 사회보험제도의 형태이다. 즉, 국민의 질병, 부상에 대한 예방, 진단, 치료, 재활과 출산, 사망 및 건강증진에 대하여 보험급여를 실시함으로써 국민보건을 향상시키는 사회보장 제도인 것이다.

건강보험제도는 의료구매자인 보험가입자와 의료공급자인 병원, 즉 요양기관, 그리고 제3자(third party) 지불자인 국민건강보험공단으로 구성되어 있다. 따라서 보험가입자인 국민들은 보험료를 보험자에게 지불하고, 의료기관인 요양기관에 진료를 받으며, 요양기관은 보험자에게 진료비를 보상받게 된다.

2) 건강보험 청구방법과 업무

건강보험체계에 따라서 건강보험 서비스 현장인 의료기관에서 의료구매자에게 의료서비스를 공급하고, 의료공급자는 국민건강보험법에 의해 설립된 건강보험심사평가원에 요양급여 대상 진료비 심사를 청구한다.

진료비용은 보건복지가족부가 고시하는 '요양급여 비용 청구방법, 심사청구서, 명세서 서식 및 작성요령'에 따라 수진자별 진료내역을 월 단위로 종합하여 각각의 청구명세서를 작성해 청구한다. 청구 방법은 전자문서교환방식(EDI, Electronic Data Interchange), 전자매체(디스켓 등), 서면 중 한 가지 방법을 선택하여 청구하면 된다.

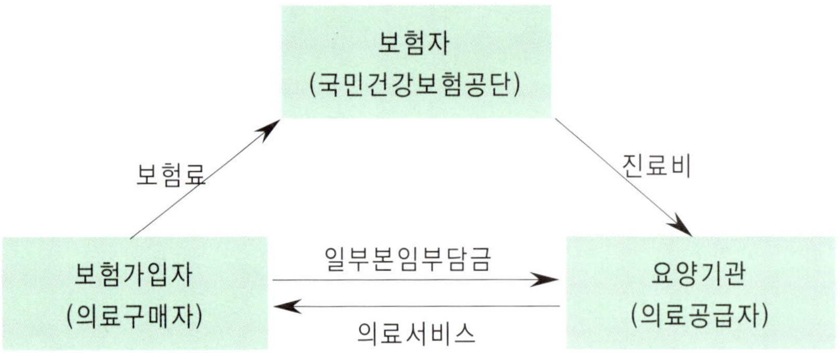

〈출처 : 유승흠외 의료보장론 2009 재구성〉

[건강보험체계의 구성]

현재 요양기관에서 가장 선호하는 청구방법은 전자문서교환방식이다. 이 방법은 명세서 출력이 생략되며, 자료 우송이 자동화되어 청구업무가 편리하며, 심사기관에서 따로 입력할 필요가 없으므로 청구 자료 오류가 방지되고, 서면이나 디스켓청구보다 진료비 지급기간을 단축시킬 수 있다는 장점이 있다.

건강보험청구업무 담당자는 의료적인 지식과 청구에 대한 이해를 바탕으로 건강보험정책에 따른 의료수가 변화에 대한 정보와 제도변화에 신속하게 대응할 수 있어야 한다.

종합문제

【문 1】 리셉션 코디네이터의 접점이 아닌 것은?

① 전화상담 및 예약　② 방문 시 응대
③ 해피콜 및 응대　④ 수술 및 처치의 어시스트

【문 2】 리셉션 업무 시 불만고객을 대하는 병원서비스 코디네이터의 마음가짐이다. 다음 중 아닌 것은?

① 무료모니터 요원이다.
② 새로운 아이디어를 제공해 준다.
③ 고객의 기대치를 알게 해준다.
④ 불평을 비난하여 컴플레인 재발생을 방지한다.

[해설] 불만고객을 잘 응대하여 만족시키면 92% 재방문 효과를 낼 수 있다.

【문 3】 다음 중 코디네이터가 고객응대를 위한 기본적인 자세가 아닌 것은?

① 내가 병원을 대표하고 있다는 자세로 품위 있게 한다.
② 고객을 지위나 신분으로 차별하지 않도록 친절하고 공손하게 응대한다.
③ 잘 모를 때에는 적당히 대답하지 않고 직원상사에게 확인한 다음 응답한다.
④ 여러 유형의 고객층이 있으므로 코디네이터가 자기 판단 하에 응대한다.

【문 4】 병원 리셉션직원의 안내에 대한 업무 설명 중 가장 바르지 못한 것은?

① 리셉션직원은 병원의 얼굴이라는 사명감이 필요하다.
② 리셉션직원은 항상 밝은 표정을 유지하여야 한다.
③ 리셉션직원은 고객이 궁금해 하는 부분을 먼저 이해하고 응대한다.
④ 리셉션직원의 외모는 지식, 태도, 기술보다 당연히 중요하다.

해답

1. ④　2. ④　3. ④　4. ④

【문 5】 다음 중 병원리셉션 실무에 대해 설명한 것으로 잘못된 것은?

① 리셉션이란 응접, 접대 그리고 환영의 의미가 있다.

② 리셉셔니스트(Receptionist)는 우리말로(호텔, 회사 등의) 응접원, 접수원이라고 한다.

③ 리셉션니스트와 리셉션코디네이터는 결국 같은 뜻을 가지고 있고 같은 일을 한다.

④ 리셉션코디네이터는 대기실의 분위기를 포함하여 리셉션에 관계된 모든 것을 총괄적으로 관리하는 자이다.

【문 6】 다음 중 리셉션 코디네이터의 업무에 대한 설명으로 틀린 것은?

① 대기실 분위기 관리
② 고객응대
③ 병원행정업무
④ 접수와 수납업무만 수행하는 자

【문 7】 다음 중 병원 창구업무가 주는 의미로 잘못 설명한 것은?

① 고객과의 첫 만남이 이루어지는 장소이다.

② 병원 이미지와 신뢰성을 평가할 수 있는 곳이다.

③ 철저한 서비스 정신 요구되는 곳이다.

④ 많은 창구의 수는 수익증대를 위해 매우 바람직하다.

【문 8】 병원코디네이터가 전화상담의 경우 환자응대에 대한 내용으로 맞지 않은 것은?

① 전화기 주변에는 항상 메모할 준비를 해두고 고객과의 전화 상담에 응해야 한다.

② 병원을 찾아오는 고객의 편의성을 고려하여 미리 지하철 출구위치 혹은 자가용 이용 시의 도로 편, 대중교통의 버스 노선 등을 미리 확인한다.

③ 지난번 통화한 고객이 또 다시 문의를 한 경우 기록해둔 내용을 참고하여 고객과의 상담을 한다.

④ 전화상담시 진료비에 대한 문의는 대충 진료비를 알려주고 내원하도록 한다.

【문 9】 다음 항목 중 진료예약제의 대상이 아닌 것은?

① 외래예약
② 종합건강진단 예약
③ 수술예약
④ 응급예약

해답

5. ③ 6. ④ 7. ④ 8. ④ 9. ④

【문 10】 리셉션 코디네이터의 업무내용으로 보기 어려운 것은 무엇인가?

① 병원홍보전략 수립
② 대기실 환경관리
③ 예약 및 병원 행정 업무
④ 전화응대 및 기본 상담

[해설] 병원홍보전략 수립은 넓은 의미의 서비스 코디네이터의 업무에 속한다.

【문 11】 고객이 병원을 다녀간 후 리셉션 코디네이터의 업무내용으로 보기 어려운 것은?

① 해피콜(Happy Call)
② 리콜(Recall)
③ 건강보험 청구업무
④ 고객의 예약관리

[해설] 해피콜(Happy Call), 리콜(Recall), 건강보험 청구업무 등 After Service

【문 12】 리셉션코디네이터는 효율적인 시간관리가 필수사항이다. 다음 중 미리 확인해 두어야 할 내용이 아닌 것은?

① 장시간 진료가 예정된 고객의 경우 전날 혹은 당일 확인전화를 해보는 것이 중요하다.
② 해당업체나 관련 전화번호의 숙지나 공유는 의미가 없다.
③ 만일 약속이 취소되는 경우를 대비하여 대신 올 수 있는 고객명단을 확보한다.
④ 주차관리 담당자와 진료팀 모두 약속일정표를 복사해서 공유하는 것이 좋다.

[해설] ㉮ 장시간 진료가 예정된 고객의 경우 전날 혹은 당일 확인전화를 해보는 것이 중요하다.
㉯ 당일 은행업무 등을 미리 확인 해 둔다.
㉰ 만일 약속이 취소되는 경우를 대비하여 대신 올 수 있는 고객 명단을 확보한다.
㉱ 주차관리 담당자와 진료팀 모두 약속일정표를 복사해서 공유하는 것이 좋다.

【문 13】 병원자원의 효율적인 활용, 진료대기시간 단축 및 내원환자수의 불균형 등을 해소하기 위하여 고안된 제도는?

① 지정진료제
② 진료예약제
③ 진료전달체제
④ 시간외 외래진료제

[해설] 진료예약제는 환자들의 대기시간을 단축하여 불만을 완화시킴으로써 환자의 시간가치도 존중하고 병원의 진료능력(인력, 시설, 장비 등)을 고려하여 내원환자수를 요일별, 시간대별로 조정하여 내원하도록 하는 방법을 말한다.

해답

10. ① 11. ④ 12. ② 13. ②

【문 14】 진료예약 제도의 대상이 아닌 것은?

① 환자가 편리한 시간에 진료 받기 위하여

② 병원의 진료 능력에 맞게 내원 환자 수를 조정하기 위하여

③ 진료예약제는 의료인으로 하여금 질병별 특성에 따른 진료를 어렵게 한다.

④ 내원환자에게 양질의 서비스를 제공할 수 있다.

【문 15】 진료예약제도의 장점과 가장 거리가 먼 것은?

① 이용자 만족 증대　　② 병원관리 용이

③ 업무능률 향상　　④ 진료비 절감

【문 16】 리셉션 업무 시 신규고객일 경우 '증공소건대' 프로세스에 의하여 소개자에 대해 반드시 물어 본다. 다음 중 그 이유를 바르게 설명한 것은?

① 내부고객 소개자일 경우 포상하려고

② 소개를 알면 고객의 기대치를 알 수 있어서

③ 지각된 서비스를 비교해 보려고

④ 소개자를 알아내어 보상을 하려고

【문 17】 외래진료비 수납 시에 리셉션코디네이터가 반드시 확인해야 하는 업무는?

① 건강보험증 확인　　② 진료비 본인일부 부담금 징수

③ 주민등록증 확인　　④ 증상확인

【문 18】 다음에서 진료예약제도 효과가 아닌 것은?

① 고객만족의 증대　　② 병원 원무 관리의 복잡

③ 업무능률의 향상　　④ 병원 인력관리의 효율성

【문 19】 미수금관리는 리셉션코디네이터에게는 중요한 업무 중 하나이다. 다음 중 미수금이 병원에 미치는 영향에 대한 설명이 아닌 것은?

① 미수금으로 인하여 소개고객을 기대하기 어려워진다.

② 병원의 미래 창출가치를 상실시키는 것과 미수금 관리의 중요성과는 상관없다.

③ 고객과의 커뮤니케이션이 단절된 상황에서 발생될 수 있는 오해로 인하여 병원에 나쁜 이미지를 안겨 줄 수 있다.

④ 미수금관리를 위한 소중한 시간과 그에 따른 경비가 지출된다.

해답

14. ③　15. ④　16. ②　17. ②　18. ②　19. ②

【문 20】 리셉션코디네이터의 업무를 위한 환경 점검에 관한 설명으로 아닌 것은?

① 예약노트는 일자별로 예약된 고객의 진료내용 및 시간을 고려하여 관리한다.

② 데스크 상단은 가급적 아무것도 올려놓지 않는다.

③ 날짜가 많이 지난 잡지들은 병원과 고객과의 커뮤니케이션 실패 원인을 제공함으로 주의한다.

④ 게시판은 특별한 공지사항이 있을 시만 활용하는 것이 바람직하다.

【문 21】 진료예약제의 필요성과 거리가 먼 것은?

① 환자가 편리한 시간대에 진료받기 위해서

② 병원의 진료 능력에 맞게 내원환자 수를 조정하기 위하여

③ 내원환자에게 양질의 의료서비스를 제공하기 위하여

④ 질병별 특성에 따른 진료를 병원관점에서 운영하기 위하여

【문 22】 예약고객 구분에 따른 예약노트 관리에 대한 설명으로 아닌 것은?

① 처음 방문예정인 고객은 고객정보에 대한 내용을 가장 먼저 확인하는 것이 필요하다.

② 기존고객은 치료받고 있는 시술 내용을 이해하고 시간예약 관리를 한다.

③ 예약 약속을 어긴 고객으로부터 예약전화를 받았을 경우 되도록 이전 진료내용을 확인하고 예약을 잡도록 한다.

④ 리콜고객은 내원에 대한 동기부여가 부족하면 예약 성공률이 저조할 수 있음을 리셉션코디네이터는 염두해 둬야 한다.

【문 23】 방문고객 응대 프로세스에 대한 설명으로 아닌 것은?

① 증상 - 병원을 방문한 목적에 관하여 먼저 리셉션코디네이터가 묻는다.

② 공포 - 진료에 대한 공포심이 있는지 확인한다.

③ 소개자 - 고객을 소개해 주신 소개자를 확인하고 요금할인을 고려한다.

④ 건강보험 - 보험급여가 적용되는 치료인 경우 환자에게 보험처리 가능함을 알려주어 고객의 궁금증을 해소시켜준다.

해답

20. ④ 21. ④ 22. ① 23. ③

【문 24】 리셉션데스크에서 '고객맞이'에 대한 응대법으로 올바른 것은?

① 고객이 리셉션으로 다가오면 그때 인사를 건넨다.
② 고객을 안내하거나 방향을 가르킬 경우, 손가락이 아닌 손바닥을 사용한다.
③ 접수 시 고객의 말을 정리해 가면서 고객의 요구사항을 미리 예측한다.
④ 고객 배웅에서 고객에게 끝인사를 한 후 고객보다 먼저 돌아선다.

【문 25】 미수금 발생에 따른 리셉션코디네이션의 실천에 대한 설명이 아닌 것은?

① 가능한 빨리 고객이 미수금을 해결할 수 있도록 지불 방법을 제시하여야 한다.
② 고객의 미수금은 시간흐름과 회수율에서 비례한다.
③ 미수금은 예방이 가장 중요하다.
④ 진료비 독촉에 따른 지불하지 못하는 고객의 상황에 따라서 편지와 내용증명을 이용한다.

해답

24. ② 25. ②

3장 진료상담

1. 진료상담의 개요

1) 병원에서 상담의 의미

1990년대 후반부터 인터넷 사용이 급격하게 증가하면서 의료 분야도 인터넷 영향을 받게 되었다. 잠재적 의료구매자들은 외형적으로 의료서비스 접근이 용이해졌으며, 병원은 보다 많은 정보를 가진 고객들을 대상으로 더욱 전문적이고 책임감 있는 의료서비스를 제공하게 되었다.

2010년 1월 30일부터 '비급여수가고시제'가 전격 시행되었다. 비급여수가고시제란 '소비자의 알권리 및 의료기관 선택적 보장'이라는 취지로 비급여 항목에 대한 비용을 고객이 알기 쉽도록 고지, 또는 게시할 것을 의무화한 것이다. 이로 인하여 고객들이 수가에 대한 적정성을 평가할 수 있는 근거를 병원에서는 정보로 제공해야 한다.

특히 비급여항목 진료행위가 비교적 많은 의료기관에서는 타병원과의 가격경쟁에 더욱 민감해지게 되었다.

의료법 제62조(진료비용 등의 고지)

1. 의료기관 개설자는 '국민건강보험법' 제42조 제3항에 따른 요양급여비용이나 '의료급여법' 제9조 제4항에 따른 급여비용 외의 진료비용 등을 보건복지가족부령이 정하는 바에 따라 환자, 또는 환자 보호자가 쉽게 볼 수 있도록 해야 한다.
2. 의료기관 개설자는 보건복지부령이 정하는 바에 따라 의료기관이 환자로부터 징수하는 제증명수수의 비용을 게시해야 한다.
3. 의료기관 개설자는 제1항에 따라 게시한 진료비용 등의 범위 내에서 징수하여야 한다. 다만, 외국인 환자에 대해서는 그렇지 않다.

'비급여수가고시제' 시행으로 상담의 중요성은 더욱 높아졌고, 높아진 수요자의 수준이나 치열해진 경쟁환경에서는 고객에게 예스(YES)를 이끌어 낼 수 있는 '상담기술의 중요성'은 더욱 높아졌다고 할 수 있다.

2) 진료상담의 정의 및 기법

상담은(Counsel)은 라틴어 Consulere에서 유래된 것으로 '숙고하다, 고려하다, 조언을 받다' 등의 의미를 가지고 있다. 빙햄과 무어(Bingham & Moore)는 상담을 "목적을 가진 대화"라고 정의했다. 또, 도움을 필요로 하는 사람(내담자)과 전문적인 훈련을 받은 사람(상담자) 사이의 관계에서 내담자가 겪는 어려움과 문제를 해결하고, 나아가 내담자의 사고, 행동, 정서(감정)측면에서 인간적인 성장을 위해 노력하는 학습과정이라고 정의(이장호, 1995)도 있다.

병원에서 고객의 상태 및 치료계획 등을 가지고 대화하는 모든 과정을 '진료상담'이라고 하며 진료상담의 성공여부는 상담자가 얼마나 진료상담기법을 숙지하고 실행에 옮기느냐에 달려 있다고 해도 과언이 아니다.

보편적으로 병원에서 활용하고 있는 매체에 따른 상담기법은 다음과 같다.

첫째, 고객을 직접 만나서 상담이 이루어지는 대면상담

둘째, 전화를 통한 전화상담

셋째, 인터넷을 통한 인터넷 상담 등이 있다.

상담자는 각각의 상담기법을 이해하고, 준비된 자세로 상담에 임한다면 성공적인 상담을 할 수 있을 것이다.

(1) 대면상담기법

대면상담은 전화나 인터넷상담에 비하여 상담자의 자세가 중요시된다. 상담자는 복장 및 태도, 어휘 그리고 마음가짐에 주의하여야 하며, 또한 상담 장소도 신경을 써야 한다. 하지만, 고객의 비언어적 요소인 얼굴표정, 몸짓 등을 통하여 감정까지도 이해 가능하기 때문에 다른 상담기법에 비하여 상담 성공률이 높은 장점이 있다.

물리적 배치

대면상담에서 좋은 상담관계의 결정 요인 중 하나가 상담실의 물리적 조건, 즉 상담실 환경이라고 할 수 있다. 다음은 '상담실 환경 주의사항'에 대한 설명이다.

- 고객(내담자)이 햇빛이나 전등불이 마주 보이는 곳에 앉지 않도록 상담실 환경을 조성한다.
- 고객이 창을 향해 앉아야 할 필요가 있다면, 브라인드나 커텐을 내리도록 한다.
- '상담 효과'의 증진을 위하여 고객의 의자는 편안한 것으로 준비한다.

〈출처 : 이장호. 초기상담의 중요성과 기초 면접 기법. 1990〉

[상담자의 자세]

복장	- 편안하고 신뢰감을 줄 수 있는 복장이어야 한다. - 화려한 장신구는 피한다.
태도	- 겸손하나 자신감 있는 태도를 유지해야 한다. - 병원에 대한 자부심과 자신감은 상담의 분위기를 주도적으로 이끌 수 있고, 고객에게 신뢰를 줄 수 있다.
어휘	- 고객의 눈높이를 파악한 후, 적절한 어휘를 선택, 구사한다. - 커뮤니케이션 기술을 연마하도록 한다. 예) 열린질문(open-ended question)을 한다면 고객의 욕구를 더 쉽게 이해할 수 있다.
마음가짐	- 화려한 언변보다 자신이 설명하고자 하는 내용에 대한 확실한 이해와 명료한 설명을 고객은 원한다. - 자기 자신에 대한 신뢰를 가져라 : 자신에 대한 신뢰가 없다면 어떤 설명이나 상담도 고객의 마음을 얻는 것은 불가능하다.

(2) 전화상담기법

전화상담은 상담을 원하는 사람(내담자)의 입장에서는 익명성, 상담의 용이성, 주도성, 자발성 등의 장점이 있다.

그러나, 상담자의 입장에서는 대면상담처럼 상대방의 얼굴표정, 태도, 용모 등을 볼 수 없어 시각적이고 비언어적인 정보를 얻을 수 없기에 고객의 요구를 파악하는데 한계가 있을 수는 있다. 게다가 고객이 상담하고자 하는 내용을 제대로 설명하지 못할 경우나 상담자가 의료적인 지식이나 상담의 기술(Skill)이 부족할 경우 더욱 어려움을 겪게 된다.

또한, 전화를 통한 의사소통은 말하기와 듣기만으로 구성되므로 '음성언어의 중요성'이 매우 강조된다. 심지어, 상담자의 음성으로 병원 이미지를 추측할 수도 있으며, 병원에 대한 신뢰성의 잣대가 되기도 한다. 예를 들어 아주 심한 사투리를 사용하는 상담자와 고객이 전화상담을 한다면, 고객은 사투리의 긍정적인 면보다 병원 이미지로 먼저 연결지어 생각하게 될 것이고, 상담자가 전문적인 의학상담을 못했다면 병원의 전문성도 의심하게 될 것이다. 이처럼 전화를 통한 음성언어는 어떤 감정적 상태를 알리는 단서를 제공할 뿐만 아니라, 연령, 성, 교육, 지방 등의 단서도 제공할 수 있기 때문에 상담자는 신뢰성 있는 음성언어표현에 신중을 기해야 한다.

(3) 인터넷상담기법

컴퓨터의 가상공간을 활용한 상담활동을 인터넷 상담이라고 한다. 인터넷상담은 고객상담 전용 창구를 이용하거나 전자우편 상담, 게시판을 통한 게시판 상담, 고객에게 도움이 될 수 있는 자료들을 데이터베이스화하여 제공하는 상담, 그리고 대화방을 통한 채팅상담 등이 있다. 인터넷상담은 급증하고 있는 인터넷 보급, 사용의 영향으로 상담 매체 중 활용도도 급격하게 늘어나고 있다. 하지만, 인터넷상담은 전화상담과 마찬가지로 고객의 비언어적표현을 알 수 없기에 고객과의 신뢰관계에 한계가 있다. 또한 대면상담이나 전화상담에서 만나는 고객보다 익명성의 개인화로 상담진행에 있어서 일방적인 주도성이라는 단점을 갖고 있다.

오늘날 인터넷의 정보 파급효과는 그 어떤 매체보다 강력하다. 대면상담은 병원을 찾아오는 소수의 고객에게 서비스를 제공할 수밖에 없지만, 인터넷은 고객에게 도움을 줄 수 있는 자료를 데이터베이스화하여 올려놓으면 필요로 하는 수많은 사람들에게 정보가 될 수도 있으며, 이를 보고 문의하거나 방문하는 고객도 발생한다. 또한 인터넷은 고객이 원하는 장소, 시간에 구애받지 않고 접속해서 확인할 수 있다는 장점이 있다.

2. 상담의 기본 툴(Tool)

1) 좋은 상담의 준비 단계

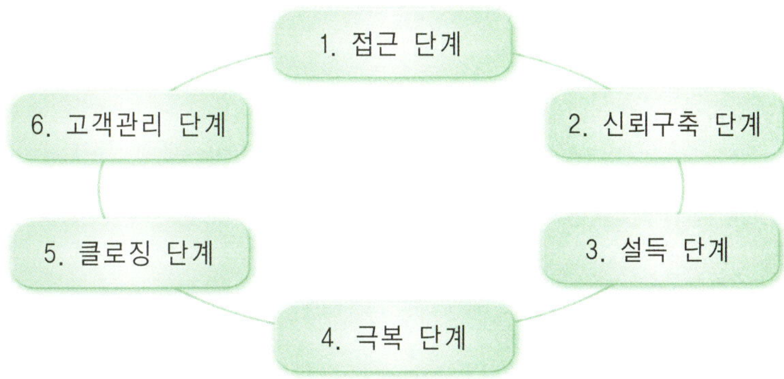

(1) 접근(Approach) 단계

밝은 표정과 상냥한 목소리로 정중하게 인사를 하고 "000고객님의 담당 코디네이터 000입니다"라고 자신을 소개한다. 그리고 편안하면서도 친근함을 느낄 수 있는 분위기를 통해 고객의 경계심을 낮춘다. 고객을 칭찬으로 미소 짓게 만들었다면 이제는 고객과 열린 대화를 시작할 수 있을 것이다.

(2) 신뢰구축(Building Relationship) 단계

사람의 특성에 맞게 잘 대응하는 것은 성공적인 상담에 큰 영향요인이다. 그러나 처음 얼굴을 대하는 사람의 특성을 금방 알아차리고 그에 맞게 대응한다는 것은 결코 쉬운 일은 아니다. 물론 고객의 입장에서도 낯설고 충분한 신뢰감이 없는 병원에 의료서비스를 의뢰하기는 힘들 것이다. 따라서 충분한 신뢰구축(Building Relationship)과정은 치료에 대한 설명과 고객의 동의과정보다 앞서 반드시 필요한 과정이라 할 수 있다.

리셉션 코디네이트의 경우, 방문고객을 병원에서 가장 먼저 응대하는 위치에 있다. 예를 들어 고객의 주소(C.C, chief complain)와 필요한 기록을 하면서 고객과의 신뢰관계(rapport)를 형성하고, 나아가 적절한 상담과 배려하는 태도로 의료서비스를 시작하여야 한다.

(3) 설득(Persuasion) 단계

상담은 고객과의 관계형성에서 고객의 의료욕구를 충족시켜 주기 위한 필수 조건이다. 성공적인 상담을 위해서는 '준비된 대화', 즉 신뢰를 바탕으로 이해와 설득이라는 중요하고 과학적인 과정이 필요하다.

클렌드 홀에 의해서 제창되어진 '아이드마(AIDMA)법칙'은 소비자가 상품을 구매하기까지 거치는 5단계를 정리하였다. 5가지 과정은 광고 등을 통해 소비자는 먼저 주의(Attention)를 하고 – 흥미(Interesting)을 갖게되고 – 욕구(Desire)를 일으켜서 – 기억(Memory)을 하고 – 최후에 행동(Action)으로 옮겨 상품구입(매출발생)을 하는 것을 말한다.

[AIDMA(아이드마) 5가지 법칙]

A : Attention	한편의 광고는 잠재소비자에게 주의(attention)를 집중시켜야 한다.
I : Interest	흥미(interest)를 갖게 하여 호기심을 유발시킬 만큼 재미있어야 한다.
D : Desire	소비자로부터 구매욕망(desire)을 자극시킬 수 있는 광고가 되어야 한다.
M : Memory	상품은 광고를 통하여 소비자가 기억(memory) 할 수 있는 효과를 가져야 한다.
A : Action	소비자로 하여금 구매욕구를 구매행동에 옮기도록 촉구할 수 있어야 하는 주문의 광고가 되어야 한다.

그러나 시대의 변화에 따른 마케팅 법칙 발전으로 전통적인 구매의 개념에 '공급자의 설득'이라는 것이 추가되어 구매마케팅으로 발전되었다.

즉, '아이드마(AIDMA)법칙'에서 '아이우드마(AIUDMA)법칙'으로 발전되어 'U'가 강조된 새로운 단계가 등장하게 된 것이다. I(관심)와 D(욕망)사이에 U(understanding) 즉 이해, 납득의 과정이 필요하게 된 것이다.

[AIUDMA(아이우드마) 6단계]

A는 attention - 주의(주목)를 끌고
I는 Interest - 관심과 흥미를 갖게 하고
U는 understanding - 이해(납득)를 시키고
D는 desire - 욕망을 샘솟게 하고
M은 memory - 잊지 않고 기억시키면
A는 action - 행동으로 옮긴다는 것이다.

이전의 법칙에서 추가된 'U'의 이해납득의 과정은 고객이 구매하고자 하는 상품에 대한 관심과 흥미가 있어도 고객이 필요성이나 유용성을 느끼지 않는 경우 판매까지 연결되지 않는다는 점에서 고안된 것이다.

결론적으로 고객에게 설득의 필요성을 상담자가 느낀다면 무작정 본론적인 설명을 하고 이해할 것을 기대하기 보다는 준비된 과학적인 자료와 차별화된 대화기술(Skill)로 고객을 이해, 납득시켜야 한다.

(4) 극복(Overcome)단계

현대사회에서 '고객 상담의 중요성'을 인식한 병원은 상담을 통한 고객의 동의율을 올리기 위하여 많은 노력을 하고 있다. 하지만 모든 고객 상담이 성공적이기는 어렵다. 따라서 고객 상담 결과가 부정적일 때 어떻게 대처할 것인지, 그것에 대한 자세 역시 상담성공을 통한 고객관리 못지않는 중요성을 가진다.

'고객 상담 거절 극복'에 대처하는 방법을 살펴보면 다음과 같다.

첫째, 유연하게 경청하며, 고객의 의견을 적극적으로 수용하는 태도가 필요하다.

둘째, 거절 상황일지라도 입가에 미소를 유지하며, 친절하게 응대해야 한다.

셋째, 고객의 입장을 이해하는 배려의 마음을 고객에게 표현해야 한다.

(5) 클로징(Closing)의 단계

클로징 과정에서는 타이밍(timing)을 잘 포착(catch)해야 한다. 상담과정에서 모든 순간 중요하지만 상담의 성공은 클로징 단계에서 그 여부가 판명난다. 만약, 고객이 치료내용을 묻는다거나 치료계획 및 비용에 대하여 구체적 질문을 할 때는 바로 계약이 이루어져야 하며, 이 단계에서 장황하게(long and boring)설명을 하면 결정적인 타이밍을 놓쳐 버리게 되므로 주의해야 한다. 고객은 일단 계약이 이루어지면 자신의 선택에 대하여 불안해하는 심리가 있다. 이때 고객의 결정이 현명한 선택이었다는 것을 칭찬을 통하여 확신시켜 주어야 한다. 또한 상담자의 자신감 있는 태도는 병원에 대한 신뢰감을 주고, 고객자신이 선택에 대해 믿을 수 있게 하는 중요한 역할을 한다.

(6) 고객관리(mamagement) 단계

차별화된 의료서비스의 가치를 알리고 필요한 치료에 대한 이해와 설득을 통한 상담과 선택된 계획에 따른 치료수행을 책임감있게 처리해야 한다. 그리고 사후 관리 서비스에 대한 약속사항의 최종점검 등 끝까지 변함없는 신뢰를 고객에게 보여주어야 한다.

2) 상담에서 고객의 심리와 유의사항

병원에서 고객 상담을 어떻게(how) 하는가에 따라 고객의 만족도는 달라지며, 이에 대한 결과는 곧 병원수입에 영향을 준다. 고객은 상담자의 태도에 따라 진료를 거부하기도 하고, 고액(large amount)의 진료를 선택하기도 한다. 그리고 가끔 클레임(claim)을 제기한 고객들에게 부적절한 응대 태도로 인하여 고객을 더 화나게 만들 수도 있고, 다시 충성고객(loyalty customer)으로 되돌릴 수도 있다. 따라서 고객의 심리를 잘 파악하여 상담시에는 이를 적극 활용해야 할 것이다.

[상담받는 고객의 심리]

심 리	의 미
환영(Welcome)받고 싶은 심리	고객은 명랑하고 친절한 어조로 상담자로부터 환영 받고 싶어 한다.
관심(Interest)받고 싶은 심리	고객은 상태(통증)에 대한 관심과 그 관심이 지속되기를 바란다.
칭찬(Praise)받고 싶은 심리	고객의 마음을 열수 있는 강력한 무기는 칭찬이다. 칭찬으로 고객의 불안한 심리를 안정 시킬 수 있다. 상담을 할 때에는 You-Message 보다는 I-Message가 신뢰감은 물론, 우호감, 친근감을 높이는 데 효과적이다. - You-Message → 당신은 ○○입니다. - I-Message → (나는) 당신 덕분입니다. → (나는) 니가 열심히 공부했으면 좋겠어.
존경(Respect) 받고 싶은 심리	고객은 차별 없이 존중받고, 인정받고 싶어한다.

[상담시 유의사항]

유의사항	의 미
고객의 의견을 경청한다.	고객은 자신의 경험과 의견이 중요하다고 생각한다. 따라서 상담자는 고객의 의견을 경청하고, 또 공감하고 있음을 표시한다.
고객의 견해를 잘 파악한다.	상담은 전문가가 비전문가의 요구나 문제 해결에 도움을 주는 과정으로 상담자는 자칫 자신의 기준에 맞게 고객의 의견이나 생각을 판단하지 않도록 주의하여야 한다. 이 때 중요한 것은 고객의 말을 끝까지 듣는 경청하는 자세이다.
이해와 관심을 계속적으로 전달한다.	고객과의 상담과정에서 주요 상담 내용이 고객의 관심에서 벗어나지 않도록 주의 할 필요가 있다. 설명하고자 하는 내용에 대하여 고객에게 계속적으로 의견을 물어 고객이 자신의 의견을 말할 수 있도록 유도해야 한다.
해결책을 제시하여 설득한다.	상담자는 고객이 말하는 상황에 대하여 경청하고, 그리고 공감형성과 관찰을 통하여 문제점과 해답을 찾아 문제해결책을 제시한 후 설득하도록 한다.

종합문제

【문 1】 다음 중 올바른 상담자세로 바람직한 것은?

가. 고객의 생각의 가치를 인정하는 자세
나. 고객과 같은 눈높이로 공감하는 자세
다. 카운슬링적 접근자세
라. 고객포용의 자세

① 가, 나　② 가, 다　③ 나, 라　④ 가, 나, 다, 라

【문 2】 다음 중 상담자의 응대요령으로 옳은 것은?

가. 고객에게 존대어 사용은 인간다운 존경과 친절의 정을 표현하는 것이다.
나. 고객과 상담용어를 적절히 구사함은 상담목적과는 관계가 없다.
다. 고객의 유형을 파악하는 것은 응대요령과는 관계없다.
라. 인사 후 반드시 상대의 눈을 다시 본다.

① 가, 라　② 가, 다　③ 나, 라　④ 가, 나, 다, 라

【문 3】 다음 중 상담할 때 주의사항으로 옳은 것은?

가. 정확한 지식전달을 할 수 있는 자료를 준비한다.
나. 병원의 단점이 드러나지 않도록 주의한다.
다. 모르는 질문에 엉뚱한 대답을 하지 않도록 한다.
라. 상담 시 일반고객과 충성고객은 차이를 둔다.

① 가, 나　② 가, 다　③ 가, 나, 다　④ 가, 나, 다, 라

해답

1. ④　2. ①　3. ③

【문 4】 다음은 상담의 단계 중 제일 먼저 시작하는 단계는?

① Approach 단계 ② Reliability단계

③ Persuasion단계 ④ Closing 단계

【문 5】 진료상담에서 있어서 환자의 심리상태라고 볼 수 없는 것은?

① 존경받고 싶어한다. ② 치료비를 걱정하지는 않는다.

③ 칭찬받고 싶어한다. ④ 관심 받고 싶어한다.

【문 6】 좋은 상담의 준비 단계의 순서가 맞는 것은?

가. 접근(Approach) 단계	나. 설득(Persuasion) 단계
다. 고객관리(mamagement) 단계	라. 클로징(Closing)의 단계
마. 신뢰구축(Building Relationship) 단계	
바. 극복(Overcome) 단계	

① 가 → 나 → 다 → 라 → 마 → 바 ② 가 → 나 → 마 → 바 → 다 → 라

③ 가 → 마 → 나 → 바 → 라 → 다 ④ 가 → 나 → 마 → 바 → 라 → 다

【문 7】 상담의 준비단계에서 상담의 성공을 결정짓는 단계는?

① 설득(Persuasion) 단계

② 신뢰구축(Building Relationship) 단계

③ 고객관리(mamagement) 단계

④ 클로징(Closing) 단계

【문 8】 다음은 진료상담에 대한 설명 중에서 잘못된 것은?

① 병원코디네이터는 고객과 대화를 할 때에는 나란히 앉거나 사선으로 비스듬히 앉는 것이 긴장감을 덜어주는 좋은 방법이다.

② 병원코디네이터가 진료 상담 시 고객의 심리를 이해한다는 것은 상담히 중요한 부분이다.

③ 상담에서 알게 된 모든 정보는 내부고객들과 함께 공유하도록 한다.

④ 일반적으로 진료에 대한 가치관은 연령, 성별, 재정상태에 따라 같을 수 없다.

해답

4. ① 5. ② 6. ③ 7. ④ 8. ③

【문 9】 다음은 상담실 환경관리에 대한 설명 중에서 잘못된 것은?

① 병원특유의 냄새가 나지 않도록 세심한 부분까지도 신경을 쓴다.
② 상담실의 물리적 배치는 상담과 큰 관련성이 없다.
③ 상담실은 전문적이고 세련되면서도 고객에게 편안함과 신뢰감을 줄 수 있는 장소로 꾸며져야 한다.
④ 상담실은 되도록이면 독립적인 공간을 확보하여 고객의 프라이버시가 보장될 수 있도록 한다.

[해설] 상담실은 의료서비스 특성 중에서 무형적인 의료서비스의 질을 평가 할 수 있는 곳임을 상담자는 인식 할 필요가 있다.

【문 10】 다음 중 상담자의 자세에 대한 설명으로 잘못된 것은?

① 상담자는 화려한 장신구를 피하며, 편안하고 신뢰감을 줄 수 있는 복장을 한다
② 상담자는 닫힌 질문으로 고객의 욕구를 더 쉽게 이해할 수 있도록 한다
③ 상담자는 병원에 대한 자부심과 자신감으로 상담의 분위기를 주도적으로 이끌 수 있도록 한다.
④ 상담자는 자신이 설명하고자 하는 내용에 대한 이해와 명료한 설명을 할 수 있도록 한다.

【문 11】 다음은 상담실 환경관리에 대한 세부 내용 중에서 잘못된 것은?

① 치료동의율을 올릴 수 있는 객관적인 자료를 준비한다.
② 조명은 너무 밝거나 어둡지 않도록 조절한다.
③ 상담실의 의자는 되도록 사무적인 의자를 준비하여 상담에 소요되는 시간을 조절한다.
④ 프리젠테이션 자료를 준비한다.

[해설] 상담실 환경관리
㉮ 외부의 소리가 들리지 않아야 한다. ㉯ 고객이 편안히 앉을 수 있는 좌석을 확보한다.
㉰ 친숙한 이미지를 갖도록 의사 소개 ㉱ 프리젠테이션 자료를 준비한다.

해답
9. ② 10. ② 11. ③

【문 12】 다음은 전화상담기법에서 고객응대에 대한 설명으로 <u>잘못된</u> 것은?

① 전화상담시 고객의 진료비 문의는 가능한 간단하게 알려드리고 내원을 통한 상담으로 권한다.

② 전화상담기법은 대면상담기법보다 접근성은 떨어진다.

③ 전화상담기법은 인터넷상담기법보다 고객의 주도성은 낮다.

④ 전화상담기법은 즉시성으로 인하여 다양한 내담자의 문제를 즉각적으로 대체할 수 있는 상담자의 능력이 요구된다.

【문 13】 다음은 진료 전 상담에 대한 설명 중에서 <u>잘못된</u> 것은?

① 고객의 주소(c/c)위주의 치료상담 보다 니즈중심의 상담을 우선으로 한다.

② 고객이 원하는 적정 수준의 진료 파악을 위한 방법으로 문진표 작성방법을 활용한다.

③ 감정이입을 통해 환자의 편에서 진심으로 걱정하고 회복하기를 바라는 마음으로 상담에 응한다.

④ 본격적인 상담을 임하기 전에 상담자의 소개를 먼저 한다.

[해설] 진료내용을 설명할 때는 말로 하는 설명보다 시각적인 자료를 준비하여 상담 때 사용하는 것이 더 효과적이다.

【문 14】 진료상담에 있어서 고객의 불만사항을 체크하여 해결 될 수 있는 방안으로 <u>잘못된</u> 것은?

① 고객이 먼저 말할 때까지 기다린다.

② 고객의 불만사항을 미리 짐작하여 대응한다.

③ 고객의 질문에 즉시 응대한다.

④ 특별한 경우가 아니면 구두(口頭)로 고객과의 약속을 한다.

해답

12. ② 13. ① 14. ②

【문 15】 다음은 진료 후 상담에 대한 설명 중에서 잘못된 것은?

① 진료에 만족을 느끼는 고객에게 신규고객의 소개를 요청하는 일은 병원 홍보뿐만 아니라 고객의 만족도를 파악할 수 있는 기준이 되기도 한다.

② 당일 진료가 끝나면 환자에게 주의사항을 설명하면서 진료에 협조해 주심에 감사하다는 인사를 성심껏 한다.

③ 다음 진료일정을 예약하고 당일 진료 받은 시술에 대한 불편함을 언제든지 문의하시도록 명함을 드린다.

④ 치료가 완료된 고객은 더 이상 감정적으로 연계가 되지 않아 요청을 받아들이지 않기 때문에 진료 후에는 진료에 대한 만족도를 반드시 물어본다.

[해설] 진료 후 상담을 하는 이유

㉮ 환자 스스로 느끼지 못하는 좋아진 점들을 알려주기 위해서이다.
㉯ 환자에게 감사받는 느낌을 만끽하기 위해서이다.
㉰ 다른 환자를 소개해 달라고 자연스럽게 요청할 수 있기 때문이다.
㉱ 환자의 불만과 불평을 파악하여 해결할 수 있는 기회이기 때문이다.

【문 16】 진료와 관련된 상담을 성공적으로 하기 위해 코디네이터가 갖추어야 할 자세를 바르게 설명한 것은 무엇인가?

① 진료상담을 하는 상황에서는 고객을 편안하게 응대하는 스킬만 있으면 된다.

② 상담자는 소속 병원의 진료에 대해 정통해야 한다.

③ 고객의 성격이나 취향에 구애받지 말고 일반적으로 사람들이 좋아한다고 판단되는 방식으로 응대한다.

④ 진료상담 후 고객의 반응까지도 세심한 배려가 필요하다.

【문 17】 진료 후 상담을 하는 4가지 목적을 설명한 것을 다음 중 적절하지 않은 것은?

① 고객 스스로가 느끼지 못하는 점들을 알려줄 수 있다.

② 고객의 불만을 내부에서 흡수할 수 있다.

③ 고객에게 감사 받는 즐거움을 제공한다.

④ 또 다른 진료를 받을 수 있도록 고객으로부터 확답을 받을 수 있다.

[해설] 다른 환자를 소개해 달라고 자연스럽게 요청할 수 있지만 직접적으로 또 다른 진료를 받도록 확답을 받기 위해 진료 후 상담을 하는 것은 아니다.

해답

15. ④ 16. ④ 17. ④

【문 18】 코디네이터가 진료와 관련된 상담을 하는 요령과 거리가 먼 것은 무엇인가?

① 첫 번째 방문하였을 때, 고객에게 인상적인 메시지를 남겨주도록 한다.

② 고객을 대할 때, 이름을 불러주어 고객에 대한 개인적인 관심을 표현하도록 한다.

③ 진화쇼핑자라고 판단이 되면 시간 경제적 측면을 고려하여 대충 응대한다.

④ 고객이 원하는 급한 진료를 우선으로 해 준 후에 필요한 치료에 대하여 설명해 준다.

[해설] 전화쇼핑자일 경우에는 일반 방문하도록 하는 것이 중요한데 이를 위해서는 친절하고 상세히 응대하는 것이 필요하다.

【문 19】 진료상담 과정에서 대화의 기술은 무엇보다 중요하다. 다음 중 적합하지 않은 것은 무엇인가?

① 전문적인 용어보다 고객이 알아듣기 쉬운 일상용어를 사용한다.

② 진료 중에도 설명을 계속 해 주어 궁금하지 않게 배려한다.

③ 진료에 대한 설명을 할 때는 시각적인 차료를 활용하는 것이 효과적이다.

④ 진료 전 대화가 진료 후 대화보다 훨씬 중요하다.

【문 20】 다음 중 상담 받는 고객의 심리에 대한 설명으로 볼 수 없는 것은?

① 환영받고 싶어한다. ② 존경받고 싶어한다.

③ 칭찬받고 싶어한다. ④ 설득받고 싶어한다.

해답

18. ③ 19. ④ 20. ④

4장 의료기관의 교육훈련

1. 교육훈련의 개요

병원조직은 다양한 전문 직종으로 구성된 노동집약적인 특징이 있다. 따라서 인적자원, 즉 직원의 채용과 교육, 그리고 유지, 관리하는 것이 매우 중요하다. 특히 병원은 사람을 대상으로 서비스를 행하므로 신규채용직원들은 담당하게 될 직무에 자신의 능력이 최대한 발휘될 수 있도록 하고, 기존 직원들은 환경의 변화에 능동적으로 대처하도록 하기 위한 학습행위 즉, 교육훈련이 반드시 필요하다. 교육훈련의 필요성의 2가지 측면은 다음과 같다.

첫째, 객관적 요구 측면, 즉 의료기관 조직원으로서 병원조직체에서 필요로 하는 소양, 지식, 경험 등에 관한 요구이다.

둘째, 주관적 요구 측면, 즉 조직체 구성원이 필요로 하는 요구로 자신의 역량을 개발하고 발전시키는 것에 관한 요구이다.

교육훈련은 일(업무)과 사람(직원)을 효율적으로 연결시켜 조직이 원하는 산출물(output)을 생산하는 것에 기본적인 목표가 있고, '무엇(내용)을, 누가(방법Ⅰ), 어떻게(방법Ⅱ) 교육하여 최대한의 효과를 얻을 것이가'하는 문제에 초점을 맞추어서 시행해야 한다.

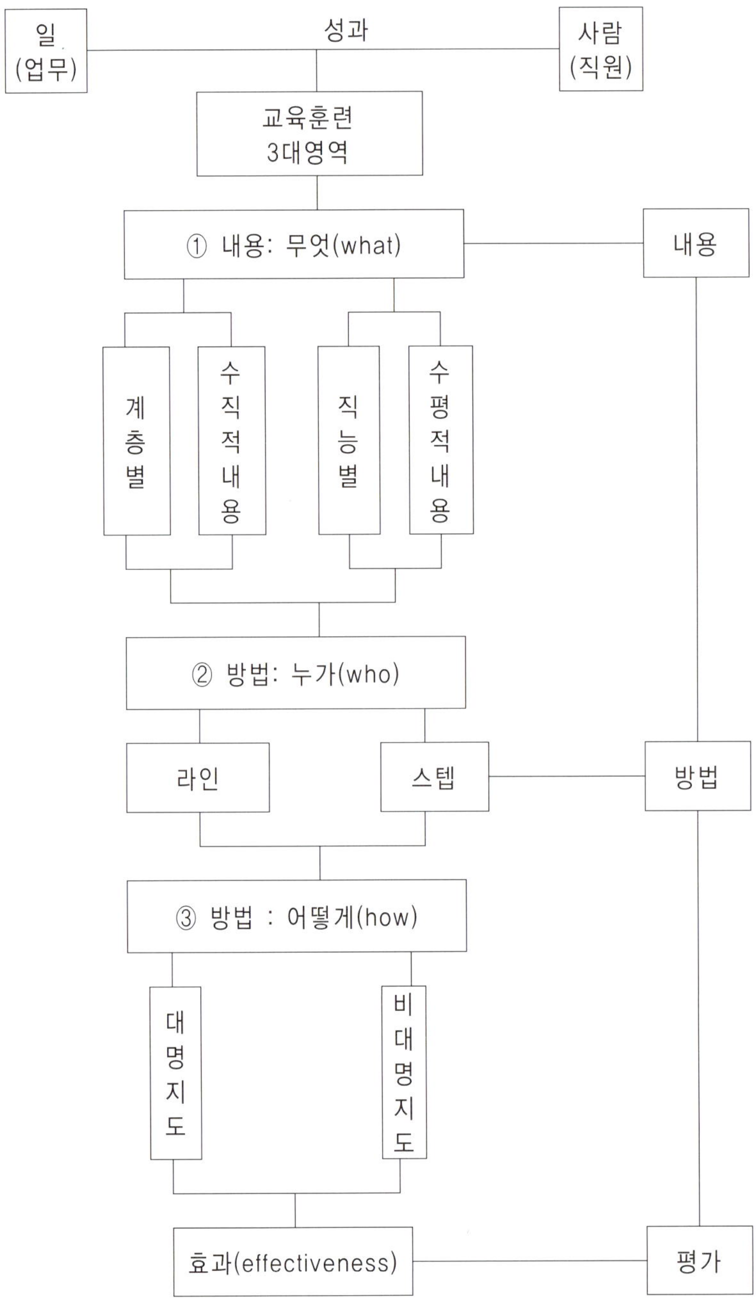

〈출처 : 박종선 외. 병원코디네이터. 2008. 재구성〉

[교육훈련 내용과 방법]

2. 교육훈련의 내용 및 방법

교육 내용은 무엇(What)을 가르치는가?를 말하는 것으로 수직적인 조직 구조와 수평적인 조직 구조에 따라 달라질 수 있으며, 교육 방법은 '누가(who) 가르치는가'를 말하는 것으로 직장 내에서 이루어질 수 있는 것과 그렇지 못한 것으로 구분된다.

교육내용	수직적인 계층 – 최고관리층, 중간관리층, 하급관리층, 작업층 등	무엇(what)을 가르치는가
	수평적인 계층 – 의사, 간호사, 의료기사, 행정관리직 등	
교육방법	직장 내 훈련 – 병원의 각 부서에서 업무를 실제 처리사례를 통해 교육하는 방법을 말한다.	누가(who) 가르치는가
	직장 외 훈련 – 외부교육전문기관에 의뢰하거나 대학 등에 보내거나 강습이나 경연회 등을 개최하는 것을 말한다.	

그리고, '어떤 방법으로 교육훈련을 할 것인가'는 피교육자의 계층이나 직종에 따라 달라질 수 있다. 예를 들면 최고 관리층은 전략적인 결정이나 경영에 도움이 될 수 있도록 강의식보다는 주어진 상황에서 '어떻게(how) 문제를 해결할 것인가'를 토의를 통하여 해답을 찾아가는 방식을 사용하는 것이 효과적일 것이며, 실무자들을 대상으로 하는 교육은 현장에서 바로 사용할 수 있는 실용적인 교육이 효과적일 것이다.

'어떤 방법으로 교육훈련을 할 것인가'에서 주어진 시간을 계층에 따라 강의·사례연구·발표·오락 등 여러 가지를 어떻게 배분할 것인가는 중요한 과제이다.

교육대상	전략적 결정	최고관리층의 임무 (외부환경과의 연결)	어떤 방법(how)으로 가르치느냐
		의사결정에 애매한 요소가 많다. (전략적 결정의 범위)	
	관리적 결정	중간관리층의 임무(행정조직 내부의 조건)	
		의사결정에 명확한 요소가 많다. (관리적 결정의 범위)	
	업부적 결정	하급관리층의 임무(부문 내부의 조정)	
		의사결정에 확정적 요소가 많다. (업무적 결정의 범위)	

3. 교육훈련의 자세

병원과 같이 노동집약적인 특성을 갖춘 복잡한 조직이 효율적으로 관리 운영되기 위해서는 긴밀한 결속력이 요구된다. 팀워크가 적절히 이루어지기 위해서는 다양한 직종과의 관계에서 서로 다른 직종의 중요성도 인정해 주고, 이해하는 마음이 절실히 요구하다. 이와 같이 서로를 이해하는 데 도움이 되게 하기 위해서는 모든 직원들이 교육에 대한 관심과 중요성을 인식하여야 한다. 교육을 효과적으로 하기 위해서는 다음과 같은 원칙이 필요하다.

[교육훈련의 원칙]

원칙	의미
근접성의 원칙	나중에 학습한 내용이 학습자들에게 가장 잘 기억된다는 것을 의미하는 원칙, 학습상황에서는 수업종료부분에 한 내용이 가장 참신하다는 것을 의미.
적합성의 원칙	모든 교육훈련, 정보, 교육용 보조자료, 사례연구, 기타 모든 것들이 학습자들의 요구에 잘 부합되어야 한다는 것을 의미
동기부여의 원칙	학습자들이 배우기를 원하고 배울 준비가 되어 있고, 배울 이유가 있는 등 동기가 있어야 하고 동기를 부여하는 것이 중요하다는 의미.
최신의 원칙	일반적으로 처음 배운 내용이 가장 잘 학습된다는 것을 의미하는 것으로 첫 인상이나 강의 첫 시간, 서두가 중요하다는 의미.
양방향커뮤니케이션의 원칙	교육훈련은 일방적인 강의보다는 학습자들과 함께 의사소통을 할 수 있도록 진행되어야 한다는 것을 의미.
피드백의 원칙	교육훈련담당자나 학습자가 서로에 대한 평가나 정검을 하는 것을 의미하는 것으로 교육훈련담당자는 학습자가 얼마나 이해했는지, 강의진행속도는 적절한지 파악하면서 진행하는 것이 필요.
오감활용의 원칙	학습자들이 학습에 능동적으로 참여하고 되도록 많은 감각을 사용하면 오랫동안 기억할 수 있다는 것을 의미하는 것으로 시각적 감각은 지속시간이 1초 미만이며, 청각적 감각은 4초 정도이다. 즉 보고, 듣고, 말하고, 느끼게끔 하여 기억효과를 높이는 것을 의미.
반복학습의 원칙	반복 학습하면 오래 기억된다는 것을 의미. 학습자들이 새로운 지식을 습득할 때 학습하고, 이를 일정한 간격을 두고 반복하면 오랜 시간 기억 할 수 있는 가증성이 증가된다는 것을 의미.

4. 교육훈련 결과의 평가

교육훈련을 실시한 후 교육훈련에 대한 효과를 평가하는 것은 중요한 과정이다. 교육훈련의 평가방법에는 전·후비교법, 표준비교법, 테스터법, 평균비교법 등이 있다.

1) 전·후 비교법(Pre-test and Post-test)

동일한 피교육자를 대상으로 교육 전·후 동일한 평가를 실시해봄으로써 나타난 변화를 비교해서 교육훈련의 성과를 평가하는 것을 의미한다.

2) 표준비교법(Matched Control Method)

교육훈련을 받은 집단과 받지 않은 집단으로 구분하여 두 집단 간의 교육에 대한 유효성을 비교해 보는 방법이다.

3) 테스트법(Test-Method)

특정한 기술, 지식의 습득을 목적으로 하는 교육훈련일 경우, 교육훈련 이후 그것에 관한 테스트를 통해 피교육자들이 얼마나 내용을 인지하였는지를 판정하는 방법이다.

4) 평균비교법(Average Scores)

동일한 교육훈련을 여러 차례 실시한 후 지금까지 교육에 참가한 사람들을 대상으로 훈련효과의 평균치를 조사하고, 다른 교육참가자나 교육참가를 하지 않은 사람들과 결과를 비교함으로써 훈련효과에 질적 차이를 알아보는 방법이다.

종합문제

【문 1】 교육훈련의 일반적인 목적으로 올바른 것은?

① 교육훈련이 개인의 경력발전에 기여할 수 있다.
② 직장 내에서 교육훈련은 팀워크의 조성에 도움을 주지는 않는다.
③ 조직의 안정성보다는 융통성을 도모할 수 있다.
④ 교육훈련과 생산성의 향상과는 관계가 없다.

[해설] 교육훈련의 일반적인 목적
㉮ 생산성의 향상에 기여 ㉯ 사기 앙양에 기여 ㉰ 개인의 경력 발전에 기여
㉱ 직장 내에서 팀웍의 조성 ㉲ 조직의 안정성과 융통성 확보 등을 도모

【문 2】 교육훈련 목적으로 부적당한 것은?

① 직원의 조정과 배치전환 ② 의사소통의 원활화를 통한 조직협력
③ 자기발전의 욕구충족을 통한 동기유발 ④ 인재육성을 통한 조직의 기술축적

[해설] 교육훈련의 목적
조직입장 - 능률향상과 인재육성
종업원입장 - 자기개발을 통한 인간완성과 생활향상을 유도하여 조직의 유지발전을 도모하는 것

【문 3】 기존 직원들의 새로운 기술과 능력을 증진시켜 변화하는 환경에 능동적으로 대처하도록 하기 위한 행위를 무엇이라고 하는가?

① 인사이동관리 ② 교육훈련관리
③ 경력관리 ④ 복리후생관리

【문 4】 의료조직의 인적자원을 유지하는 부문으로 훈련에 부가하여 관리개발이 있다. 관리개발자의 행정관리 능력을 증대시키는 프로그램으로서 관리개발의 주요 요소가 아닌 것은?

① 과거의 관리 기술과 능력의 평가 ② 조직 관리의 요구사항 분석
③ 지속적인 프로그램 결과의 평가 ④ 프로그램의 수행

[해설] 해설 관리개발의 주요요소
㉮ 조직의 관리 요구사항의 분석 ㉯ 현재의 관리 기술과 능력의 평가
㉰ 인력기획의 1단계와 2단계의 차이에 근거를 둔 개발프로그램의 기획
㉱ 프로그램의 수행 ㉲ 지속적으로 프로그램결과의 평가(인력기획의 4단계와의 관련)

해답
1. ① 2. ① 3. ② 4. ①

【문 5】 교육훈련 담당자는 학습자들이 잘 따라오는지, 진행속도는 적절한지 파악하고 있어야 한다는 교육훈련 자세의 원칙은?

① 근접성의 원칙 ② 피드백의 원칙
③ 기억의 원칙 ④ 반복학습의 원칙

【문 6】 처음 배운 내용이 가장 잘 학습된다는 의미에 따라 교육훈련담당자에 대한 첫 인상이나 학습한 내용이 중요하다는 교육훈련 자세의 원칙은?

① 최신의 원칙 ② 동기부여의 원칙
③ 근접성의 원칙 ④ 반복학습의 원칙

【문 7】 다음 중 교육훈련 자세의 원칙이 아닌 것은?

① 피드백의 원칙 ② 최신의 원칙
③ 일방향커뮤니케이션 원칙 ④ 반복학습의 원칙

【문 8】 다음은 교육훈련 평가과정에 대한 설명이다. 옳지 않은 것은?

① 교육훈련을 평가할 때는 평가해야 할 대상, 시기, 방법 등에 대해 명확한 신념과 방침을 갖고 임해야 한다.
② 최종결과인 종속변수에 가장 영향력을 미치는 것은 매개변수이고 그 내용이나 수준을 높여야 한다.
③ 교육훈련을 평가할 때는 독립변수, 매개변수, 그리고 종속변수 각 단계마다 평가를 해야 한다.
④ 종속변수인 교육훈련과 성과는 교육훈련 평가의 대상으로서 가장 중요시 하는 것이다.

【문 9】 교육훈련의 주요한 평가방법으로 아닌 것은?

① 전·후비교법 ② 테스트법
③ 현장비교법 ④ 상호평가법

해답

5. ② 6. ① 7. ③ 8. ③ 9. ③

【문 10】 교육훈련의 과정을 통하여 그 전후의 실적을 비교함으로써 교육훈련에 대한 성패를 평가하는 교육훈련 방법은?

① 전·후비교법 ② 표준비교법
③ 테스터법 ④ 상호평가법

[해설] 교육훈련의 평가방법의 의미

방법	의미
전·후비교법	교육훈련의 과정을 통하여 그 전후의 실적을 비교함으로써 교육훈련에 대한 성패를 평가하는 것을 의미한다.
표준비교법	교육훈련을 실시한 그룹과 실시하지 않은 그룹의 2개로 구분하여 그 효과를 비교함으로써 교육훈련의 유효성을 평가하는 방법이다.
테스트법	특정한 기술의 습득을 목적으로 하는 교육훈련의 경우 사후에 그것에 대한 검정시험을 실시함으로써 성과를 확정하여 소기의 교육훈련 목적을 달성하였는가에 대한 여부를 판정하는 것이다.
상호평가법	익명에 의한 방법으로 서로가 자유로이 평가하는 것이다.
교육훈련보고서	정형적인 교육훈련과 같이 오래 동안 실시하여 그 효과에 대해 명확한 평가가 이미 되어 있는 경우엔 단순한 그 교육시간, 비용 등을 보고하게 함으로써 교육훈련에 대한 보급도, 성과 등에 관해서 평가할 수 도 있다.

【문 11】 의료서비스 교육 필요성에 대한 설명으로 옳지 않은 것은?

① 환가가 만족하는 병원을 만드는 일은 불만족한 환자를 줄여가는 것과 동시에 친절한 병원의 기본을 다지는 일이다.
② 고객을 만족시키기 위해서는 직원 100명 중 1명이라도 불만족을 주었을 때 그 결과로 99%의 만족에 1%의 불만족이 아니라 0%의 만족을 초래한다.
③ 병원에서 실시되는 서비스교육은 병원경영 전략과 연계된 형태의 교육이 주를 이루어야 한다.
④ 서비스 교육은 즉각적인 효과가 나타나는 것으로 시간과 투자가 요구되는 분야에서는 더 많은 교육훈련에 심의를 기울어야 한다.

【문 12】 의료서비스 교육시 사내 강사의 조건에 해당되지 않은 것은?

① 가르치는 기술 ② 현장 적응력 및 임기응변
③ 문제분석 및 평가결과 결정능력 ④ 내부고객에 대한 애정과 자부심

[해설] 사내강사의 조건

㉮ 전문지식 ㉯ 가르치는 기술 ㉰ 현장 적응력 및 임기응변 ㉱ 건강
㉲ 환경변화의 적응 ㉳ 자기개발과 정열과 의욕 ㉴ 병원내부고객에 대한 애정과 자부심
㉵ 풍부한 경험 ㉶ 인간적인 매력 ㉷ 문제분석 및 평가능력을 갖춘 자

해답

10. ① 11. ④ 12. ③

【문 13】 교육훈련 과정이 가장 바람직한 모형은?

① 교육훈련 평가 → 프로그램 설계 → 교육훈련 평가 → 필요성 분석 → 프로그램 실시

② 종합시스템과 연계 → 프로그램 설계 → 교육훈련 평가 → 필요성 분석 → 프로그램 실시

③ 프로그램 설계 → 교육훈련평가 → 프로그램 실시 → 종합시스템과 연계 → 필요성 분석

④ 필요성 분석 → 프로그램 설계 → 프로그램 실시 → 교육훈련 평가 → 종합시스템과 연계

【문 14】 다음 중 성인교육에 관련된 내용으로 아닌 것은?

① 미래를 위해 준비하는 교육이다.

② 교육자들이 지니고 있는 경험에 의하여 교육이 전개된다.

③ 학습자가 스스로 책임을 지는 자가 주도적 학습이다.

④ 다양한 학습에 의하여 자아실현을 가능하게 한다.

[해설] 미래를 위해 준비하는 교육은 학교교육을 말하며, 성인교육은 실생활의 문제 해결 및 개인적 욕구를 충족하기 위해 교육이 진행된다.

【문 15】 다음 중 성인교육자로서 자질이 아닌 것은?

① 유머감각 ② 인내력

③ 유창한 화술기술 ④ 지각 능력

[해설] 유창한 화술기술보다는 교육 내용 안에서 체계적으로 표현 할 수 있는 기술이 필요하다.

【문 16】 직무의 상대적 가치를 결정하기 위해 고려해야 할 직무요소가 아닌 것은?

① 숙련(Skill) ② 책임(Responsibility)

③ 노력(effort) ④ 능력(ability)

[해설] C.W.Lytle : 직무의 상대적 가치를 평가하는데 숙련, 책임, 노력, 작업환경을 제시함

해답

13. ④ 14. ① 15. ③ 16. ④

【문 17】 직무상 훈련(On the job Training: OJT)에 대한 단점이 아닌 것은?

① 다수의 직원을 일시에 교육훈련 시키기가 어렵다.

② 전문적인 고도의 기술을 가르칠 수 있다.

③ 작업과 교육훈련의 양쪽 다 철저하지 못할 가능성이 있다.

④ 통일된 내용과 정도를 교육훈련 시키기가 곤란하다.

해답

17. ②

참고문헌

강희선. 고객만족 요럴땐 요렇게. 영진미디어. 2007
권정선 외 인. 병원코디네이터 실무. 한국보건의료교육센터. 2007
김기훈 외 8인. 원무관리. 계축문화사. 2005
김동승. 실전병원마케팅 전략. 동현출판사. 2008
김영신. 소비자상담의 이해. 시그마프레스. 2005
김창렬 외 10인. 원무관리 개정3판. 현문사. 2009
박상섭. 잘되는 병원 안되는 병원. 신흥인터내셔날. 2003
박종선 외 7인. 병원코디네이터. 현문사. 2008
유승흠. 박은철. 의료보장론. 신광출판사. 2009
의료경영학회. 병원경영개론. 서원미디어. 2010
의료경영학회. 병원경영개론. 서원미디어. 2010
이장호. 초기상담의 중요성과 기초 면접기법. 대학생활연구학회지. 1990;8(1) 5-20
임혜경. 김정아. 병원서비스코디네이터길라잡이. 새로운사람들. 2003
정기춘. 정기춘의 팀 매니저먼트 스토리. 웰출판사. 2006
조우현. 의료서비스 마케팅. 퇴설당. 1999
한국의료정보교육협회. 병원코디네이터 자격시험 예상문제집. 현문사. 2010
황병덕 외 다수. 병원관리학 총론. 수문사. 2007
http://www.dailymedi.com/
http://www.newswire.co.kr/
http://www.pharmstoday.com
http://www.segye.com/
Glenys Bridges. 알면 즐거워지는 치과병원관리. 군자출판사. 2006
http://www.bosa.co.kr/

찾아보기

(ㄱ)

건강보험 / 213
계선조직 / 26
고객 불만족 / 106
고객관계관리 / 168
고객만족 / 165
고객만족경영 / 165
고객만족도 / 176
고객접점 / 172
고객접점 사이클 / 192
고객접점 설계 / 174
공수자세 / 84
과정별 분류 / 48
관계마케팅 / 142
관점 전략 / 145
교육훈련 / 237
교환개념 / 139
구급의료 / 14
국제의료기관평가위원회 / 20
기능적 서비스 / 124
기능조직 / 26

(ㄴ)

나비효과 / 179
내부마케팅 / 142

(ㄷ)

대면상담기법 / 222
동작 / 87

(ㄹ)

라인기능조직 / 27
라인스탭조직 / 27
라인조직 / 26
러시아 / 67
리더십 / 45
리셉셔니스트 / 42
리셉션 실무 / 191
리셉션 코디네이터 / 191
리셉션데스크 / 204
리콜제도 / 211

(ㅁ)

마케팅 / 139
마케팅 믹스 / 152
마케팅 전략 / 156
매킨지앤컴퍼니 / 19
매트릭스조직 / 28, 30
모자보건 / 10
물리적 배치 / 222
미국 / 67
미국마케팅협회 / 139
미국병원협회 / 10
미소 / 81
미수관리 / 207

(ㅂ)

바디랭귀지 / 87
방문고객 응대 / 201
병원 IT코디네이터 / 50
병원 마케팅 / 139
병원 포지셔닝 / 150
병원경영관리 / 44
병원경영전략 / 143
병원경영지원사업 / 19
병원마케팅 믹스 / 151
병원조직 / 21
병원코디네이터 / 41
복장 / 76
브랜드 포지셔닝 / 69
비언어적 커뮤니케이션 / 95
비진료 접점 / 191

(ㅅ)

사전 서비스 / 129
사후 서비스 / 129
상담 / 225
서 있는 자세 / 89
서비스 / 123
서비스 기술 / 45
서비스 상품 / 125
서비스 태도 / 45
서비스 품질 / 127
서비스 품질관리자 / 45
선매서비스 / 126
선점전략 / 150
세계보건기구 / 9
세르부스 / 123
손자세 / 84
스탭조직 / 27
시선 / 81
시장세분화 / 146

(ㅇ)

아메리칸 마케팅 협회 / 139
아이 콘택트 / 81
아이드마법칙 / 226
아이우드마법칙 / 226
악수 / 86
앉은 자세 / 89
약속원칙 / 197
언어적 커뮤니케이션 / 95
업무별 분류 / 49
업무적 서비스 / 124
영국 / 68
예약시간관리 / 197
예약제도 / 196
올바른 동작 / 91
외모 / 76
외부마케팅 / 142
의료 상품 / 69
의료 서비스 / 128
의료 환경 / 128
의료관광 / 61, 65
의료관광사업 / 69
의료진 / 24
의원 / 10
이미지 / 73
이미지 메이킹 / 73
인사하기 / 84
인터넷상담기법 / 224

(ㅈ)

자세 / 87
전문서비스 / 126

전문지식 / 45
전자의무기록 / 17
전화 걸기 / 102
전화 모니터링 / 177
전화 받기 / 100
전화 업무 / 199
전화기록 / 101
전화상담기법 / 223
전화서비스 / 200
전화응대 / 100, 102
전화통화 / 100
접점 / 191
정신적 서비스 / 124
제공시점 서비스 / 129
중동 / 67
증공소건대 / 201
직종별 분류 / 48, 49
진료 접점 / 191
진료비 / 206
진료비 기준 / 70
진료상담 / 221
진료상담 코디네이터 / 50
진료예약 / 195
진료예약제도 / 195

(ㅊ)

참모조직 / 27
첫인상 / 75
초두 효과 / 75
최소침습법 / 145

(ㅋ)

캐나다 / 68
쿠킹 클래스 / 16
클리닉 / 10

(ㅌ)

태도적 서비스 / 124
틈새시장 / 150

(ㅍ)

패턴 전략 / 144
편의서비스 / 126
포괄의료 / 14
포지셔닝 / 149
포지션 전략 / 144
표적시장 / 148
표적화 / 148
프로젝트조직 / 28

(ㅎ)

한국 의료관광 / 63
한방코디네이터 / 48
해피콜제도 / 211
행정업무처리 능력 / 46
현저성 효과 / 75
호텔형 서비스 / 9
화법 / 96
환경 접점 / 191
환경적 서비스 / 124
희생적 서비스 / 124

INDEX

(A)

After Service / 129
AIDMA / 226
AIUDMA / 226

(B)

Barry / 128
Before Service / 129
butterfly effect / 179

(C)

Clinic / 10
comprehensive medical / 14
convenience service / 126
cooking class / 16
coordinator / 41
CRM / 168
Customer Relationship Management / 168

(D)

Drucker / 143

(E)

E. Lorentz / 179
Electronic Medical Record / 17
emergency medical / 14
EMR / 17
Environment Encounter / 191
Evans / 128
external marketing / 142
Eye Contact / 81

(F)

Fetter / 128
Freeman / 128
functional organization / 26

(H)

H.S.Rowland / 140
Happy Call / 211
health care service / 128
Health Insurance / 213
Health Tourrism / 61
Hospital Coordinator / 41
Hotel types service / 9

(I)

image making / 74
internal marketing / 142

(J)

Jan Carlzon / 172
JCI / 20
Joint Commission International / 20

(L)

line and functional organization / 27
line and staff organization / 27
line organization / 26

(M)

market target / 149
marketing / 139
Mcarthy / 151
McGibony / 23
Medical Tourrism / 61
Moments of Truth / 172
MOT / 172

(N)

Non-Treatment Encounter / 191
Nonverbal Communication / 95

(O)

On Service / 129
oordinate / 41

(P)

P.Kotler / 139
positioning / 149, 150
Preemptive Strategy / 150
Primacy effect / 75

(R)

Recall / 211
Reception Coordinate / 191
receptionist / 42
relation marketing / 142

(S)

Service / 123
servus / 123
shopping service / 126
specialty service / 126
staff organization / 27
STP / 146
SWOT / 153

(T)

targeting / 148
Technical Assistance Research Program / 179
Treatment Encounter / 191

(V)

Verbal Communication / 95
Vividness effect / 75
Voice of Customer / 179

(W)

WHO / 9

Health care list

병원코디네이터

2011년 3월 5일 초판인쇄
2011년 3월 15일 초판발행

지은이 / 박세택, 어윤국, 이민희, 장미혜
장영재, 조민정, 조소은, 최영진
펴낸이 / 이상태
펴낸곳 / 청구문화사
디자인 / 이헌숙
주 소 / 120-831 서울특별시 서대문구 연희1동 436-1
전 화 / 02) 332-0541(代) **팩 스** / 02) 337-9577
등 록 / 1990년 11월 2일 제9-247호

가격 23,000원

ISBN 978-89-5616-406-9 93510